TAI CHI CHUAN ESTILO YANG TRADICIONAL

傳統楊式太極拳

Grão Mestre Chan Kowk Wai
陳國偉

editado por
Edward Ying
应劼枝

Tai Chi Chuan
Estilo Yang Tradicional
傳統楊式太極拳

Grão Mestre Chan Kowk Wai
陳國偉

editado por
Edward Ying
应劼枝

2ª. Edição
Barany Editora
São Paulo
2020

Copyright (c) Chan Kowk Wai
Todos os direitos reservados
Publicado no Brasil conforme acordo com Chan Kowk Wai

Nenhuma parte deste livro pode ser reproduzida ou transmitida em qualquer forma ou por qualquer meio, eletrônico ou mecânico, incluindo fotocópia, gravação ou qualquer armazenamento de informação, e sistema de cópia, sem permissão escrita do editor.

Projeto e edição da obra: Edward Ying
Tradução do chinês e notas: Edward Ying
Revisão: Louis Lieu, Mario Oliveira do Nascimento, Marcos Ayuso
Fotos: Watson Aparecido Walter, Marcos Giacometti Machado, Charlie Tsai (Tsai Chung Hsin,) Berel Alterman
Direção editorial: Júlia Bárány
Preparação: Barany Editora
Revisão: Barany Editora
Diagramação: Barany Editora
Capa: SGuerra Design

Dados Internacionais de Catalogação na Publicação (CIP)
(Elaboração: Aglaé de Lima Fierli, CRB-9/412)

Chan Kowk Wai (1936-)
Título: Tai Chi Chuan - estilo yang tradicional / Chan Kowk Wai - Edward Ying, editor tradução do chinês e notas: Edward Ying; revisão: Louis Lieu, Mario Oliveira do Nascimento e Marcos Ayuso - São Paulo: Barany, 2020, 324p. : fotos cor; 16 x 23 cm.
ISBN: 978-85-61080-74-7

1. Tai Chi Chuan - Artes Marciais. 2. Meditação em movimento. 3. Saúde física e mental. 4. Chan Kowk Wai - Biografia. 5. Ku Yu Cheung - Biografia. 6. Yang Sheung Mo - Biografia. I. Título. II. Ying, Edward, trad. e editor.
Academia Sino-Brasileira de Kung Fu

CDD 795.8155

ÍNDICE PARA CATÁLOGO SISTEMÁTICO
Artes Marciais : Tai Chi Chuan   796.8155
  Meditação : Tai Chi Chuan   613.7148
  Saúde física : mental : espiritual   613.7

Todos os direitos desta publicação reservados à Barany Editora (c) 2014
contato@baranyeditora.com.br
www.baranyeditora.com.br

Aos meus Mestres que me introduziram na Arte do Kung Fu,

Aos meus Alunos,

E aos Alunos dos meus Alunos,

Para a continuidade desta Arte Milenar

Chan Kowk Wai 陳國偉

Academia Sino-Brasileira de Kung Fu

PREFÁCIO

A arte do Tai Chi Chuan é viva e o conhecimento continua sendo cultivado e criado com cada praticante que a essa arte se dedica com seriedade, respeito e persistência.

Nessa segunda edição, com a permissão do Grão Mestre Chan Kowk Wai, é acrescentada uma Parte II, com tópicos relevantes que conduzem em direção a patamares mais elevados da prática, cujo título é: De Qi a Jin – Adentrando o Portal de Taijiquan.

Teorias e Tratados Clássicos do Taijiquan citam:

"A mente aciona a Intenção, a Intenção conduz o Qi, o Qi move o Corpo."

O Qi é a Energia Vital, a Força Motriz dos movimentos no Taijiquan.

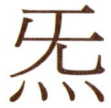

炁

Vencidos os desafios da etapa inicial, e quando sentir-se incentivado para avançar na habilidade de Taijiquan, seria o momento de explorar os aspectos internos da Arte – Neigong 内功 – trazendo para si maiores benefícios ao Corpo e à Mente. Nessa jornada, o tempo não é referência, o treinamento deve ser sempre natural e constante, sem obsessão, e o progresso seguirá seu próprio ritmo.

手中有劍，心中无劍・手中无劍，心中有劍.

Com espada na mão, sem espada na Mente;
Sem espada na mão, com espada na Mente.

Para um observador externo, é você que movimenta a espada ou é a espada que o movimenta? Ou devemos considerar que a mão e a espada são na verdade, elementos de uma única unidade em movimento.

Na sequência de Taijiquan, é a mão que conduz o corpo, ou o corpo que leva a mão? No Taijiquan não há mão, como afirmava 杨澄甫 Yáng Chéng Fǔ, porém, a mão está em toda parte do corpo. Seguindo o princípio de Wú Wéi (无为 - Não Ação) do 老子 Lǎo Zi, isto é, deixar que as coisas tomem o seu próprio curso, não seria concebível que a mão tome qualquer iniciativa de liderar o movimento.

Edward Ying

São Paulo, janeiro de 2020.

SUMÁRIO

Agradecimentos 5

Prefácio 7

Apresentação 13

I – Fundamentos da arte do Tai Chi Chuan 17
1. Aspectos filosóficos do Tai Chi Chuan 19
2. O conceito de Yin e Yang 19
3. O significado das palavras Tai Chi (Ji) e Wu Chi (Ji) . 21
4. As treze posturas 21
5. Porque esta arte é chamada de Tai Chi Chuan 24
6. Lao Tzu sobre suavidade 26
7. A importância das noções de meridianos e pontos nevrálgicos da medicina tradicional chinesa 27
8. Tai Chi Chuan como exercício físico 28
9. Tai Chi Chuan como arte marcial 29
10. Tai Chi Chuan como meditação em movimento ... 30

II – Breve histórico do Tai Chi Chuan 33
1. A concepção e a evolução da arte do Tai Chi Chuan . 35
2. Origens do Tai Chi Chuan - estilo Yang 39
3. Procedência dos estilos mais difundidos 40

III – Terminologia e Sequência 43
1. As cento e dezoito posturas conforme transmitidas por Mestre Chan Kowk Wai 45
2. Terminologia e sequência 47
3. Fotos ilustrativas das posturas 54

IV – Recomendações gerais para a prática do Tai Chi Chuan   95
1. Orientações iniciais   99
2. Alguns conceitos básicos   101
3. Os dez requisitos para a prática do Tai Chi Chuan   106
4. Aspectos importantes na execução dos movimentos   109
5. Posturas de Wu Ji e Abertura   111

V – Tui Shou – Noções Básicas   117
1. Introdução   119
2. Método de Tui Shou do Tai Chi Chuan   120
3. Fotos Ilustrativas de algumas séries   135

VI – Mestre Chan Kowk Wai: Uma lenda viva das artes marciais   143
1. O método de ensino do Mestre Chan   145
2. A prática do Tai Chi Chuan combinada com outros estilos de artes marciais   146
3. O Tai Chi Chuan como arte marcial e o uso de energia interna   148
4. Outros estilos ensinados pelo Mestre Chan   150
5. Chi Kung e Zang Zhuang   177
6. A arte de curar   182

VII – Sabedoria dos Mestres   191
1. Tratado de Tai Chi Chuan   195
2. Os clássicos de Tai Chi Chuan   197
3. Introspecções na prática das treze posturas   202
4. A canção das treze posturas   206
5. A canção do Tui Shou   208
6. As cinco palavras chaves   209

VIII – Biografia dos Mestres   215
1. Ku Yu Cheung   217
2. Yang Sheung Mo   223
3. Chan Kowk Wai   227

Como nasceu este livro
   pelos alunos da Academia Sino-Brasileira de Kung Fu   237

Referências Bibliográficas   241

Parte II - De Qi a Jin - 从气至劲, 入太极拳之门
   Adentrando o Portal de Taijiquan   245
1. Notas introdutórias   247
2. Respirar Naturalmente na Execução da Sequência
   太极拳 - 呼吸自然   250
3. O que é Qi e Qigong - 什么是气与气功   254
4. O que é Neigong - 什么是内功   270
5. O que é Neijin e Jin - 什么是内劲与劲   291
6. Anexo: Ilustrações de Meridianos e Pontos de Acunpuntura   309
Referências Bibliográficas   321

APRESENTAÇÃO

Nasci na cidade de Tai Sam, sul da China, e cheguei em São Paulo, Brasil, há 53 anos. No início de 1963 comecei a dar aulas particulares para imigrantes chineses, quando então iniciei minha jornada no ensino de Kung Fu. Algum tempo depois passei a dar aulas no Centro Social da Colônia Chinesa, na USP - Universidade de São Paulo, no Clube Pinheiros, no Instituto Mauá de Tecnologia e no Instituto Pró-Vida, organização em que ministro aulas até os dias de hoje. No ano de 1973, em São Paulo, fundei a Academia Sino-Brasileira de Kung Fu, local em que também continuo dando aulas.

Desde quando iniciei o ensino de Kung Fu, há mais de cinquenta anos, o número de alunos sob minha orientação cresceu rapidamente. Além do grande número de alunos que ensinei diretamente, muitos deles fundaram academias em pequenas e grandes cidades do Brasil, o que contribuiu para o enorme número de alunos indiretos. Estimo que cerca de 200 academias afiliadas estejam em funcionamento, atualmente. É digno de nota, também, o fato de já ter formado cinco gerações de alunos.

A prática dos estilos de Kung Fu por mim ensinados não ficou restrita ao território brasileiro, espalhou-se pelo mundo afora. Há academias filiadas nos Estados Unidos, Canadá, Argentina, Chile, Uruguai, Bolívia, Porto Rico, Espanha, França, Itália, Portugal, Hungria, República Tcheca e Austrália. Estimo que no mundo inteiro exista meio milhão de seguidores dos estilos de Kung Fu por mim propagados. Esse número impressionante representa a minha realização pessoal, fruto de uma vida dedicada ao ensino desta arte marcial.

Devido ao grande número de alunos e ao crescente interesse dos mesmos por esta arte, tenho sido solicitado a publicar livros sobre o assunto, para que sirvam como orientação aos praticantes, bem como deixar registro dos meus conhecimentos. Entendo que tal tarefa seja parte de minha responsabilidade na missão de ensinar. E, com efeito, há mais de vinte anos editei alguns livros – hoje esgotados – sobre o estilo Shao Lin do Norte.

Recentemente, alguns alunos antigos solicitaram que eu escrevesse um livro a respeito do Tai Chi Chuan, um dos estilos que ensino. Ocorre que minhas atividades de ensino cotidianas e minha idade tornaram dificultoso atender tal pedido. Mas, felizmente, este projeto pôde ser viabilizado graças à ajuda de alunos e familiares, dos quais gostaria de citar o meu antigo aluno Edward Ying, responsável pela coordenação, tradução, explanação, edição e seleção das fotos ilustrativas. Contei também com a valiosa colaboração de meus filhos Thomaz e Rosa Chan, de meu genro Paulo Luiz Wong e dos meus antigos alunos Marcos Ayuso, Mário Nascimento, Charlie Tsai, Watson Aparecido Walter e Marcos Giacometti Machado. Graças a estas pessoas foi possível concluir o presente livro na forma ora apresentada e a todos estendo meu mais profundo agradecimento.

O estilo de Tai Chi Chuan apresentado neste trabalho é o Yang tradicional, tal qual transmitido por várias gerações de antigos mestres. A forma por mim ensinada tem maior número de movimentos do que as formas comumente apresentadas em livros do gênero. Esta é uma das razões pelas quais essa publicação se faz necessária. Algumas falhas e lacunas na elaboração desta obra são inevitáveis. Peço, então, aos leitores mais atenciosos que relevem tais falhas e omissões.

Chan Kowk Wai

São Paulo/Brasil, Setembro de 2013.

前言

我抵巴西已五十三年了，亦是我授拳生涯五十三年。最初是在僑社任私家教拳，僅限教中國僑民起。不久應聘中華會舘教務，其後陸續任教 USP - Universidade de São Paulo, Clube Pinheiros, Instituto Mauá de Tecnologia, Pró-Vida（現仍教）。至一九七三年成立中巴武術學院 Academia Sino-Brasileira de Kung Fu, 到現在統計我所教之學生人數有六萬多人，發展得很快，因學生設舘授徒很廣，到現在已有第六代學生設舘授徒，因此在巴西全國大小城市有二百多間武術舘傳授我的功夫。更擴展到世界各地，計有美國，加拿大，阿根庭，智利，烏拉圭，波利維亞，波多黎各，西班牙，法國，意大利，葡萄牙，匈牙利， 克，澳國等國家均有我的學生教授我的武術，据估計全球有五十萬人，練習我的武術，可謂龐大數字，亦是我授拳生涯成功一面。

由於授人多，常有學生要求我多著作拳書，可使廣大門人有所指引，及日後當歷史記載，亦是責任所在。 早二十多年前曾著作少林拳一書，至今已售完。今有一班老學生發起要我著作太極拳一書，但生活太忙，又年 已老，真是不能勝任。今得到老學生 應劼枝 (Edward Ying) 全力整理，翻譯，説明，排版，及攝影等煩雜工作，又得到兒子 Thomaz, 女兒 Rosa, 女婿 Paulo Luiz Wong 及學生們： Marcos Ayuso, Mario Oliveira do Nascimento, Tsai Chung Hsin, Watson Aparecido Walter e Marcos Giacometti Machado 從中積極協助，使這本太極拳書著作完成面世，在此我衷心感謝。

這套太極拳是老架子，由於歷代宗師保守，動作較多，套路較長，與市面上太極拳書不同，有公開於世之必要，但著作方面有許多漏洞，及技術之欠玦，望世間賢達多指正爲盼。是爲序。

陳國偉， 聖保羅 2013 年九月

I

FUNDAMENTOS DA ARTE DO TAI CHI CHUAN

太極者，無極而生，動静之機，
陰陽之毋也，動之則分，静之則合.

"Tai Chi nasce do Wu Ji, estado de movimento e repouso, é a mãe do Yin e do Yang.

Quando em movimento, se divide, unindo-se quando em repouso."

Os clássicos de Tai Chi Chuan - Wang Zongyue

1. ASPECTOS FILOSÓFICOS DO TAI CHI CHUAN

2. O CONCEITO DE YIN E YANG

3. O SIGNIFICADO DAS PALAVRAS TAI CHI (JI) E WU CHI (JI)

4. AS TREZE POSTURAS

5. PORQUE ESTA ARTE É CHAMADA DE TAI CHI CHUAN

6. LAO TZU SOBRE SUAVIDADE

7. A IMPORTÂNCIA DAS NOÇÕES DE MERIDIANOS, E PONTOS NEVRÁLGICOS DA MEDICINA TRAIDICONAL CHINESA

8. TAI CHI CHUAN COMO EXERCÍCIO FÍSICO

9. TAI CHI CHUAN COMO ARTE MARCIAL

10. TAI CHI CHUAN COMO MEDITAÇÃO EM MOVIMENTO

1. ASPECTOS FILOSÓFICOS DO TAI CHI CHUAN

O Tai Chi Chuan tem seus princípios baseados no I Ching e na Medicina Tradicional Chinesa. Na sua evolução, houve fortes influências do Taoísmo, Confucionismo, Budismo e de notáveis pensadores e filósofos da antiguidade.

Nenhuma filosofia nem tradição da cultura chinesa prega o uso da força ou pura agressão para sobrepujar o seu semelhante.

Lao Tzu prega a não ação, no lugar de ação. Confúcio prega a harmonia entre os homens. No Budismo prega-se a compaixão.

Portanto, Tai Chi Chuan é uma arte marcial fundamentada na filosofia da não agressão, é passiva e não ativa; ensina a nunca atacar antes, mas antecipar sua reação ao ataque.

Nos movimentos de estilos de Kung Fu externos, cada golpe destina-se ao ataque, com força e velocidade; porém, os movimentos do Tai Chi Chuan são suaves e harmoniosos. Embora todos eles pareçam inofensivos, a ofensiva está escondida, não é explícita e só se manifesta como reação, não como ação.

Não é oportuno enfatizar apenas o aspecto marcial do Tai Chi Chuan. A sua grande difusão, hoje em dia, é devida aos benefícios da prática no aspecto da saúde pessoal, física e mental. O Tai Chi Chuan pode fazer parte do processo de autocura para muitos distúrbios do organismo. Enfim, o Tai Chi Chuan é um exercício para alcançar a harmonia do espírito e para cultivar a vida.

2. O CONCEITO DE YIN E YANG

No Tai Chi Chuan, a interação de Yin e Yang é muito bem caracterizada. As posturas não são totalmente relaxadas (Yin), nem totalmente tensas (Yang). Tai Chi Chuan procura combinar relaxamento e conscientização para o equilíbrio de Yin e Yang.

Do livro *I Ching*:

"Nada no universo é estável e acabado, tudo está em movimento incessante."

"Nada é totalmente Yin, nem totalmente Yang. Yin e Yang são caracterizados apenas relativamente. Tudo se agrega em Yin e Yang."

"Yin produz Yang, Yang produz Yin."

Portanto, toda composição do Tai Chi Chuan, na forma e no movimento, é regida pelo princípio de Yin e Yang; é a coexistência harmoniosa de opostos.

A seguir, procuramos caracterizar alguns aspectos de Yin e Yang na prática:

	YIN	YANG
gênero	feminino	masculino
polaridade	negativa	positiva
respiração	inspiração	expiração
natureza	substancial	insubstancial
palma da mão	para baixo	para cima
canais vitais	Ren Mai 任脈	Du Mai 督脈
outros	terra	céu
	sólido	vazio
	pesado	leve
	passividade	atividade
	reação	ação
	quietude	movimento
	retrair	estender
	fechar	abrir
	recolher	soltar
	contrair	expandir
	dureza	suavidade

3. O SIGNIFICADO DAS PALAVRAS TAI CHI (JI) E WU CHI (JI)

Antes, precisamos entender a origem e o significado das duas palavras: Tai Chi (Ji). A primeira vez que se tem registro delas é no *I Ching, o Livro das Mutações*, na descrição da cosmogênese: antes do surgimento do céu e da terra, isto é, do universo e do cosmos, havia o Vazio, sem limites, denominado Tai Chi (Ji).

Desde a antiguidade, aparecem várias representaçãoes do diagrama do Tai Chi (Ji), sem autoria definida. Na dinastia Sung, surgiu o diagrama composto por Chou Tun-i, um proeminente filósofo neoconfucionista que, na primeira observação correlaciona Wu Chi (Ji) e Tai Chi (Ji).

Atualmente, a representação de dois peixes dentro de um círculo é o símbolo mais conhecido.

Wang Zongyue começa seu texto de *Os Clássicos de Tai Chi Chuan* afirmando que o Tai Chi (Ji) nasceu do Wu Chi (Ji). Portanto, Wu Chi (Ji) seria o estado do Nada Absoluto e o Tai Chi (Ji) surgiria com o ato de criação. Tai significa muito grande (infinito), e Chi (Ji) o extremo, início ou fim, portanto, limite.

O conceito de Wu Chi (Ji) e Tai Chi (Ji) não se restringe apenas ao aspecto de criação do universo, mas abrange também os conceitos de relacionamento entre pessoas, pessoas e o seu meio, e entre as coisas. Por exemplo, um ambiente vazio está no estado de Wu Chi (Ji), mas no momento em que é ocupado por pessoas, passa ao estado de Tai Chi (Ji). Assim, na sequência da série do Tai Chi Chuan, começa-se com a postura de Wu Chi (Ji), posição fixa estacionária; no momento em que ocorre na mente a intenção de movimento, inicia-se o processo de Tai Chi (Ji).

4. AS TREZE POSTURAS

Antes da difusão do nome Tai Chi Chuan, havia uma sequência chamada de TREZE POSTURAS.

As "treze posturas" representam os oito portais e cinco elementos, e contém os fundamentos básicos do Tai Chi Chuan. O estudo e a perfeita compreensão das "treze posturas" são essenciais para os praticantes da Arte.

Os oito portais são: o Péng (Aparar), Lǚ (Aplainar), Jǐ (Pressionar) e Àn (Empurrar) chamados de quatro lados, e o Zhǒu (Cotovelo), Kào (Ombro), Cǎi (Arrancar) e Liè (Dividir) os quatro cantos, formando o Pa Kua.

Os cinco elementos são: Avançar, Recuar, Olhar à direita, Olhar à esquerda e Equilíbrio central.

十三勢	TREZE POSTURAS
八門	**Oito Portais**
棚 Péng	Aparar
捋 lǚ	Aplainar/Deslizar
擠 jǐ	Pressionar
按 àn	Empurrar
肘 zhǒu	Cotovelo
挒 liè	Dividir
採 cǎi	Arrancar
靠 kào	Golpear com o ombro

五行	**Cinco Elementos**
進步（前進）	Avançar (passo a frente)
退步（後退）	Recuar, (passo atrás)
左顧	Olhar à esquerda
右盼	Olhar à direita
中正	Equilíbrio central

Diagrama de Tai Chi Chuan

I Ching, o livro das Mutações, apresenta oito trigramas ou Pa Kua, cada um composto de três linhas. A linha cheia significa Yang e a linha quebrada significa Yin, perfazendo assim oito combinações diferentes. Três linhas cheias significam Yang ao extremo e três linhas interrompidas significam Yin ao extremo.

Dentre os muitos símbolos de Tai Chi criados ao longo dos tempos, como já foi dito, o mais conhecido é a imagem de dois peixes estilizados, que representam o Yin e o Yang, dentro de um círculo. O máximo de Yang evolui para o início de Yin e vice versa. Um pequeno ponto de Yin (olho do peixe) está contido na área maior de Yang, e um pequeno ponto de Yang está contido na área maior de Yin, significando que não há Yin ou Yang absolutos. O Yang sempre contém Yin e vice versa.

Este diagrama é apresentado abaixo:

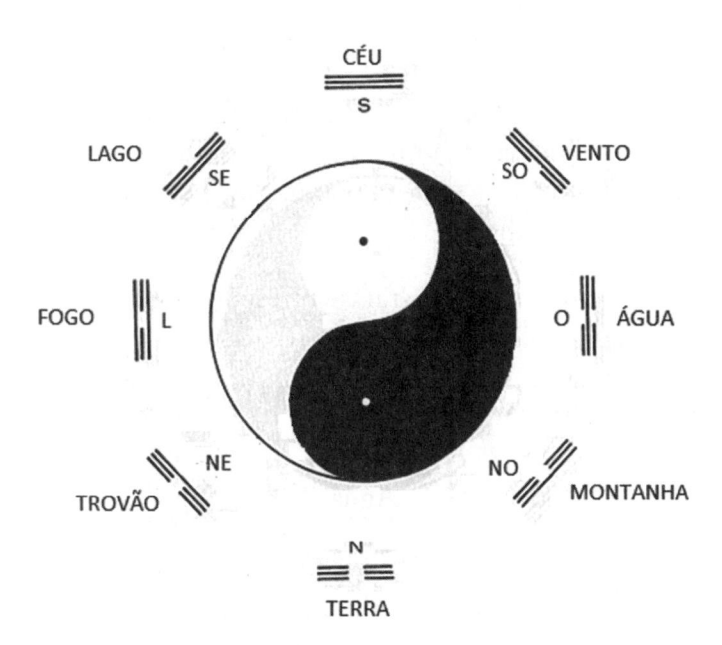

Muitos estudiosos e pesquisadores têm tentado associar os oito portais com os oito trigramas, assim como com os oito pontos cardeais, e não há unanimidade a respeito. A correlação mais conhecida é a apresentada a seguir:

Sul	Sudoeste	Oeste	Noroeste	Norte	Nordeste	Leste	Sudeste
☰	☴	☵	☶	☷	☳	☲	☱
乾	巽	坎	艮	坤	震	離	兌
CÉU	VENTO	ÁGUA	MONTANHA	TERRA	TROVÃO	FOGO	LAGO
掤 Péng	採 Cǎi	擠 Jǐ	靠 Kào	捋 Lǚ	挒 Liè	按 Àn	肘 Zhǒu

Na cultura ocidental, quando alquém perde o rumo, o seu referencial, diz-se que a pessoa perdeu o seu Norte; para significar orientação, usa-se a palavra "nortear-se". Na China, o ponto de referência é o Sul, portanto, quando se escreve Guia para Saúde, por exemplo, literalmente se diz o Sul para Saúde.

Na China e no hemisfério Norte, escolhe-se preferencialmente casas com janelas voltadas para o sul, já no Brasil, que se situa no hemisfério Sul, escolhe-se casas com janelas faceando o Norte a fim de aproveitar maior tempo de claridade do sol.

Os chineses foram os inventores da bússola, que tinha como direção cardeal o Sul. Essa talvez seja uma explicação plausível porque no diagrama de Tai Chi, o Sul (Yang máximo, Sol) está em cima e o Norte (Yin máximo, Lua) embaixo.

Os cinco elementos das treze posturas correspondem aos cinco elementos da natureza da antiga filosofia chinesa:

Avançar	Recuar	Olhar à esquerda	Olhar à direita	Equilíbrio central
Metal	Madeira	Água	Fogo	Terra

No Tai Chi Chuan, entre os cinco elementos, o mais importante é o do equilíbrio central. Praticamente, cada passo, cada movimento começa no equilíbrio central e retorna ao equilíbrio central.

5. POR QUE ESTA ARTE É CHAMADA DE TAI CHI CHUAN

Quanto à denominação do Tai Chi Chuan, podemos tecer as seguintes considerações:

Primeiro, a palavra "Chuan" literalmente significa punho, mas uma tradução mais próxima seria a "Arte de Defesa e Ataque"; assim temos Shaolin Chuan, Hsien Yi Chuan, etc.

Antes da difusão do nome Tai Chi Chuan, havia muitas sequências de exercícios que diferiam na forma, mas eram semelhantes no fundamento, entre as quais se situam as treze posturas citada acima que já se caracterizavam pelos seguintes aspectos:

1) Os movimentos eram suaves e lentos: a prática não requeria o uso de força muscular, todo movimento seguia o fundamento básico de suavidade e harmonia; e era preferível o devagar do que o rápido.

2) A respiração devia ser natural, evitando-se prendê-la na inspiração e na expiração.

3) Durante o exercício, era necessário acalmar a mente.

O nome Tai Chi Chuan passou a ser adotado e difundido por causa da sua identificação com o diagrama de "Dois Peixes" do Tai Chi, isto é:

1) cada movimento do Tai Chi Chuan é circular, como é a representação do símbolo de Tai Chi (Ji). Nos movimentos circulares estão contidas múltiplas variações, como Yin e Yang, substancial e insubstancial, rígido e suave, avançar e recuar.

2) a prática do Tai Chi Chuan requer a procura da quietude no movimento, e movimento na quietude (quietude é Yin e movimento é Yang), e usar Yi (intenção) em vez de força muscular.

3) os movimentos do Tai Chi Chuan, da abertura até a conclusão, são feitos fluidamente de uma postura à outra, sem interrupção, parecendo um círculo perfeito no qual não se pode achar o seu ponto inicial nem o ponto final, sendo esse exatamente o princípio do círculo de Tai Chi (Ji).

6. LAO TZU SOBRE SUAVIDADE

Os princípios e pensamentos de Lao Tzu (604 aC-c. 479 aC), expostos no seu livro *Tao Te Ching*, influenciaram profundamente todos os pensamentos posteriores do Taoísmo. Lao Tzu enfatiza que "o suave supera o duro". Mais tarde, os taoistas desenvolveram essas ideias para Tai Chi Chuan e meditação.

Alguns dos seus ensinamentos:

"Quando duas grandes forças estão em oposição,
Uma contra a outra,
A vitória vai
Para aquela que sabe ceder."

....

"Quando um homem está vivo, ele é macio e flexível.
Quando está morto, ele se torna duro e rígido.
Quando uma planta está viva, ela é suave e macia.
Quando está morta, ela se torna esbranquiçada e seca.
Assim, dureza e rigidez são companhias dos mortos.
A maciez e a suavidade são companhias dos vivos."

....

"A mais suave de todas as coisas
Supera a mais dura de todas as coisas."

....

"Nisto consiste a sabedoria sutil da vida;
A suavidade e a fraqueza superam a aspereza e a dureza."

....

"Que a fraqueza prevalece sobre a fortaleza e a suavidade, sobre a rigidez é algo conhecidos por todos, mas nunca praticado.
Você pode manter o espírito e o corpo sem dispersá-los?
Você pode focar a sua mente sobre a respiração,
tornando-a macia e calma como a de um bebê?

Você pode purificar sua contemplação e mantê-la longe da turbulência?
Você pode amar o povo e governar o Estado por não-ação?
A porta do céu abre e fecha.
Você pode ser como a mulher?
Você pode tornar-se iluminado e compreender todas as situações sem o conhecimento? ..."

7. A IMPORTÂNCIA DE NOÇÕES BÁSICAS DE MERIDIANOS, E PONTOS NEVRÁLGICOS DA MEDICINA TRADICIONAL CHINESA

O praticante do Tai Chi Chuan, em estágio mais adiantado da Arte, deve seguir um plano especial de treinamento, incorporando as técnicas de respiração para desenvolver os propósitos de autodefesa e autocura, através de Chi (Qi).

As técnicas desenvolvidas pelos monges taoístas para meditação e respiração, com fundamentos na medicina tradicional chinesa, são aplicadas no exercício do Tai Chi Chuan.

Tai Chi Chuan envolve a circulação da energia no corpo. Para viver a experiência desta circulação, o praticante deve ter a noção precisa da localização de pontos específicos e os trajetos ou canais entre esses pontos ao longo dos quais flui a energia.

Mai, de acordo com a acupuntura, são os canais que junto com os meridianos formam um circuito contínuo no corpo. A acupuntura identifica doze meridianos principais, simétricos e bilaterais, sendo seis de natureza Yin e seis de natureza Yang. Além desses, destacam-se ainda outros dois meridianos: o Ren Mai (vaso da concepção, Yin parte frontal do tronco) e Du Mai (vaso governador, Yang parte de trás do tronco, pelas costas).

Praticar Tai Chi Chuan é cuidar da saúde do corpo e da mente. A acupuntura da medicina tradicional chinesa estuda os canais do sistema nervoso e sua interação com os órgãos internos. Esse conhecimento é necessário para compreender o seu corpo e para melhorar o desempenho do Tai Chi

Chuan. Porém, não é preciso ser especialista no assunto, mas adquirir noções básicas de pontos nevrálgicos e de meridianos é recomendável.

Pontos Meridianos mais citados

Nos textos da prática do Tai Chi Chuan são frequentemente citados os pontos ou centros vitais do corpo, como Tan-Tien no baixo abdômen, Bǎi Huì no topo da cabeça, Huì Yīn entre ânus e órgão genital, Wěi Lǘ ou cóccix, Yǒng Quán ou fonte borbulhante na planta dos pés, entre outros...

丹田	Dān tián (Tan-Tien)	No interior do baixo abdomen, aproximadamente 3 dedos abaixo do umbigo
会阴	huì yīn	Situado entre o órgão genital e o ânus
尾闾	wěi lǘ	Cóccix ou última vértebra sacral
玉枕	yù zhěn	Situado na nuca, parte ínfero-posterior da cabeça
百会	bǎi huì	Situado no topo da cabeça
涌泉	yǒng quán	Fonte borbulhante. Situado na parte côncava da planta do pé
勞宮	láo gōng	Situado na parte côncava da palma da mão
命門	mìng mén	Portal da vida. Situado nas costas, em linha com o umbigo

8. TAI CHI CHUAN COMO EXERCÍCIO FÍSICO

Inúmeros são os benefícios experimentados pelo praticante, no aspecto físico e mental.

No Tai Chi Chuan, todas as partes do corpo são solicitadas a trabalhar em conjunto, em vez de focar no fortalecimento isolado das partes. A respiração acontece de forma natural, integrada aos movimentos. Os batimentos cardíacos se tornam suaves e cadenciados, possibilitando a melhora da capacidade cardiorespiratória e circulação sanguínea. Além disso, no Tai Chi Chuan trabalha-se bastante a região abdominal, os órgãos internos são massageados, melhorando o metabolismo e a digestão.

A mente dirige a execução dos movimentos do corpo, favorecendo a concentração e a conscientização, proporcionando melhora da coordenação motora e reduzindo o nível de stress. A prática estimula também qualidades relacionadas ao caráter tais como perseverança, paciência e tolerância, o que resulta em uma sensação de bem estar.

Dessa forma, muito embora o Tai Chi Chuan seja uma arte marcial, os seus benefícios se refletem em vários aspectos da vida do praticante, como aumento da longevidade, qualidade de vida, serenidade e bem estar. Vale acrescentar também que os fundamentos do Tai Chi Chuan têm sua origem no Taoísmo, baseando-se na relação entre as polaridades opostas e complementares (Yin e Yang). A prática do Tai Chi Chuan é também considerada uma "meditação em movimento".

9. TAI CHI CHUAN COMO ARTE MARCIAL

Muitos iniciantes perguntam: Tai Chi Chuan é mesmo uma arte marcial? Caso positivo, por que os movimentos são feitos de forma tão lenta e sem força?

Todos nós sabemos da recomendação de que Tai Chi Chuan deve ser praticado lentamente, mas lento ou rápido são termos relativos. Em artes marciais, se o adversário é lento, posso vencê-lo com rapidez (basta ser menos lento que ele) ou até vencer sendo mais lento ainda. Da mesma forma, se o adversário é rápido, posso vencê-lo sendo mais rápido (basta ser um pouco mais rápido que ele), isto significa que o que realmente conta é assumirmos sempre uma posição de vantagem, e isto requer a aplicação do conceito de "equilíbrio central", o mais importante dos cinco elementos, citado em Treze Posturas.

Mestre Chen Yen Lin 陳炎林 (1906-) observa que movimento lento serve ao propósito de procurar quietude, mas eventualmente a pessoa pode acelerar o movimento quando necessário. Através do Tai Chi Chuan, num estágio mais avançado, e com a prática de Tui Shou, a pessoa pode desenvolver a habilidade de "ouvir a energia do oponente"Ting Jin 聽勁 e "entender a a sua própria energia e a do oponente" Tong Jin 懂勁.

A força é desenvolvida através de suavidade. Velocidade em potencial está escondida em movimento lento, porque os movimentos do Tai Chi Chuan originam-se do centro do corpo e são controlados pela cintura, não apenas pelo movimento de braços e pernas. O eixo principal gira lentamente, daí as engrenagens permitirem as pequenas polias rodarem mais rápido. O mesmo princípio se aplica ao corpo e aos membros.

Sim, podemos praticar o Tai Chi Chuan em ritmo acelerado, a ponto de rivalizar na velocidade com qualquer outra arte marcial. Não está escrito em nenhum tratado ou clássico que Tai Chi Chuan só pode ser praticado lentamente.

Diz-se que Yang Chengfu, quando mais jovem, antes de 29 anos de idade, às vezes fazia a sua série longa completa em menos de 9 minutos, com chutes rápidos e algum Fa Jin nos movimentos.

10. TAI CHI CHUAN COMO MEDITAÇÃO EM MOVIMENTO

Tai Chi Chuan é predominantemente uma arte interna. Na prática, apenas parte dos movimentos é expressa externamente, a maior parte é invisível, sentida internamente. Yang Chengfu disse "Tai Chi Chuan é meditação em ação, atividade dentro da meditação".

Vigilância para não exercer força muscular, respiração abdominal natural, mente-intenção, imersão do Chi para Tan-Tien, adesão do Chi para a espinha, conscientização de oito portais e cinco elementos certamente não são atividades externas – são puramente internas. Portanto, movimentos externos aparentemente graciosos não são necessariamente representação de eficácia ou Tai Chi interiorizado.

Com muitos e muitos anos de prática, toda tensão de conscientização inicialmente "forçada" passa a se incorporar na execução dos movimentos do

Tai Chi Chuan; não há mais necessidade de pensar nos movimentos. Finalmente, a mente também pode relaxar, pode-se então apenas sentir e usufruir o fluxo de movimento e de Chi; alcança-se o estágio mais avançado de evolução do praticante de Tai Chi Chuan, que é: 虛-靜 (Hsu-Jing), Vazio e Quietude (*Void and Stillness*).

Procurar o vazio no sólido é achar Hsu, procurar não-ação em ação é achar Jing. A busca de Hsu-Jing é o nível mais alto e objetivo final de Tai Chi Chuan.[1]

Observação: Os três aspectos do Tai Chi Chuan, quais sejam como ginástica ou exercício físico, arte marcial e cultivo da vida foram mencionados no capítulo. É fato que 99,99 % das pessoas pratica o Tai Chi Chuan como exercício físico, e este aspecto é o primeiro passo da aprendizagem. Em nenhum momento devemos considerar que o Tai Chi ginástica seja inferiorizado, nem todos estão inclinados para a arte marcial e para o aspecto psíquico e interno do Tai Chi Chuan. Por analogia, podemos cursar apenas o curso médio, ou depois prosseguir para curso de graduação, e eventualmente para pós-graduação, trata-se de opções e anseios individuais. Como Arte Marcial, este aspecto de defesa e ataque pessoal deixou de ter ênfase nas últimas décadas por causa de armas de fogo, porém é uma etapa ou um atalho necessário para o aspecto cultivo da vida. Levam-se anos e anos de dedicação para passar de um patamar ao outro, daí recomenda-se aos iniciantes da prática, a seleção criteriosa de um verdadeiro mestre, na transmissão oral da Arte. Aprender e chegar a posturas corretas leva tempo, corrigir desvios de forma e de postura é muito mais difícil e demorado.

---

1 Vide Referência Bibliográfica 4.
Se eliminarmos do diagrama que simboliza o Tai Chi os dois "peixes" internos, teríamos então um círculo sem nada por dentro e por fora, que simboliza o estado de Wu Chi (Ji). O estado de Wu Chi (Ji) é o vazio e, consequentemente, a quietude. Na execução do Tai Chi Chuan iniciamos e terminamos com a postura de Wu Chi (Ji), fechando-se um ciclo. Séculos antes, o monge taoísta Li Tao Tzu ou Li Tao Tze 李道子, da Dinastia Tang, iniciou o seu famoso poema com a seguinte frase ...... "Sem Forma, sem Sombra. O corpo inteiro transparente e vazio ,"........traduzindo com exatidão a imagem do vazio, da ausência do eu, do tempo e do espaço. (N.T.)

II

BREVE HISTÓRICO

DO TAI CHI CHUAN

1. A CONCEPÇÃO E A EVOLUÇÃO DA ARTE DO TAI CHI CHUAN

2. ORIGEM DO TAI CHI CHUAN - ESTILO YANG

3. PROCEDÊNCIA DOS ESTILOS MAIS DIFUNDIDOS

1. A CONCEPÇÃO E A EVOLUÇÃO DA ARTE DO TAI CHI CHUAN

Quando foi originada a concepção do Tai Chi Chuan?

Nos Tempos Remotos

Fu Hsi 伏羲, o primeiro rei filósofo (meados de 2800 a. C.), foi o inventor dos oito (8) trigramas (Pa Kua).

Huang Ti, 皇帝 o Imperador Amarelo, que começou o seu reinado aproximadamente em 2.700 a.C., praticava uma forma de exercício chamada de Tao Yin 導引, para prolongar a vida, através de movimentos dos membros, que eram combinados com a respiração. Os exercícios de Huang Ti eram também conhecidos como Tǔ Nà 吐纳, a palavra Tǔ significa exalar e a palavra Nà significa inspirar. As atividades do Huang Ti foram precursoras dos métodos taoístas de meditação e do exercício conhecido mais tarde como Tai Chi Chuan.

I Ching 易經 *o Livro das Mutações*, foi escrito há mais de mil anos a.C. Foi um dos cinco clássicos 五經 publicados por Confúcio, que teria desejado viver mais cinquenta anos para estudá-lo.

Lao Tzu 老子, viveu no século VI a.C. Os princípios e pontos de vista contidos no seu famoso livro *Tao Te Ching* foram profundamente influentes nos pensamentos taoístas.

Confúcio 孔子 nasceu no século VI, (551 a.C. – 479 a.C.), e foi contemporâneo mais jovem de Lao Tzu.

Durante a Dinastia Han (206 a.C.–220 d.C.), foi introduzido o **Budismo** na China. O Budismo teve uma influência direta no desenvolvimento da meditação na China, pois tinha seus métodos próprios tradicionais originados da Índia.

No período de Três Reinos (220-265), o famoso médico chinês **Hua Tú** 華佗 inventou o exercício imitando os Cinco Animais, e escreveu um Tratado de Pugilismo, considerado o mais antigo sistema de pugilismo escrito na China.

Bodhidarma 菩提達摩, monge budista indiano, chegou à China no período da Dinastia Liáng (502-557), no Monastério de Shaolin, precursor do que seria chamado de Kung Fu externo 外家拳.

O **Taoísmo** ganhou o status oficial na China durante a dinastia Tang (618-907).

Nos Tempos Lendários

Sobre a invenção do Tai Chi Chuan, uns dizem que foi na Dinastia Tang (618-907), pelo poeta e eremita Xu Xuanping 許宣平. Ele era alto e tinha uma longa barba. Frequentemente carregava lenha para vender no povoado, e cantava sempre a canção:

Carregando a lenha para o mercado na parte de manhã
Trazendo o vinho de volta ao pôr do sol
Onde é a minha casa?
Está na floresta verde entre as nuvens.

Li Tao Tzu ou Li Tao Tze 李道子, também da Dinastia Tang, criou um estilo "Chuan Longo" 長拳. Diz-se que Li viveu da Dinastia Tang até a Dinastia Ming, por mais de mil anos. Ele deixou um poema, a "Canção do Verdadeiro Significado" 真義歌, escrito de forma metafórica, sobre a sua experiência interior do "Chuan Longo":

Sem Forma, sem Sombra.
O corpo inteiro transparente e vazio,
Esqueça o circundante e aja naturalmente.
Como o carrilhão da montanha Ocidental,
Tigres rugindo, macacos guinchando,
Fonte límpida, Água pacífica,
Rio turbulento, Mar tempestuoso.
Com todo o seu ser, cultive a Vida.

Houve muitos estilos e mestres de destaque em artes marciais parecidas com o Tai Chi Chuan, da dinastia Tang até a dinastia Ming. Porém, os registros são vagos.

Outros dizem que foi entre o final da Dinastia Yuan (1279-1368) e o início da Dinastia Ming (1368-1644), pelo mitológico monge taoísta Chang San Feng 張三丰 que, antes de se tornar monge taoísta, aprendeu os estilos de Kung Fu no Shaolin, porém o material escrito sobre ele tem um caráter mítico e contraditório. O estilo criado pelo Chang San Feng 張三丰 era conhecido como **Neija** 內家, interno, para diferenciar do estilo Shaolin, denominado de externo 外家拳.

A arte de Chang San Feng chegou a Wang Zongyue 王宗岳, nascido mais de cem anos depois, ainda na época da dinastia Ming. Porém, não se sabe com quem ele aprendeu. Wang Zongyue escreveu *Os Tratados de Tai Chi Chuan* e, a partir disso, o estilo passou a ser chamado de Tai Chi Chuan, séculos mais tarde.[1]

A história de Tai Chi Chuan, antes de Chang San Feng, e mesmo muitos anos depois do Wang Zongyue é vaga e imprecisa. Podemos, talvez, classificar esse período de longa fase de maturação: através da fusão de filosofia de Yin e Yang do I Ching, do estudo de meridianos da medicina tradicional, da prática de Tao Yin dos monges taoístas, e com a difusão das escolas e estilos de Kung Fu, durante a dinastia Ming.

Posteriormente, com fundamentos em registros históricos, rastreáveis a partir do século XVII, permite-se classificar a evolução do Tai Chi Chuan em seguintes períodos:

Período de Consolidação – Estilo Chen

De acordo com os registros da família Chen, na vila de Chenjiagou, Chen Bu 陳卜 se estabeleceu nessa vila, vindo de Shanxi para a Província de Henan, em 1374. Chen Bu era hábil em artes marciais, codificou as práticas pré-existentes, integrando com os diferentes elementos da filosofia chinesa na teoria e na prática.

Na 9ª geração, Chen Wangting (陳王廷 ou 陈王庭) (1580-1660), líder da vila e reconhecido mestre em artes marciais, seria o inventor da forma do que é conhecido hoje como Tai Chi Chuan. Chen Wangting era versado

[1] Antes de Yang Chengfu os nomes e estilos eram ainda muito variados; depois de Yang Chengfu, a arte começou a ter denominação comum e difundida como Tai Chi Chuan

em letras e artes marciais. Pelas pesquisas do famoso historiador de Tai Chi Chuan, T´ang Hao 唐豪 na Chenjiagou, conforme os registros da família Chen, descobriu-se que grande parte das posturas da arte foram virtualmente adaptadas do *Chuan Ching* 拳經 Clássico em Pugilismo escrito por Ch´i Che-Kwong 戚繼光 (1528-1587).

Jiang Fa 蔣發, um renomado monge do Wudang (difícil de separar fato e ficção, se era realmente um monge do Wudang), que havia preservado a arte originada do Wang Zongyue, chegou ao vilarejo de Chenjiagou e ajudou a arte da família Chen, enfatizando as práticas internas e técnicas de respiração. Entretanto, é difícil afirmar o relacionamento de mestre/aluno entre Chen Wangting e Jiang Fa, devido à dificuldade de restabelecer os fatos.

Conta-se também que Jiang Fa aprendeu o Tai Chi Chuan diretamente do Wang Zongyue. Na linhagem do estilo Zhaobao é citado como o precursor ou 1ª. Geração do estilo Chen do Zhaobao, fundado por Chen Qingping, algumas gerações mais tarde. Portanto, seria mais plausível considerar que Chen Wangting e Jiang Fa eram amigos que se influenciaram mutuamente na arte de Tai Chi Chuan.

Portanto, o período de consolidação ocorreu a partir de Chen Wangting (1580-1660) do vilarejo de Chenjiagou, na província de Henan, no início da Dinastia Qing (1644-1911) até a consolidação do estilo da família Chen, por Chen Changxing (1771-1853).

Período de Expansão e surgimento de outros estilos

No final da Dinastia Qing, Yang Luchan (1799-1872) aprendeu e modificou o estilo Chen, e começou a ensinar Tai Chi Chuan estilo Yang. Logo em seguida surgiram outras escolas e estilos, como estilo Wu de Wu Yu-hsing (1812-1880), hoje conhecido como Wu/Hao, e estilo Wu do Wu Chuan Yu (1834-1902). Anos depois foi fundado o estilo Sun de Sun Lutang (1861-1932).

Na década de 1950, o governo da República Popular da China, no intuito de popularizar a Arte, padronizou e organizou o Tai Chi Chuan simplificado, eliminando os movimentos repetitivos e sintetizando a sequência dos diversos estilos para um menor número de posturas e movimentos. Entretanto, as escolas e mestres continuaram ensinando os seus estilos tradicionais. No século passado, a Arte de Tai Chuan Chuan ultrapassou as fronteiras da China e iniciou-se a sua difusão pelo mundo.

2. ORIGEM DE TAI CHI CHUAN DO ESTILO YANG

Yang Luchan 楊露禪 (1799-1872), nascido no condado de Yongnian, Província de Hebei, de família pobre, e com aproximadamente dez anos de idade foi parar no Chenjiagou 陳家溝, na Província de Henan.

A sua aprendizagem foi com Chen Changxing 陳長興 (1771-1853), na postura larga da forma antiga do Estilo Chen. Naquele tempo, havia raríssimos casos de alunos fora da família Chen, e como aluno forasteiro recebeu um tratamento parcial, mas ele permaneceu e persistiu na sua prática.

Conta-se que, certa noite, ele foi acordado pelos sons distantes de "Hen" e "Ha". Seguiu a origem dos sons até uma construção antiga e, espiando pelos muros em mau estado de conservação, ele viu seu mestre Chen Changxing ensinando as técnicas de agarrar, controlar e emitir Jin (勁) em coordenação com os sons Hen e Ha. Ele ficou maravilhado com as técnicas e, daí em diante, sem o conhecimento do mestre Chen, continuou a assistir essas secções de prática secreta, toda noite, e depois voltava ao dormitório para refletir e estudar. Assim, sua habilidade avançou rapidamente. Um dia, Chen ordenou que ele treinasse a luta com os outros discípulos. Para sua surpresa, nenhum dos alunos conseguiu derrotá-lo. Chen percebeu então que Yang tinha um grande potencial e, após isso, passou a ensiná-lo sem reservas.

Já na idade adulta, voltou para a sua terra natal e ensinou por algum tempo o que aprendeu. As pessoas chamavam o seu estilo de Zhan Mian Quan (Chuan de Algodão), Ruan Quan (Chuan Suave), ou de Hua Quan (化 – Chuan de Neutralização). Ainda não era conhecido como Tai Chi Chuan, de estilo Yang.

Mais tarde ele foi convocado a ir para a Capital, Peking, ensinar oficiais e membros da nobreza do Império Ching. Sua fama logo se espalhou, e foi contratado como instrutor oficial de Artes Marciais do exército imperial.

Para se adaptar a certas circunstâncias (Nota: seja porque a nobreza manchu usufruía de uma vida de relaxamento, e não era propensa a maiores esforços físicos, seja porque ele tinha receio de provocar a desconfiança dos manchus pelas destrezas e pelo poderio de luta de um estilo militar procedente da cultura chinesa), no decorrer do tempo, ele eliminou do estilo Chen o que havia de Fa Jin, de pulos, de estremecer o pé, e de movimentos de maior dificuldade de execução no estilo original; mais tarde, seu terceiro filho Yang Chien-hou 楊健侯 (1839-1917), após introduzir algumas mudanças, ficou como estilo de posturas médias; por sua vez, o terceiro filho do Yang Chien-hou 楊健侯, Yang Chengfu 楊澄甫 (1883-1936) novamente revisou o estilo, e fixou o como Postura Larga do Estilo Yang, para distinguir do estilo do seu tio Yang Pan-hou 楊班侯 (1837-1892) de posturas curtas.

As três gerações da família Yang, se destacaram pelas suas habilidades em Artes Marciais, inicialmente ao Norte da China. E devido à criteriosa seleção de alunos e dedicação ao ensino, teve muitos discípulos de destaque, e a técnica como estilo Yang ficou muito difundida, principalmente após as viagens do Yang Chen Fu ao Sul da China, para ensinar em Nanking, Shanghai, Guangzu, etc.

Tradicionalmente o Estilo Yang tem aproximadamente 120 movimentos; mais tarde Yang Chengfu padronizou o Tai Chi Chuan – Estilo Yang em 85 (Oitenta e Cinco) Posturas.

3. PROCEDÊNCIA DOS ESTILOS MAIS DIFUNDIDOS

O estilo Chen foi dividido em dois, na 14ª geração da família Chen: o antigo e o novo.

Chen Changxing 陳長興 (1771-1853) aprendeu o estilo antigo e passou para Yang Luchan 楊露禪 (1799-1872).

Chen Youben 陳有本 criou o novo estilo Chen. Chen Youben passou a sua arte para Chen Qingping 陳清平 ou 陳清萍 (1795-1868) que criou o **estilo Zhaobao**.

O estilo Yang foi derivado do estilo Chen, criado pelo Yang Luchan 楊露禪.

Wu Yu-hsing 武禹襄 (1812-1880) obteve o novo estilo Chen do Chen Qingping 陳清萍 e o estilo antigo do Yang Luchan, e criou **o estilo Wu (Wu/Hao)**.

Li I-yu 李亦畬 (1833-1892) aprendeu o estilo Wu e criou **o estilo Li**.

Hao Wei-chen 郝爲真 (1849-1920) obteve sua arte do estilo Li e iniciou **o estilo Hao**.

Sun Lutang 孫祿堂 (1861-1932) aprendeu o estilo Hao e iniciou **o estilo Sun**.

O estilo Wu foi fundado por Wu Jianquan 吳鑑泉 (1870-1942), filho de Wu Chuan Yu 吳全佑 (1834-1902) que aprendeu por sua vez do segundo filho do Yang Luchan, Yang Pan-hou 楊班侯 (1837-1892).

O estilo Yang tem sido famoso desde sua criação por Yang Luchan no século XIX.

O Tai Chi Chuan de Yang Chengfu 楊澄甫 (1883-1936) não é o mesmo de seu pai, de seu tio ou de seu irmão. Ele o modificou e enfatizou posturas largas e aspectos de melhoria para saúde.

Pode-se agora compreender porque há tantas variações dentro da arte, mesmo dentro de um estilo como o estilo Yang. Ao longo dos anos e após muitas gerações, muitos prosseguiram a modificar o estilo à luz de suas próprias experiências e pesquisas. É, portanto, compreensível que o aluno hoje em dia venha a aprender o Tai Chi Chuan e descobrir que seu estilo é diferente do outro, embora sejam da mesma fonte. Ninguém pode hoje dizer qual é o estilo original ou qual é o mais efetivo que os outros. O que não se discorda é o fato de ser o estilo Yang a versão mais popular e difundida do Tai Chi Chuan na atualidade.

III

TERMINOLOGIA E SEQUÊNCIA

TAI CHI CHUAN - ESTILO YANG TRADICIONAL

CENTO E DEZOITO POSTURAS CONFORME TRANSMITIDAS POR MESTRE CHAN KOWK WAI

"Quem enfatiza apenas as artes marciais perderá o aspecto mais importante da filosofia de Tai Chi Chuan."

Ditado atribuído a Chang San Feng, fundador da Arte de Tai Chi Chuan

1. AS CENTO E DEZOITO POSTURAS CONFORME TRANSMITIDAS POR MESTRE CHAN KOWK WAI

2. TERMINOLOGIA E SEQUÊNCIA

3. FOTOS ILUSTRATIVAS DAS POSTURAS

1. AS CENTO E DEZOITO POSTURAS CONFORME TRANSMITIDAS POR MESTRE CHAN KOWK WAI

Contagem de Posturas na Sequência de Tai Chi Chuan Estilo Yang

No livro publicado por Yang Chengfu (1883-1936), em versão de 1931[1], a série era de 85 movimentos.

A sequência de 88 movimentos foi descrita por Fu Zhong Wen (1903-1994), discípulo de Yang Chengfu.

Os 108 movimentos são basicamente os mesmos 105 movimentos relacionados pelo mestre Jou Tsung Hwa, na edição do seu livro em 1980[2].

T. T. Liang[3] e S. A. Olsen apresentam as instruções de 150 movimentos.

E por fim, Yang Zhenduo, filho de Yang Chengfu, enumera 103 movimentos nessa série.

Portanto, há muita divergência na contagem de movimentos. Isso ocorre porque, para a postura de "donzela formosa tece com a lançadeira do tear", por exemplo, uns contam como um movimento e outros consideram como quatro movimentos, "faisão dourado apoia-se em um pé", uns contam esquerdo e direito como dois movimentos e outros como um movimento. Apesar disso, o essencial das formas e posturas e o fluxo de sequência de movimentos são todas quase idênticas, dentro do Estilo Yang.

---

[1] Vide Referência Bibliográfica 18.
[2] Vide Referência Bibliográfica 4.
[3] Vide Referência Bibliográfica 8.

Linhagem das Cento e Dezoito Posturas por Mestre Chan Kowk Wai:

O mestre do mestre, Yang Sheung Mo, era muito rigoroso nas formas e posturas e não permitia que os alunos fizessem qualquer mudança no formato original da sequência.

Mestre Chan Kowk Wai seguiu a tradição e também não ousou mudar nada. Pode-se, portanto, afirmar que, das duas primeiras gerações fundadores do Estilo Yang e quatro gerações após até o mestre Chan Kowk Wai, preservou-se o estilo original.

As 118 Posturas por Mestre Chan Kowk Wai, apresentadas nas páginas a seguir, derivam da seguinte linhagem:

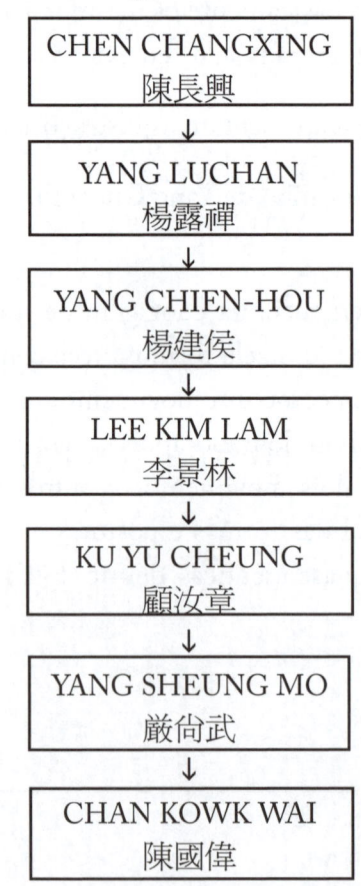

```
CHEN CHANGXING
    陳長興
      ↓
  YANG LUCHAN
    楊露禪
      ↓
 YANG CHIEN-HOU
    楊建侯
      ↓
   LEE KIM LAM
    李景林
      ↓
  KU YU CHEUNG
    顧汝章
      ↓
  YANG SHEUNG MO
    嚴尙武
      ↓
  CHAN KOWK WAI
    陳國偉
```

2. TERMINOLOGIA E SEQUÊNCIA

Relação por Mestre Chan Kowk Wai 陳國偉
Versão para Português : Edward Ying e Marcos Ayuso
应劫枝　　嘍哥. 阿意所

S = Sequência P = Postura

S	P	楊式 太極拳 拳式名稱	Nome das Posturas do Estilo Yang
1	1	無極式	Postura de Wu Ji (ou Postura de Preparação)
2	2	太極起式	Postura de Abertura
3	3	轉身抱極	Girar o corpo e abraçar o Ji

(Nota: no estilo por Mestre Chan Kowk Wai considera-se a postura 3 na contagem de sequência de posturas.)

4	4	攬雀尾 - 左掤	Agarrar a cauda do passarinho - Aparar esquerdo

(Nota: no estilo por Mestre Chan Kowk Wai não se considera postura 4 na contagem de sequência de posturas.)

	5	攬雀尾	Agarrar a cauda do passarinho
		5.1 右掤	Aparar direito
		5.2 捋 (攦)	Aplainar / deslizar
		5.3 擠	Pressionar
		5.4 挒	Dividir
		5.5 按	Empurrar
		5.6 橫捋	Aplainar /deslizar, Lateral

(Nota: no estilo por Mestre Chan Kowk Wai incluem-se o Lie (挒) 5.4, e aplainar lateral (橫捋) 5.6 na postura de "Agarrar a cauda do passarinho".)

5	6	單鞭	Chicote Simples
6	7	提手上勢	Postura de Mãos Levantadas
7	8	白鶴亮翅	Grou branco estende as asas
8	9	摟膝拗步 (左)	Roçar o joelho (esquerdo) e torcer o passo

9	10	摟膝步 (左)	Roçar o joelho (esquerdo) e passo
10	11	手抱琵琶	Abraçar P'i P'a (Alaúde)
11	10	摟膝步 (左)	Roçar o joelho (esquerdo) e passo
12	12	摟膝步 (右)	Roçar o joelho (direito) e passo
13	10	摟膝步 (左)	Roçar o joelho (esquerdo) e passo
14	11	手抱琵琶	Abraçar P'i P'a (Alaúde)
15	13	坐盤抱極	Agachar (assentar o quadril) e abraçar o Ji

(Nota: no estilo por Mestre Chan Kowk Wai considera-se a postura 13 na contagem da sequência de posturas.)

16	14	上步搬攔捶	Avançar o passo, com o punho desviar para baixo, e aparar
17	15	進步指膛捶	Avançar o passo, e socar a virilha

(Nota: Em algumas referências do estilo Yang, considera-se a postura 15 incorporada a 14.)

18	16	如封似閉	Retrair e Empurrar (ou como fechar e selar)
19	17	抱虎歸山	Abraçar o tigre, retornar para a montanha
20	18	十字手	Mãos cruzadas
21	19	梥海迎面掌	Explorar o mar, palma ao encontro da face

(Nota: Algumas escolas do estilo Yang não tem a nomenclatura da postura 19. Consideram a sequência: "retrair e empurrar", "mãos cruzadas", "abraçar o tigre..." e "agarrar a cauda do passarinho".

No estilo por Mestre Chan Kowk Wai, a sequência após "retrair e empurrar" é "abraçar o tigre...", "mãos cruzadas", a postura 19 "explorar o mar,..." e depois "agarrar a cauda do passarinho".)

22	5	攬雀尾	Agarrar a cauda do passarinho
23	6	單鞭	Chicote Simples
24	20	肘底看捶	Olhar o punho abaixo do cotovelo
25	21	右倒撐猴	Recuar para repelir o macaco, lado direito
	22	左倒撐猴	Recuar para repelir o macaco, lado esquerdo
	21	右倒撐猴	Recuar para repelir o macaco, lado direito

| 26 | 23 | 移步抱極 | Abraçar Ji, deslocar o passo |

(Nota: no estilo por Mestre Chan Kowk Wai considera-se a postura 23 na contagem de sequência de posturas.)

27	24	斜飛式	Postura de Voo em diagonal
28	7	提手上勢	Postura de Mãos Levantadas
29	8	白鶴亮翅	Grou branco estende as asas
30	9	摟膝拗步(左)	Roçar o joelho (esquerdo) e torcer o passo
31	25	海底針	Agulha no fundo do Mar
32	26	扇通背(臂)	Leque de costas
33	27	白蛇吐信	Cobra branca expele a língua
34	28	撇身捶	Virar o corpo e golpear girando o punho
35	21	右倒攆猴	Recuar para repelir o macaco, lado direito
36	14	上步搬攔捶	Avançar o passo, com o punho desviar para baixo, e aparar
37	15	進步指膛捶	Avançar o passo, e socar a virilha
38	29	上步攬雀尾	Avançar o passo, agarrar a cauda do passarinho
39	6	單鞭	Chicote Simples
40	30	雲手	Balançar as mãos nas nuvens, mãos nas nuvens
41	6	單鞭	Chicote Simples
42	31	高探馬	Afagar o cavalo
43	32	右分脚	Separar pé direito (chute com a ponta do pé direito)
44	33	左分脚	Separar pé esquerdo (chute com a ponta do pé esquerdo)
45	34	轉身左蹬脚	Girar o corpo e chutar com o calcanhar do pé esquerdo
46	10	摟膝步 (左)	Roçar o joelho (esquerdo) e passo
	12	摟膝步 (右)	Roçar o joelho (direito) e passo
47	35	進步栽捶	Avançar o passo e golpear com a mão em punho para baixo
48	36	翻身白蛇吐信	Cobra branca girando o corpo e expele a língua

49	28	撇身捶	Virar o corpo e golpear girando o punho
50	15	進步指膛捶	Avançar o passo, e socar a virilha
51	37	右斜蹬脚	Chute diagonal com o pé direito (calcanhar)
52	38	左披身伏虎白蛇吐信	Acertar o tigre na sua esquerda, cobra branca expele a língua
53	39	右披身伏虎流星捶	Acertar o tigre na sua direita, soco de meteoro
54	40	十字手抱虎歸山	Mãos cruzadas, abraçar o tigre e retornar para a montanha
55	37	斜蹬右脚	Chute diagonal com o pé direito (calcanhar)
56	41	雙風貫耳	Acertar os ouvidos do oponente com os punhos
57	42	左蹬	Chutar com o pé esquerdo (calcanhar)
58	43	轉身右蹬	Girar o corpo e chutar com o calcanhar do pé direito
59	14	上步搬攔捶	Avançar o passo, com o punho desviar para baixo, e aparar
60	15	進步指膛捶	Avançar o passo, e socar a virilha
61	16	如封似閉	Retrair e Empurrar (ou como fechar e selar)
62	17	抱虎歸山	Abraçar o tigre, retornar para a montanha
63	18	十字手	Mãos cruzadas

Fim da Primeira Metade

64	19	探海迎面掌	Explorar o mar, palma ao encontro da face
65	5	攬雀尾	Agarrar a cauda do passarinho
66	44	斜單鞭	Chicote simples em diagonal
67	45	右野馬分鬃	Cavalo selvagem eriçando sua crina, lado direito
68	46	左野馬分鬃	Cavalo selvagem eriçando sua crina, lado esquerdo
69	45	右野馬分鬃	Cavalo selvagem eriçando sua crina, lado direito

70	11	手抱琵琶	Abraçar P'i P'a (Alaúde)
71	13	坐盤抱極	Agachar (assentar o quadril) e abraçar o Ji
72	29	上步攬雀尾	Avançar o passo, agarrar a cauda do passarinho
73	6	單鞭	Chicote Simples
74	13	坐盤抱極	Agachar (assentar o quadril) e abraçar o Ji
75	47	玉女穿梭	Donzela formosa tece com a lançadeira do tear
76	11	手抱琵琶	Abraçar P'i P'a (Alaúde)
77	13	坐盤抱極	Agachar (assentar o quadril) e abraçar o Ji
78	29	上步攬雀尾	Avançar o passo, agarrar a cauda do passarinho
79	6	單鞭	Chicote Simples
80	30	雲手	Balançar as mãos nas nuvens, mãos nas nuvens
81	6	單鞭	Chicote Simples
82	48	蛇身下勢	Serpente rastejando
83	49	右金雞獨立	Faisão dourado apoia-se em um pé (esquerdo), lado direito
	50	左金雞獨立	Faisão dourado apoia-se em um pé (direito), lado esquerdo
84	21	右倒撑猴	Recuar para repelir o macaco, lado direito
	22	左倒撑猴	Recuar para repelir o macaco, lado esquerdo
	21	右倒撑猴	Recuar para repelir o macaco, lado direito
85	23	移步抱極	Abraçar Ji, deslocar o passo
86	24	斜飛式	Postura de Voo em diagonal
87	7	提手上勢	Postura de Mãos Levantadas
88	8	白鶴亮翅	Grou branco estende as asas
89	9	摟膝拗步(左)	Roçar o joelho (esquerdo) e torcer o passo
90	25	海底針	Agulha no fundo do Mar
91	26	扇通背(臂)	Leque de costas
92	27	白蛇吐信	Cobra branca expele a língua
93	28	撇身捶	Virar o corpo e golpear girando o punho
94	21	右倒撑猴	Recuar para repelir o macaco, lado direito

95	14	上步搬攔捶	Avançar o passo, com o punho desviar para baixo, e aparar
96	15	進步指膛捶	Avançar o passo, e socar a virilha
97	29	上步攬雀尾	Avançar o passo, agarrar a cauda do passarinho
98	6	單鞭	Chicote Simples
99	30	雲手	Balançar as mãos nas nuvens, mãos nas nuvens
100	6	單鞭	Chicote Simples
101	31	高探馬	Afagar o cavalo
102	51	上步穿掌	Avançar o passo e cruzar palmas
103	52	轉身蹬右脚	Virar o corpo e chutar com calcanhar direito (após mãos cruzadas)

(Nota: diferente da postura 43, não há giro do pé de apoio, portanto traduziu-se por virar o corpo e não girar o corpo.)

104	14	上步搬攔捶	Avançar o passo, com o punho desviar para baixo, e aparar
105	15	進步指膛捶	Avançar o passo, e socar a virilha
106	29	上步攬雀尾	Avançar o passo, agarrar a cauda do passarinho
107	6	單鞭	Chicote Simples
108	48	蛇身下勢	Serpente rastejando
109	53	上步七星	Avançar o passo para as sete estrelas

(Nota: na sequência do estilo por Mestre Chan Kowk Wai executa-se a seguir a Postura 9 antes de ir para a próxima Postura 54. Porém, esta postura não entra na contagem da sequência, considerada portanto como postura de transição.)

110	54	退步跨虎	Recuar o passo e montar no tigre
111	55	轉身擺蓮腿	Virar o corpo e varrer o lótus com uma perna
112	56	彎弓射虎	Puxar o arco e atirar no tigre
113	14	上步搬攔捶	Avançar o passo, com o punho desviar para baixo, e aparar
114	15	進步指膛捶	Avançar o passo, e socar a virilha

115	16	如封似閉	Retrair e Empurrar (ou como fechar e selar)
116	17	抱虎歸山	Abraçar o tigre, retornar para a montanha
117	18	十字手	Mãos cruzadas
118	57	合太極收式	Conclusão do Tai Ji

| 太極还原 | Voltar à Postura inicial (Wu Ji) |

(Observações: A título de registro, outras escolas do estilo Yang podem apresentar pequenas diferenças na nomenclatura.)

A	活步抱極 Abraçar Ji, movendo o passo 移步抱極 Abraçar Ji, movendo o passo	Mesma postura, nomes parecidos
B	進步搬攔捶 ou 上步搬攔捶 搬攔捶 (idem, porém sem avançar o passo)	Mesma postura, nomes parecidos
C	轉身撇身捶 ou 翻身撇身捶 撇身捶 (idem, porém sem girar o corpo)	Mesma postura, nomes parecidos
D	上步截捶 　摟膝指膛捶 (roçar o joelho e socar a virilha) 　進步指臍捶 (avançar e socar o umbigo)	Muitas outras escolas consideram esta inclusa na postura B. <u>São similares, exceto virilha e umbigo</u>
E	手揮琵琶 Tocar Alaúde 手抱琵琶 Abraçar Alaúde	Mesma postura, nomes parecidos

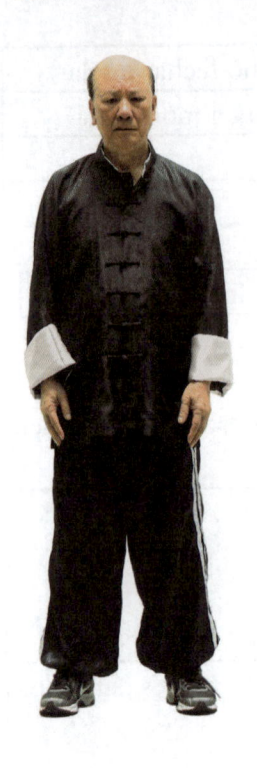

3. FOTOS ILUSTRATIVAS DAS POSTURAS

1 - Postura de Wu Ji 無極式

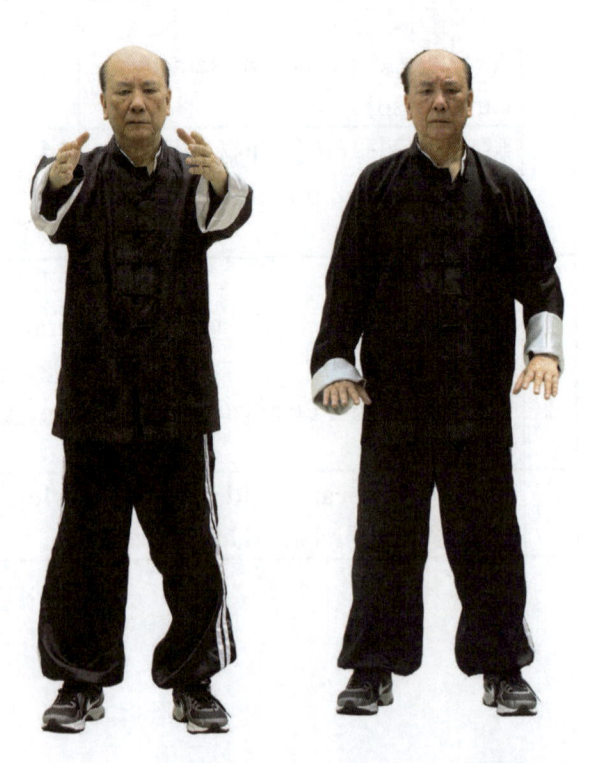

2 – Postura de Abertura 太極起式

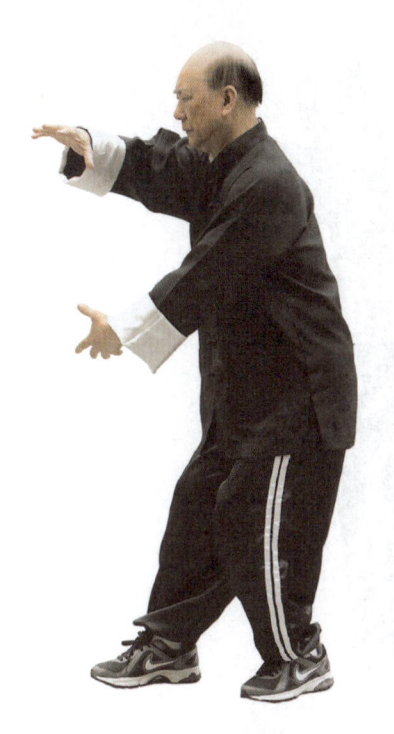

3 – Girar o corpo e abraçar o Ji 轉身抱極

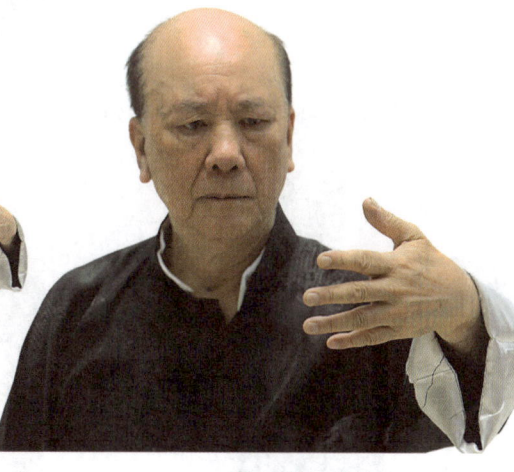

Detalhe da mão

4 – Agarrar a cauda do passarinho – aparar esquerdo 攬雀尾 - 左掤

Transição da Postura # 4 a # 5

Ilustrações da Postura # 5 – Agarrar a cauda do passarinho 攬雀尾

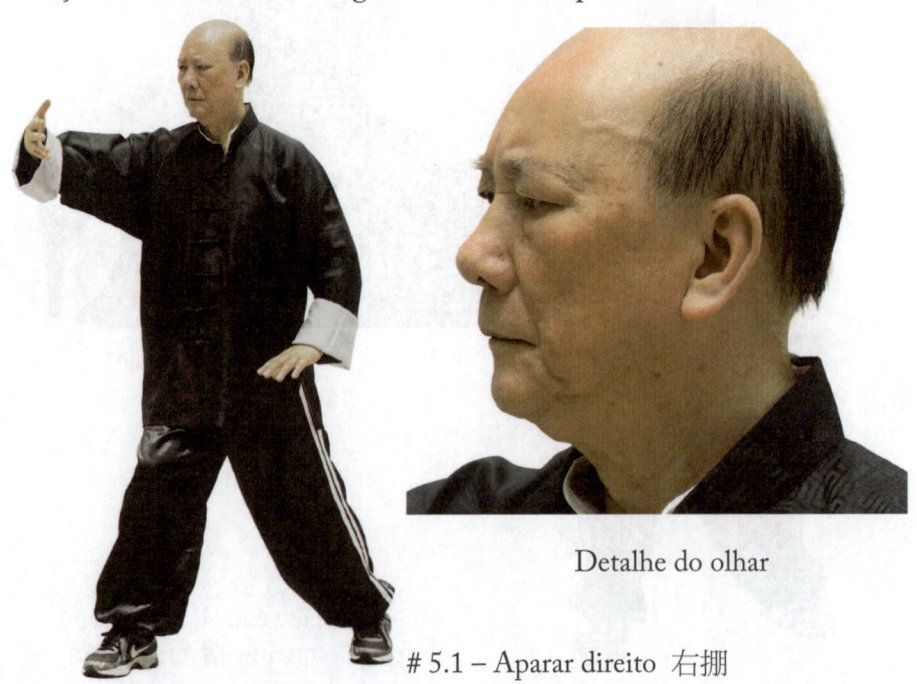

Detalhe do olhar

5.1 – Aparar direito 右掤

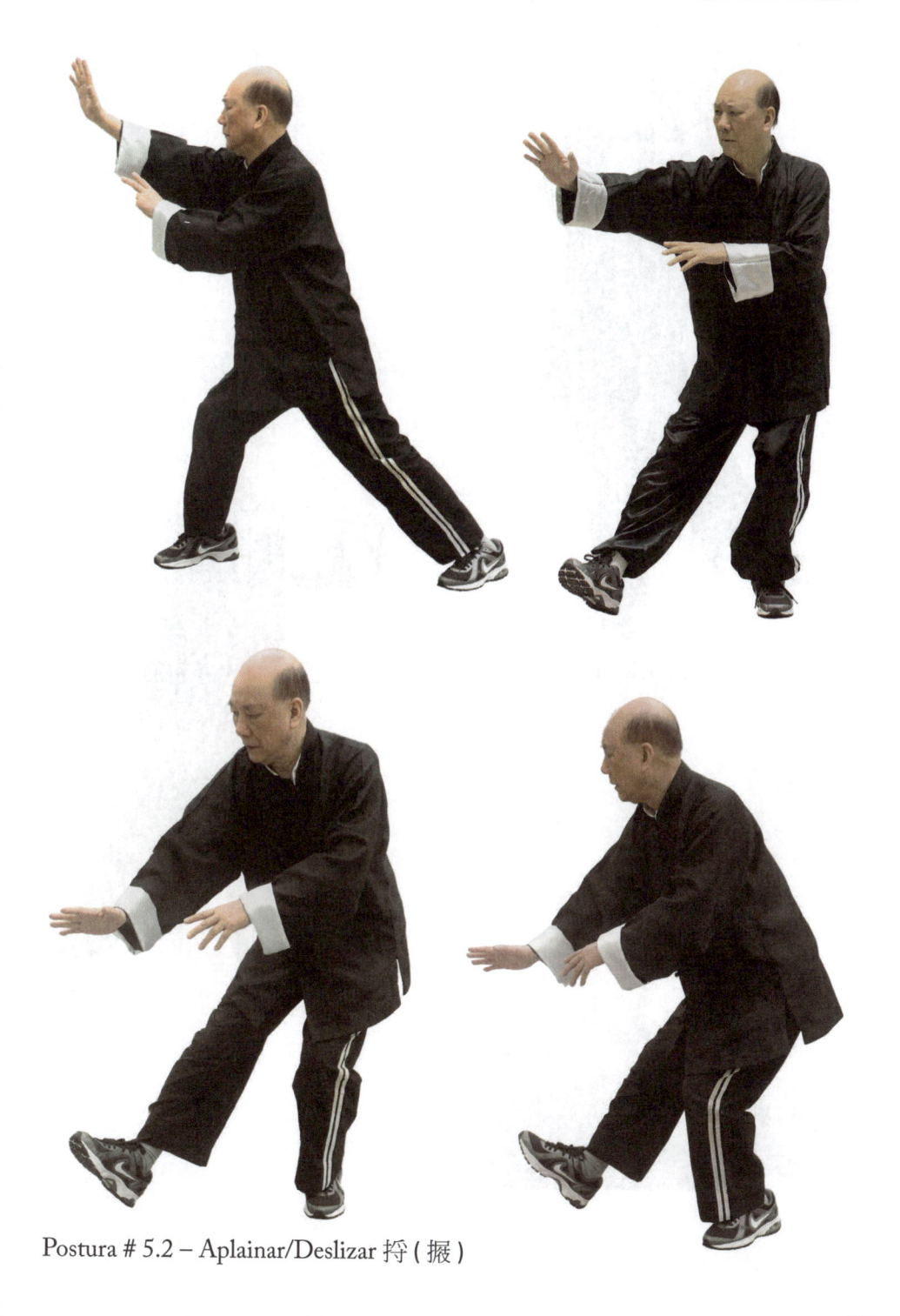

Postura # 5.2 – Aplainar/Deslizar 捋 (攦)

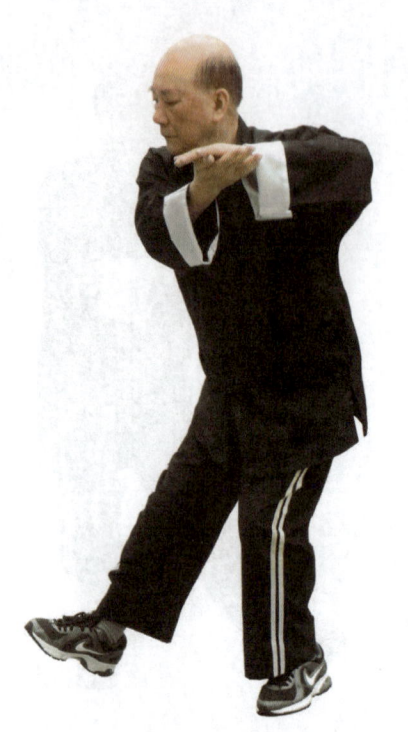

Postura # 5.3 – Pressionar 擠

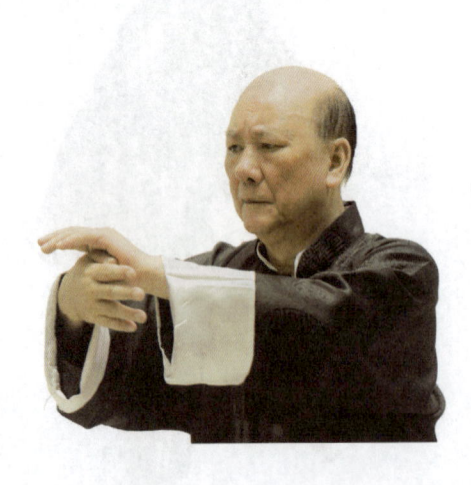

Detalhe da mão

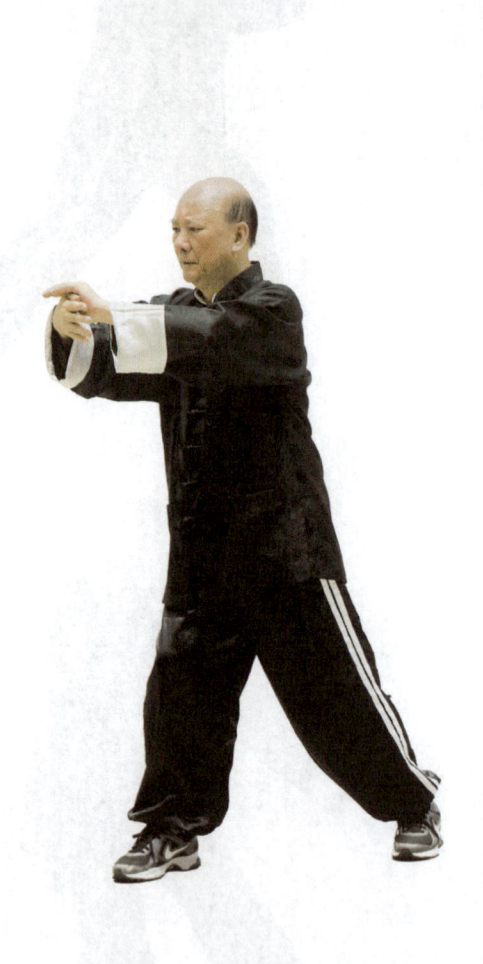

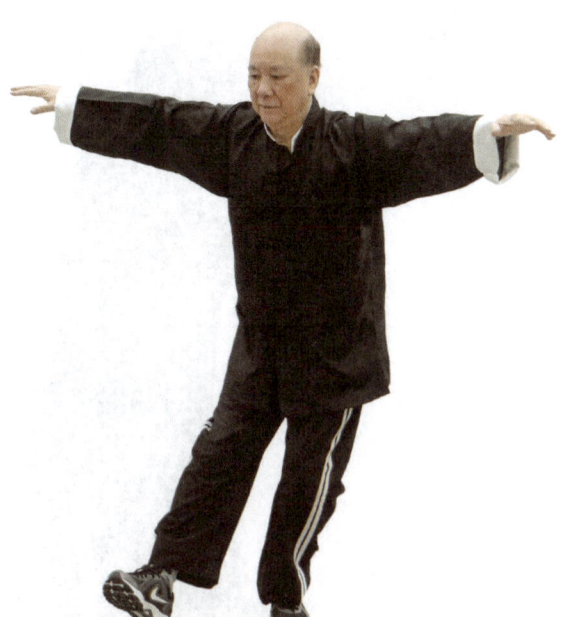

Postura # 5.4 - Dividir

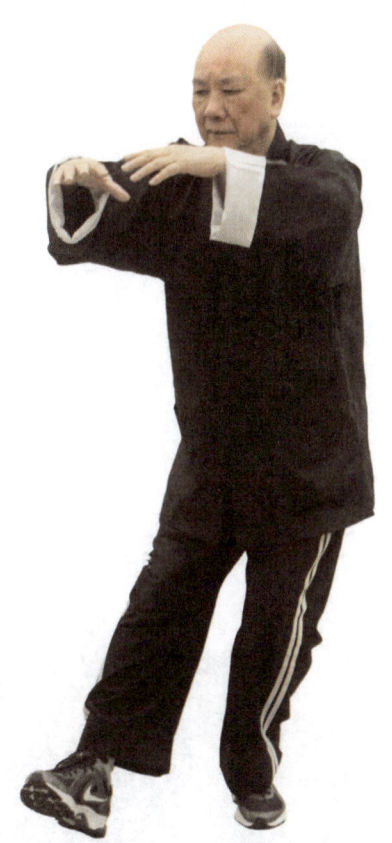

Transição da Postura # 5.4 a # 5.5

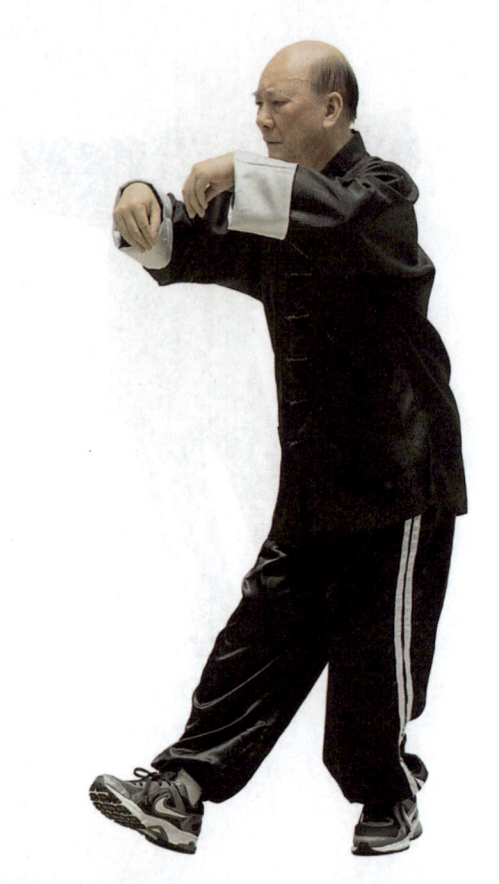

Transição da Postura # 5.4 a # 5.5

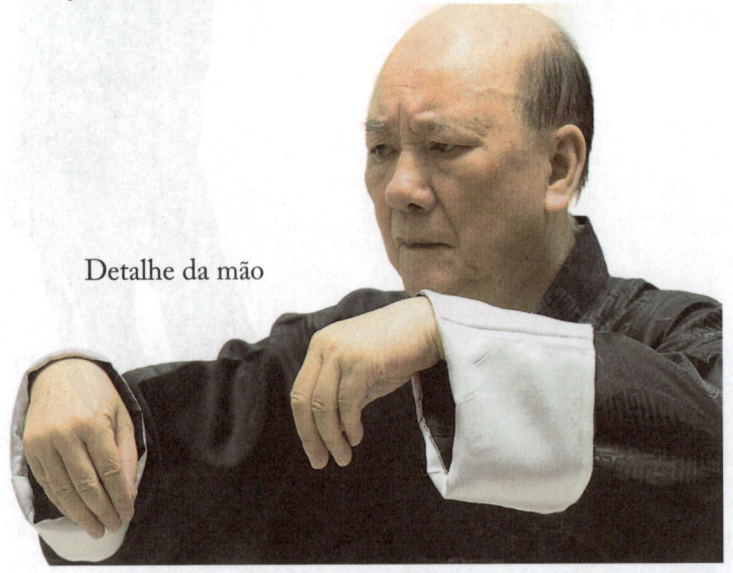

Detalhe da mão

Tai Chi Chuan

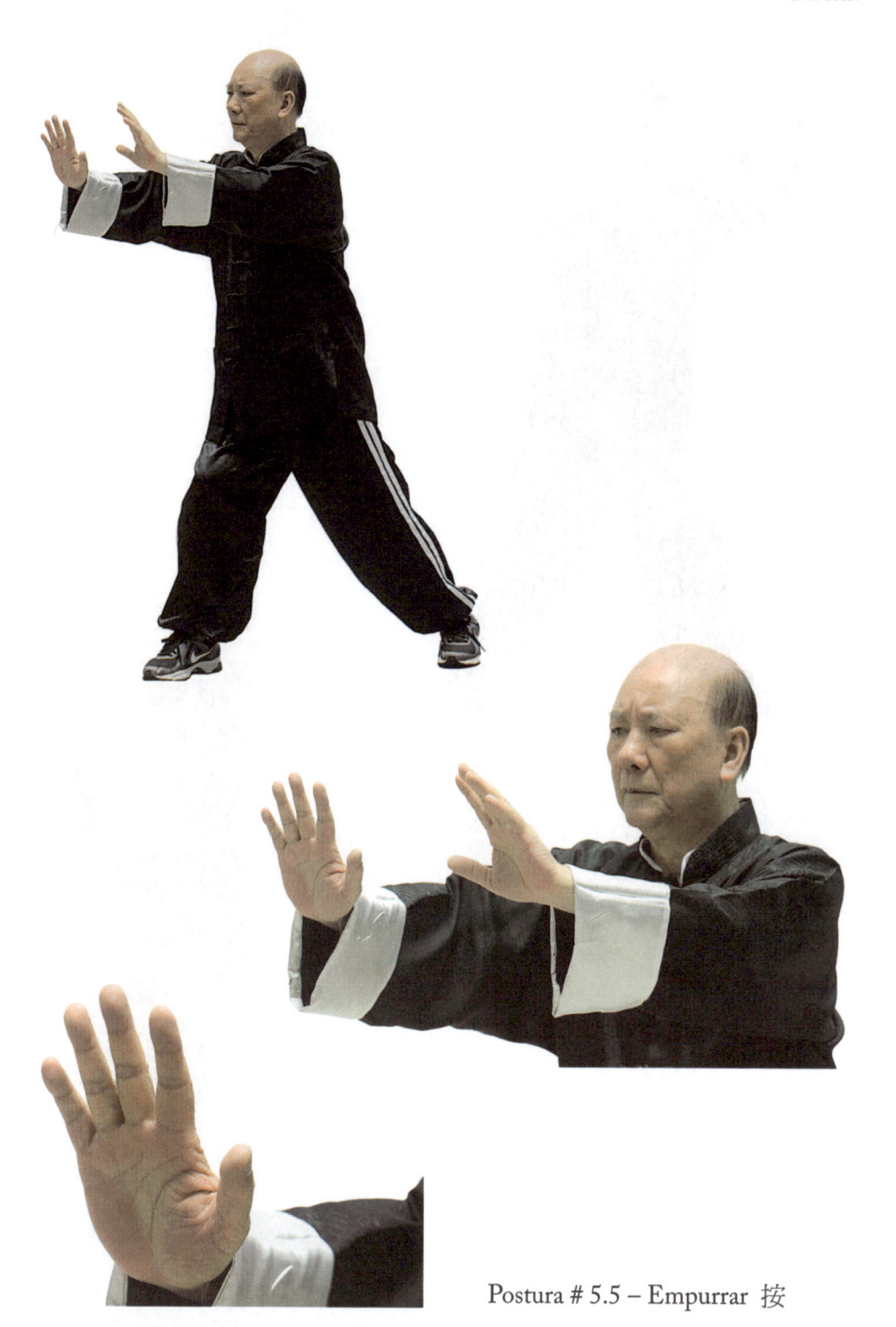

Postura # 5.5 – Empurrar 按

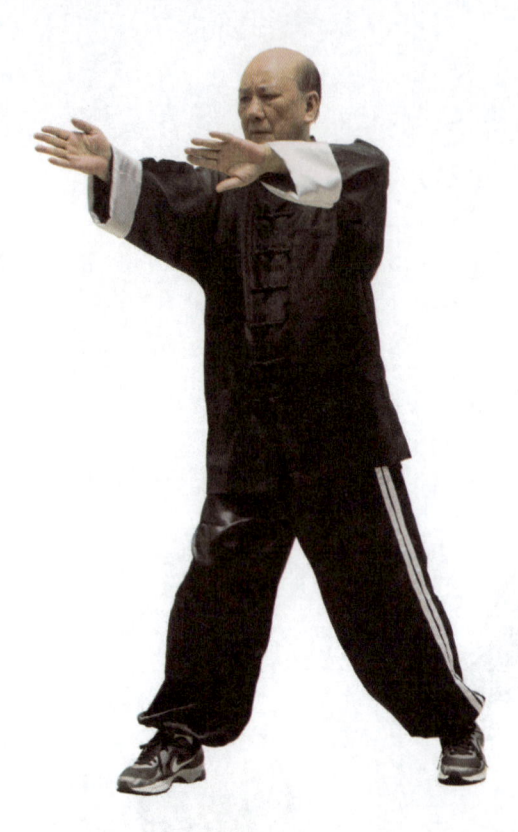

Postura # 5.6 – Aplainar/Deslizar lateral 横捋

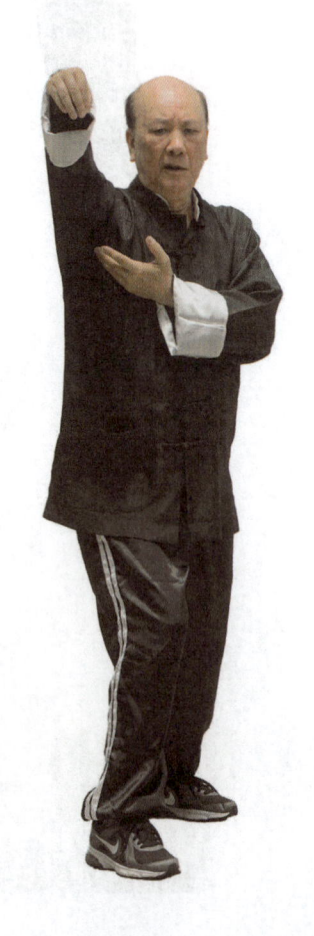

Transição da Postura # 5.6 para Postura # 6

Tai Chi Chuan

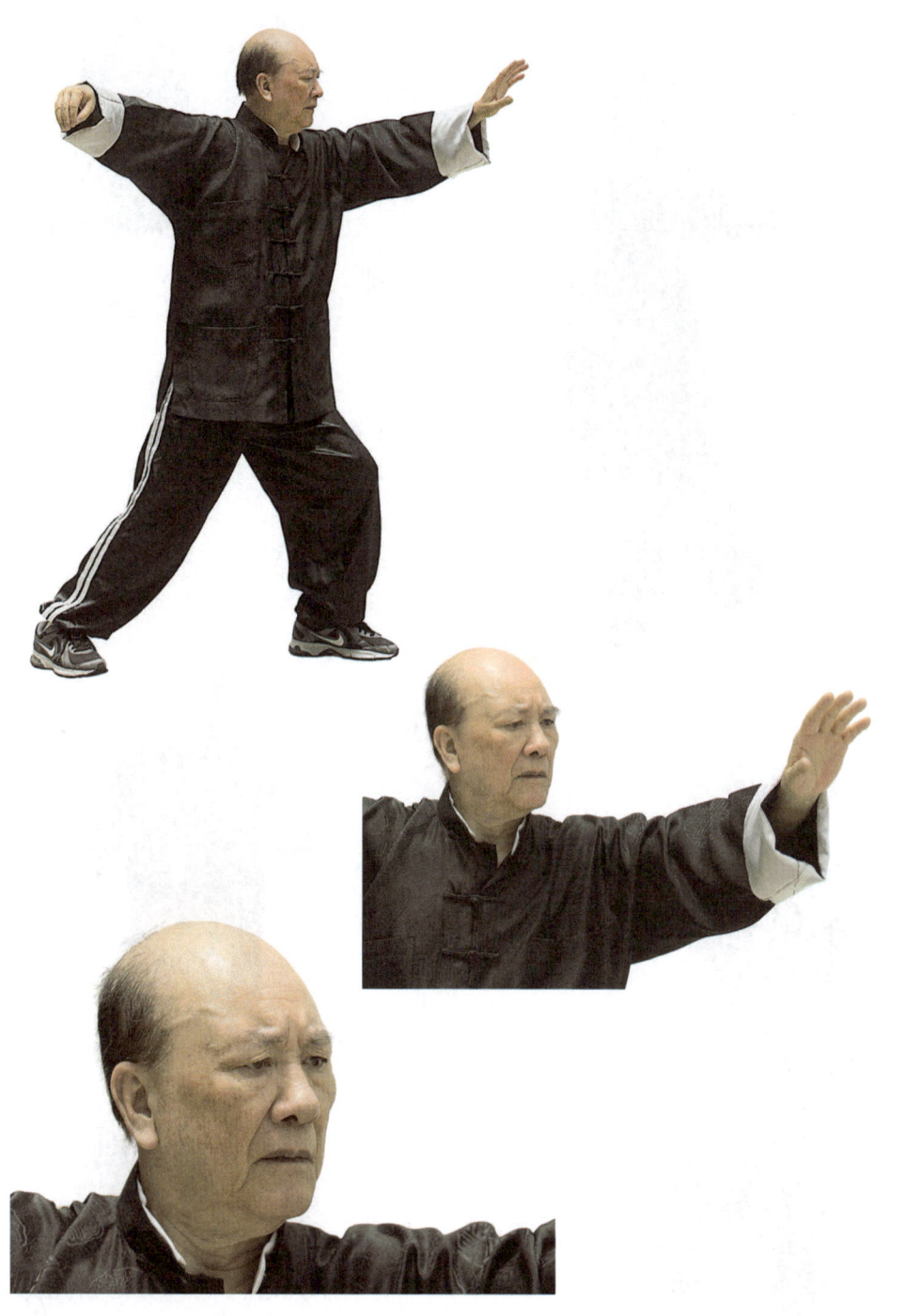

Postura # 6 – Chicote Simples 單鞭

63

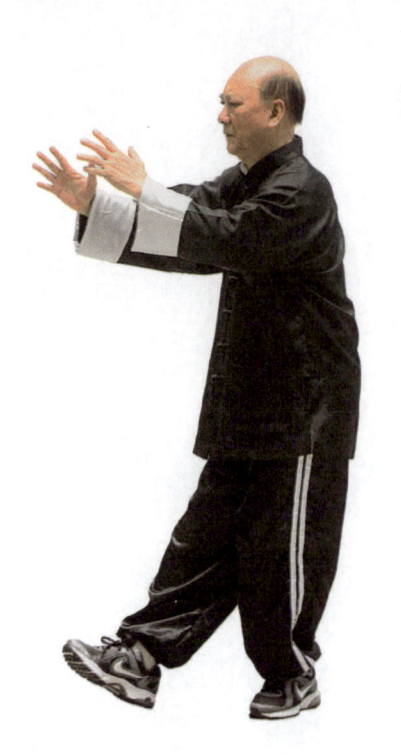

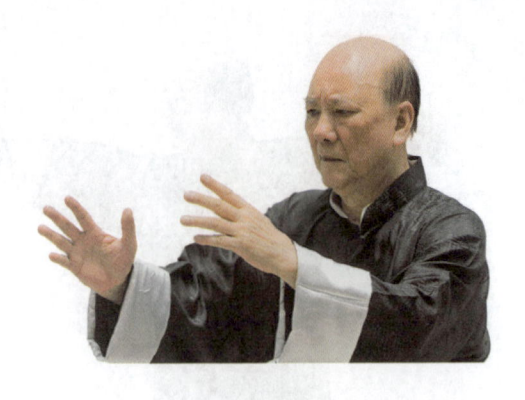

Postura # 7 – Posturas de Mãos Levantadas 提手上勢

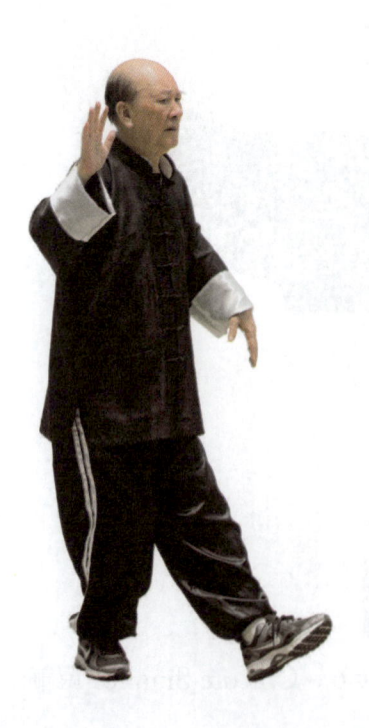

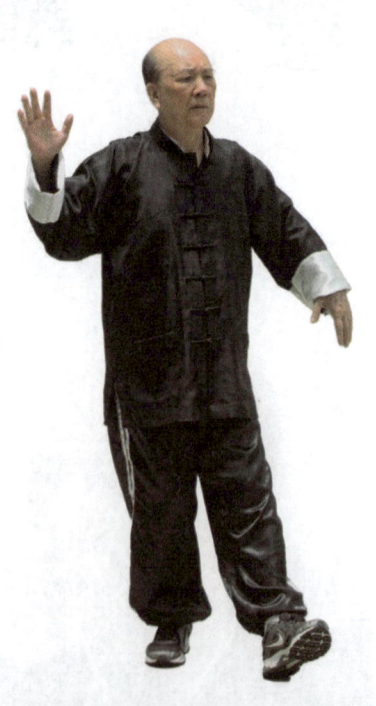

Postura # 8 – Grou branco estende as asas 白鶴亮翅

Tai Chi Chuan

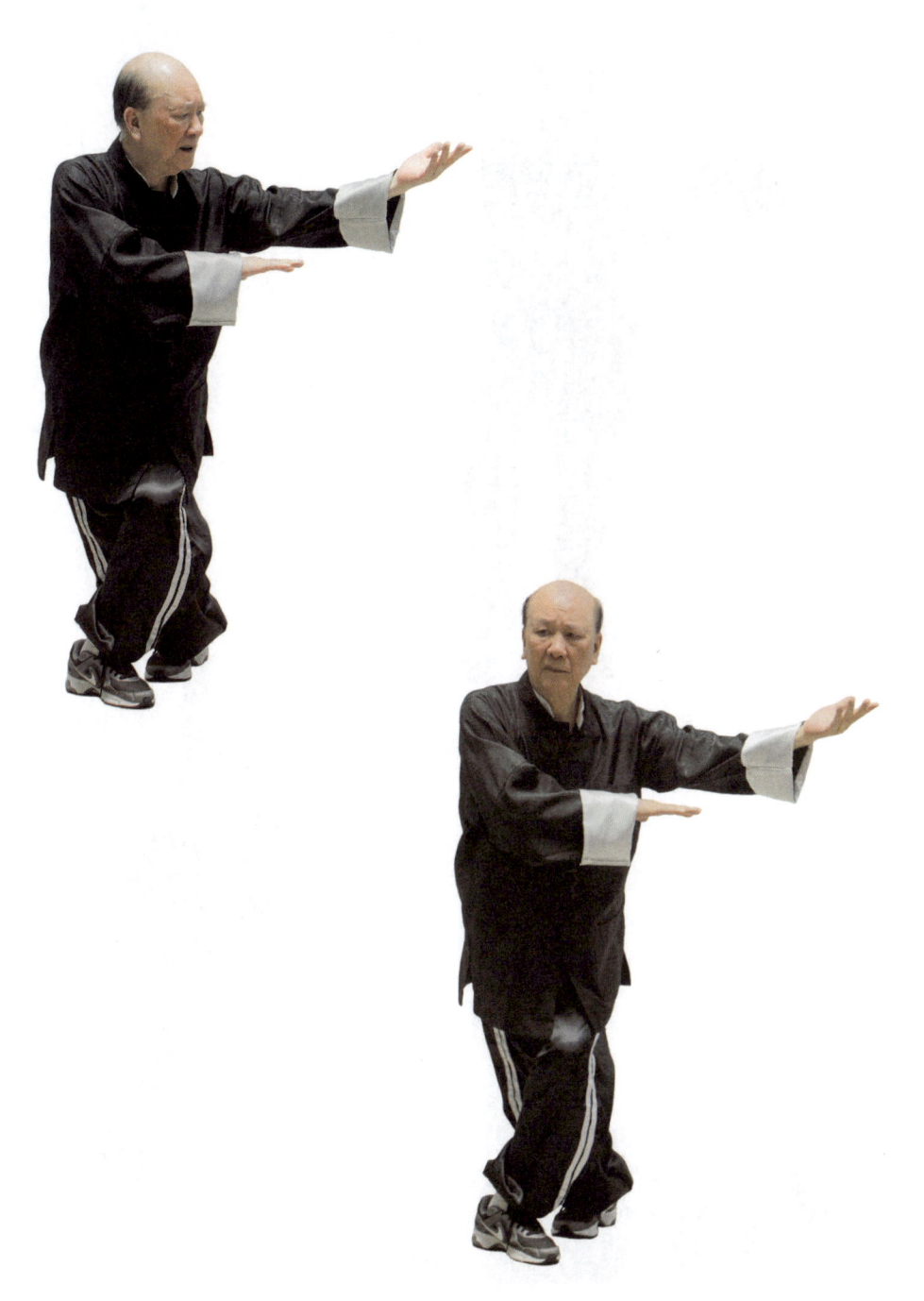

Postura # 9 – Roçar o joelho (esquerdo) e torcer o passo 搂膝拗步 （左）

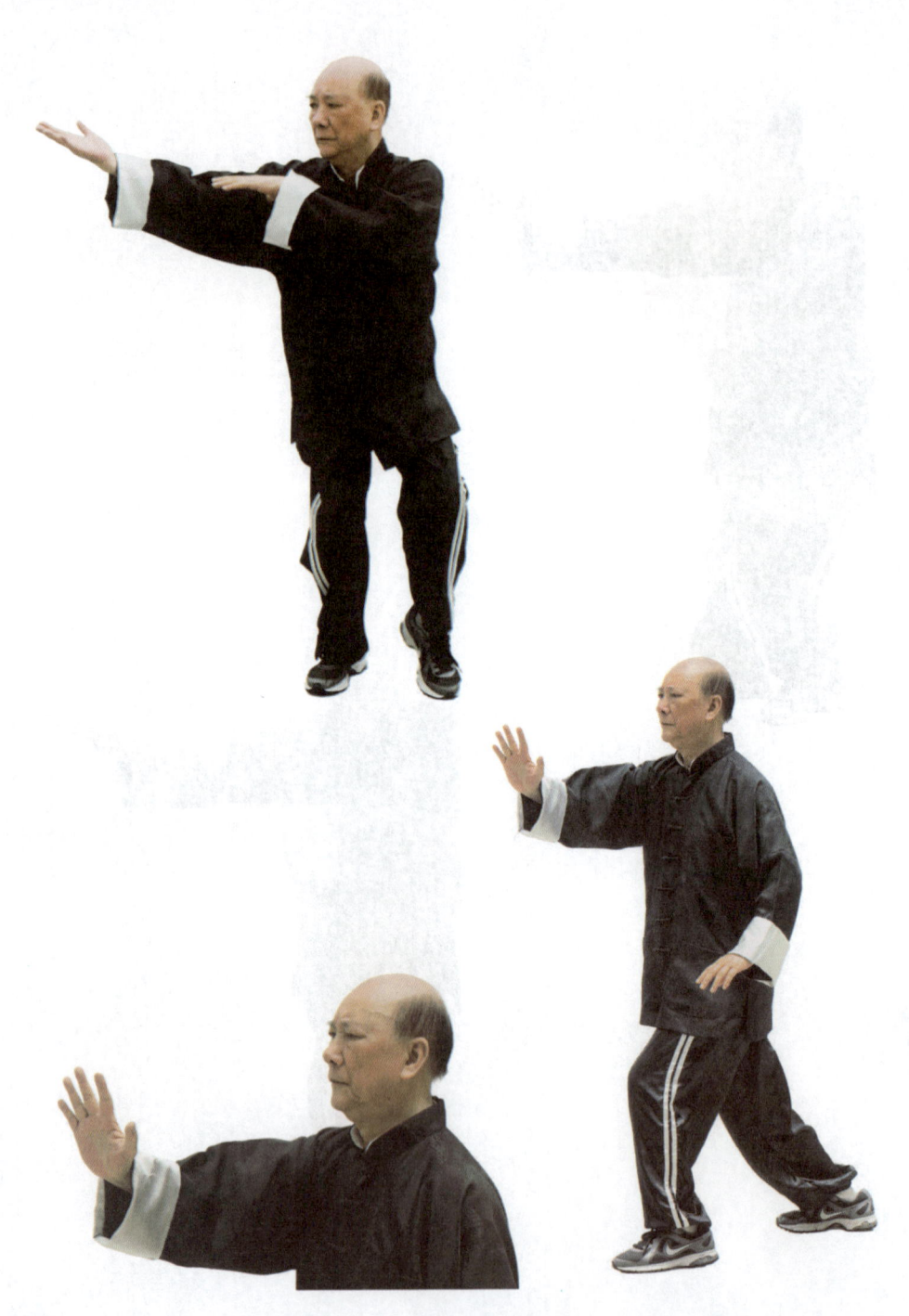

Postura # 10 – Roçar o joelho (esquerdo) e passo 摟膝步（左）

Tai Chi Chuan

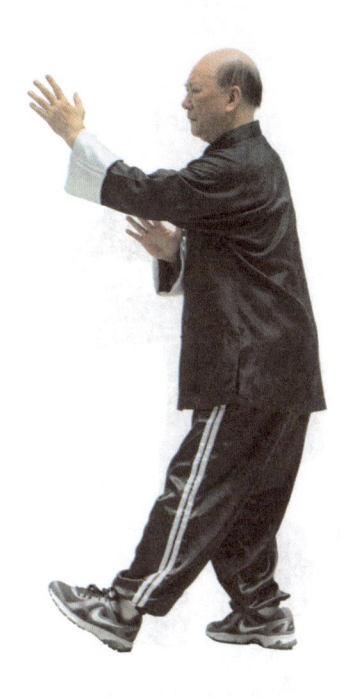

Postura # 11 – Abraçar
P´i P´a 手抱琵琶

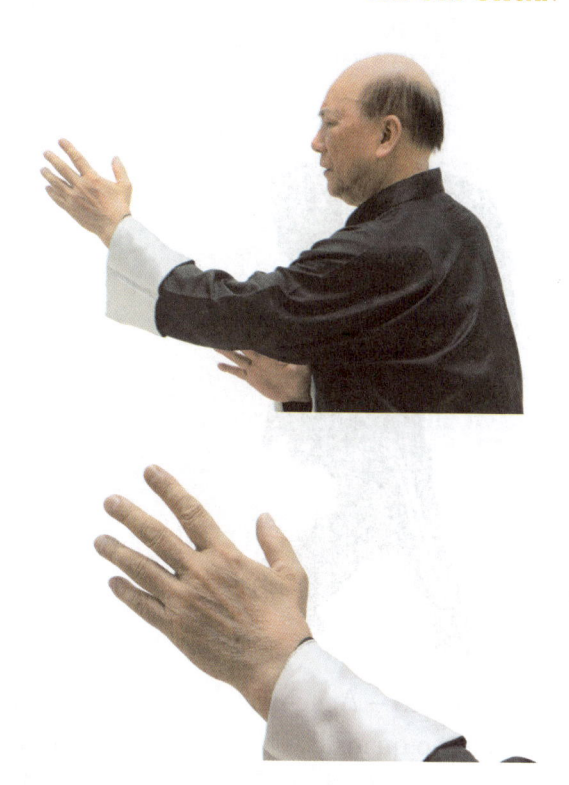

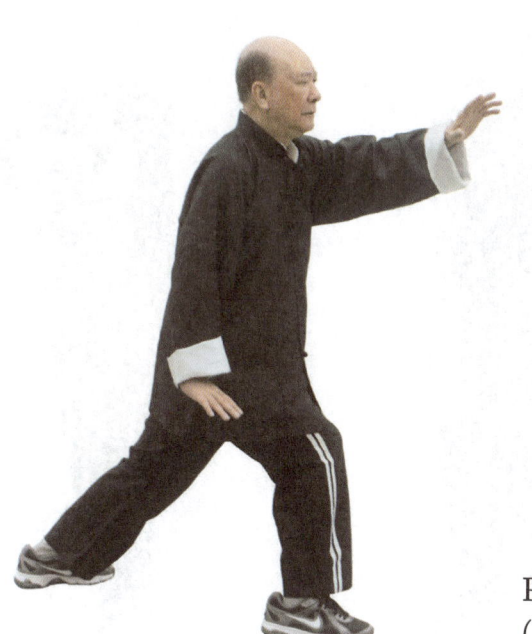

Postura # 12 – Roçar o joelho (direito) e passo 摟膝步 (右)

67

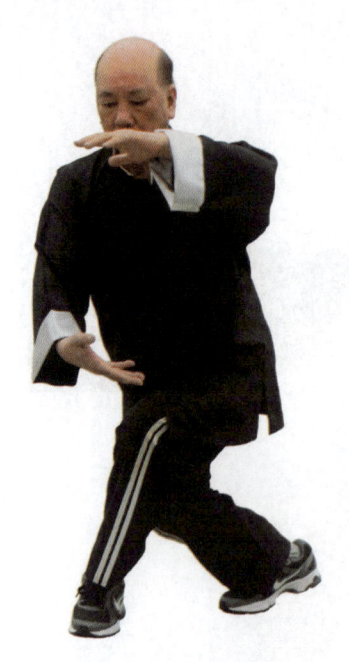

Postura # 13 – Agachar (assentar o quadril) e abraçar o Ji 坐盤抱極

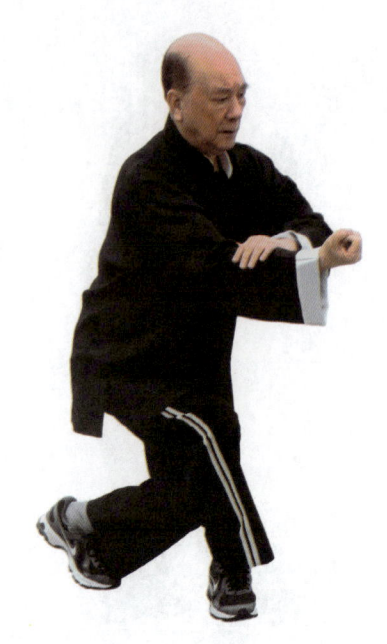

Postura # 14 - Avançar o passo, com o punho desviar para baixo, e aparar 上步搬攔捶

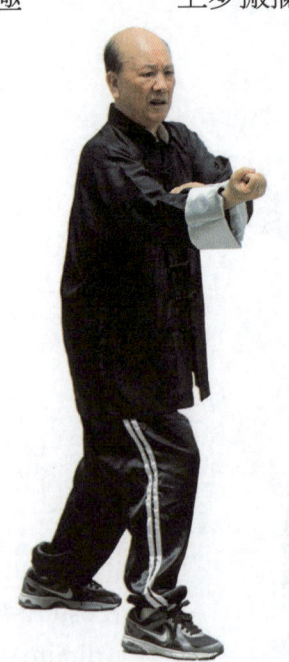

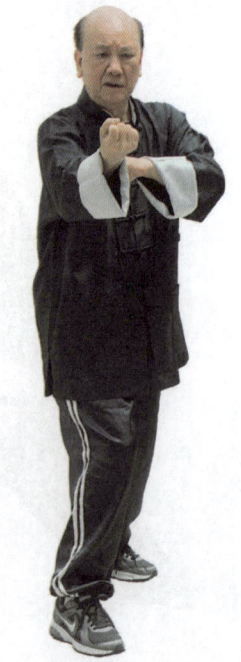

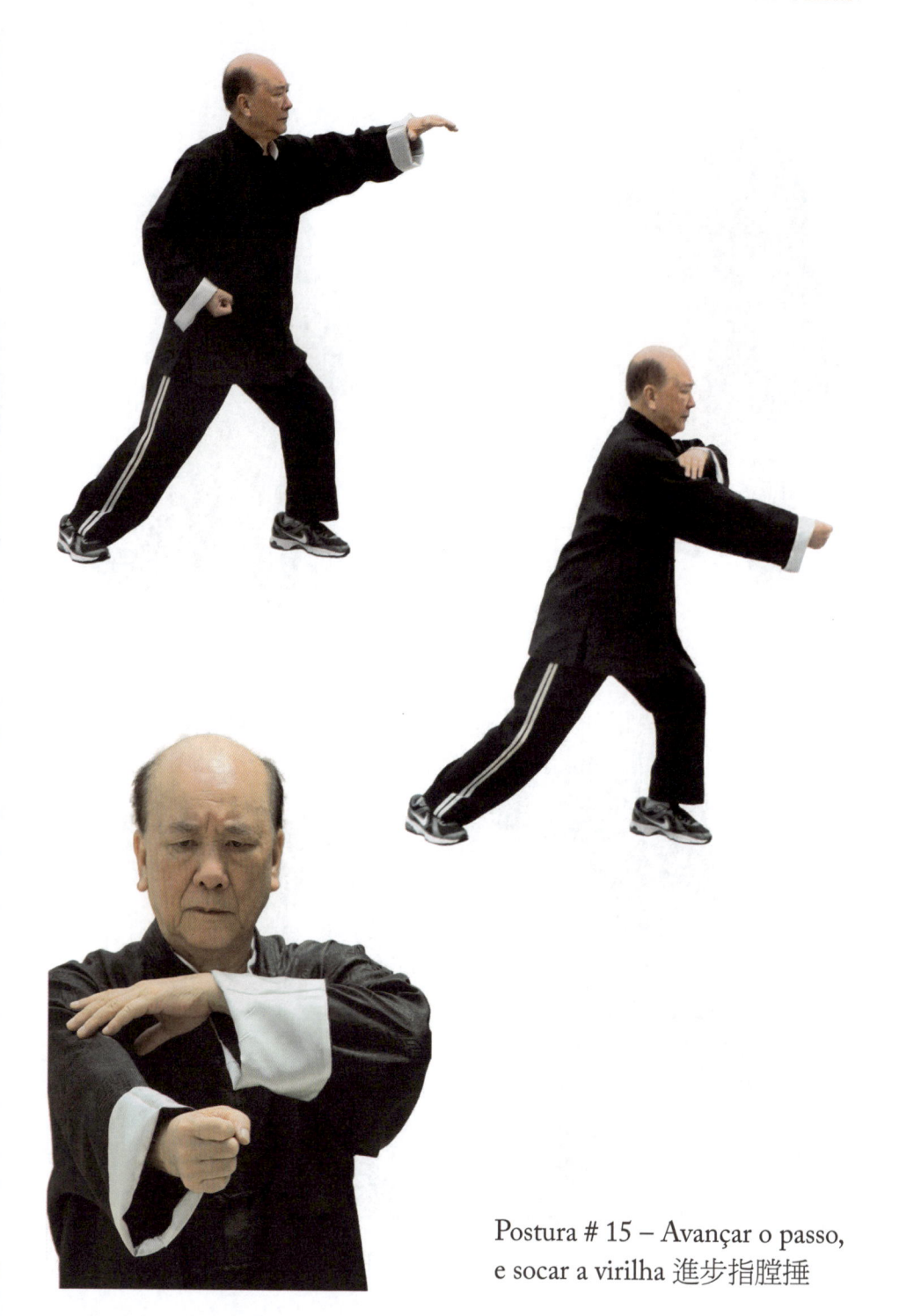

Tai Chi Chuan

Postura # 15 – Avançar o passo, e socar a virilha 進步指膛捶

69

Postura # 16 – Retrair e Empurrar
如封似閉

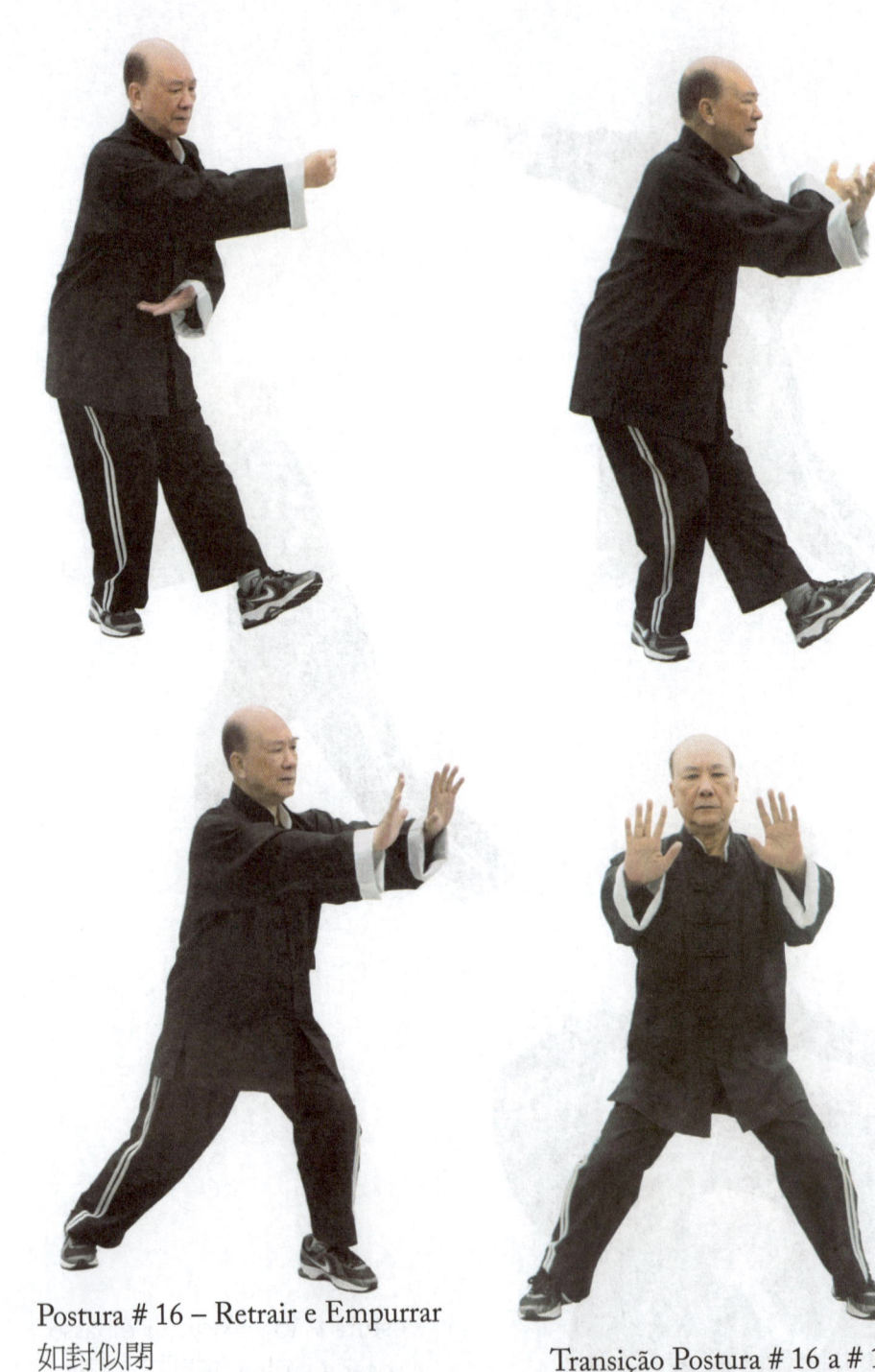

Transição Postura # 16 a # 17

Tai Chi Chuan

Transição Postura # 16 a # 17

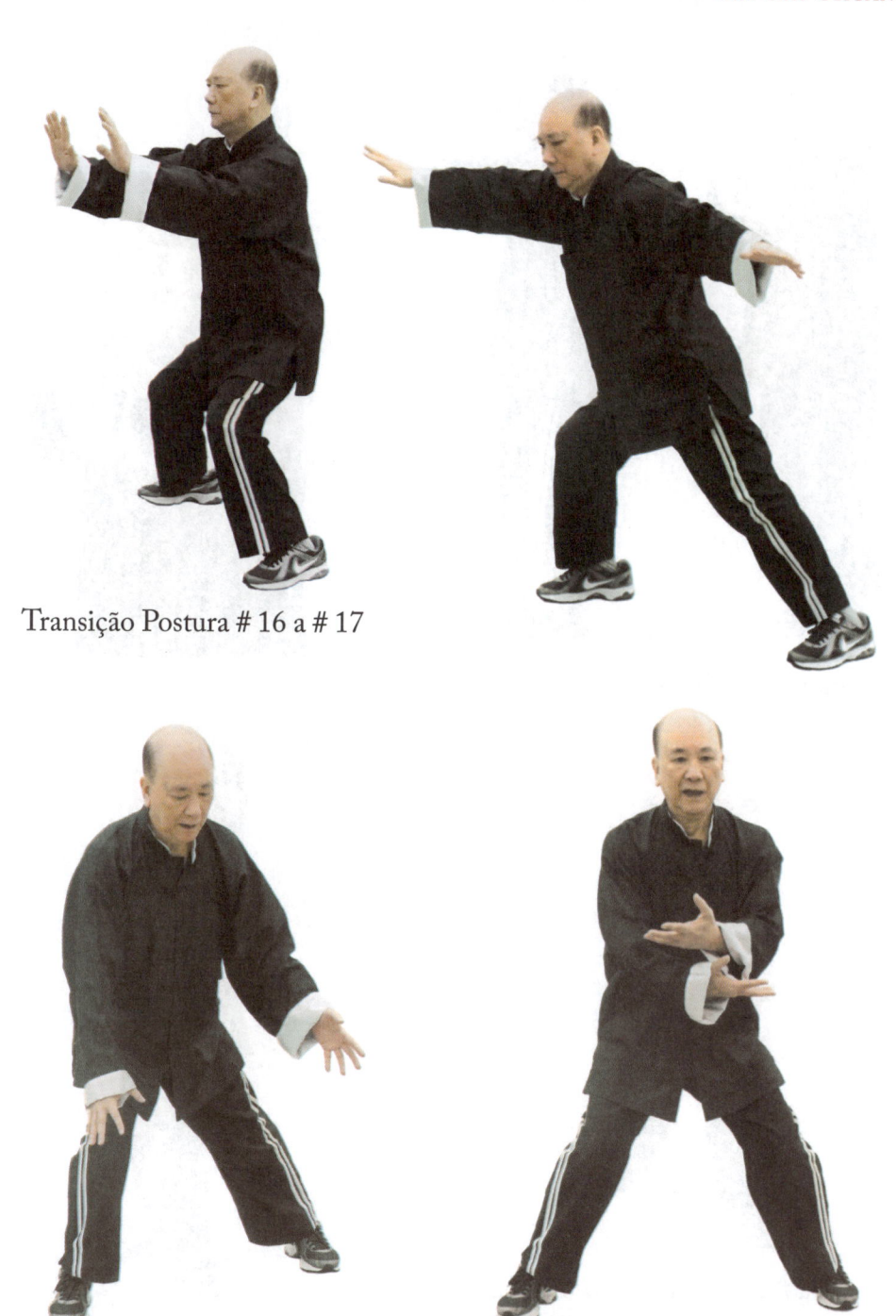

Postura # 17-Abraçar o tigre, retornar para a montanha 抱虎歸山

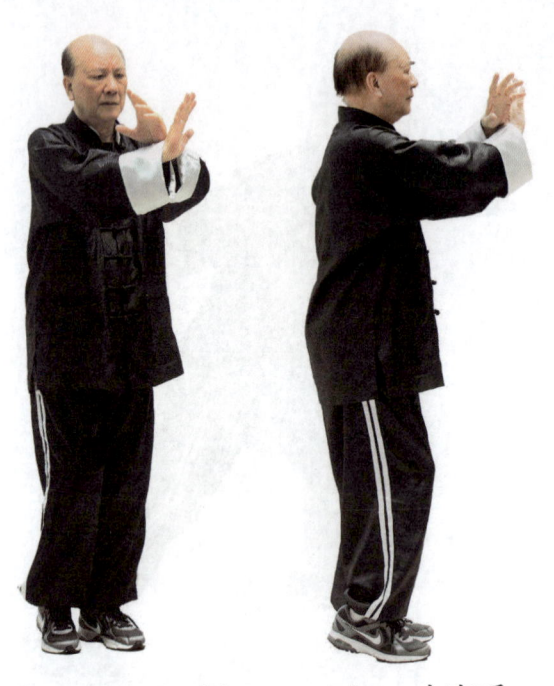

Postura # 18 – Mãos cruzadas　十字手

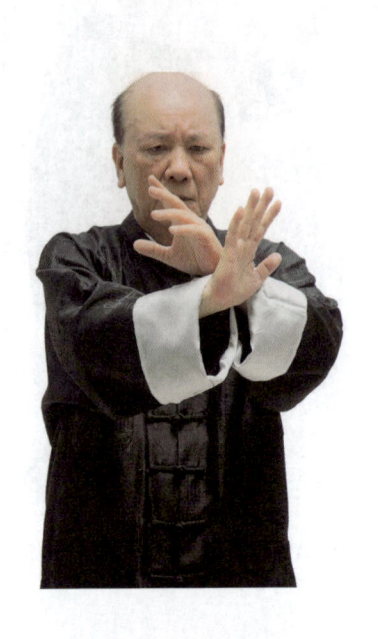

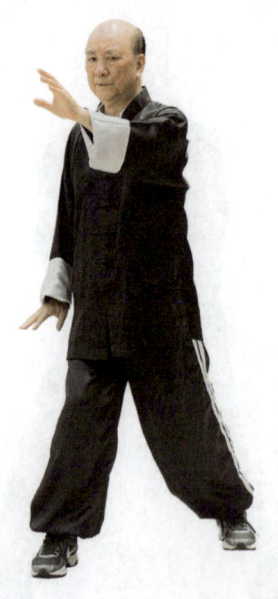

Postura # 19 – Explorar o mar, palma
ao encontro da face　探海迎面掌
Obs. Postura na conclusão

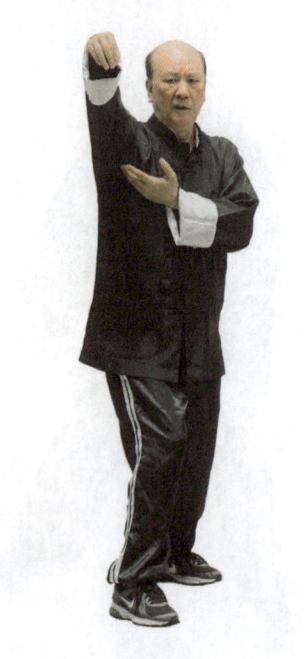

Chicote simples da sequência 23

Tai Chi Chuan

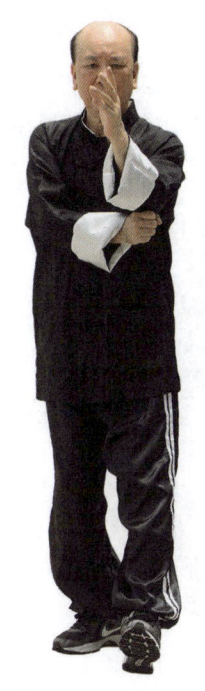

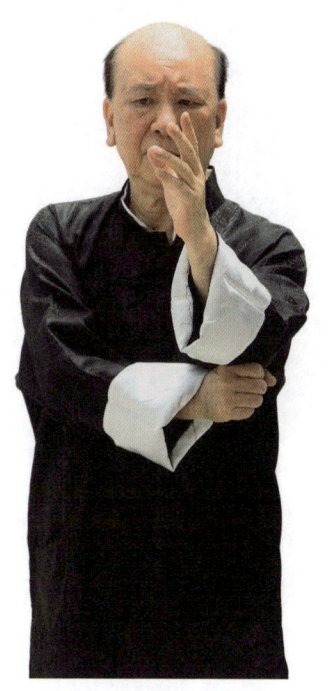

Postura # 20 – Olhar o punho abaixo do cotovelo 肘底看捶

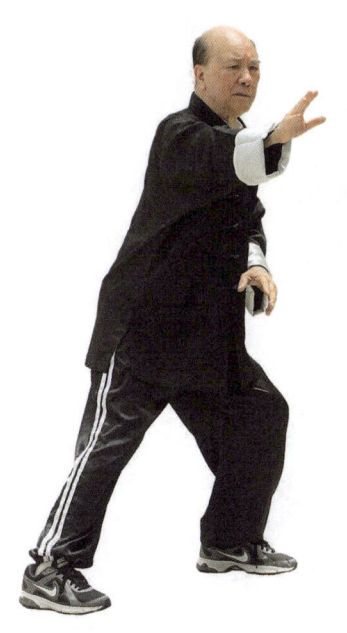

Postura # 21 – Recuar para repelir o macaco, lado direito 右倒撐猴

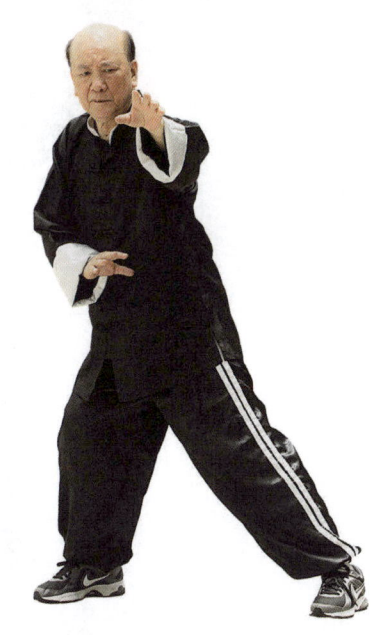

Postura # 22 – Recuar para repelir o macaco, lado esquerdo 左倒撐猴

73

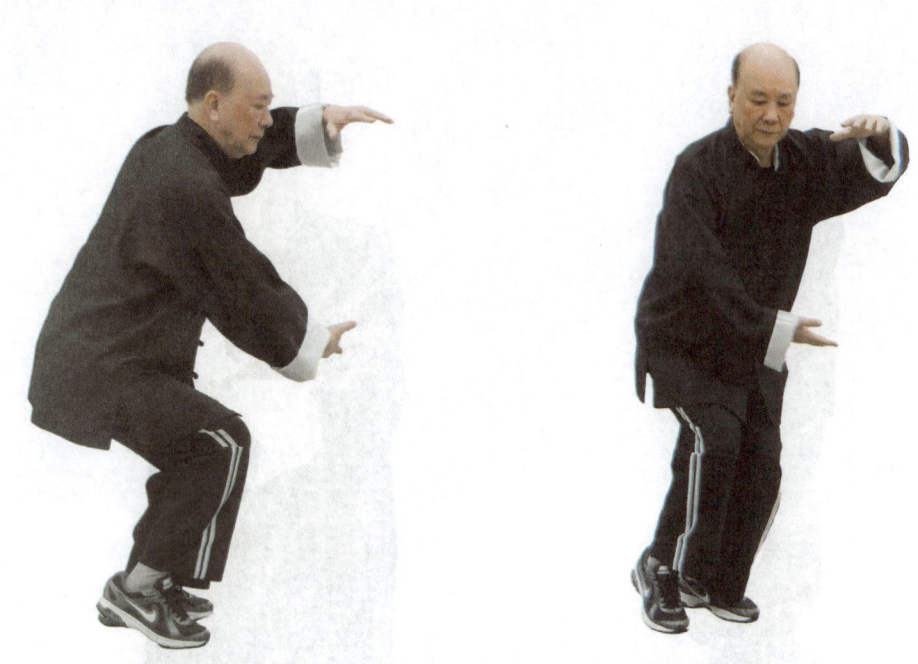

Postura # 23 - Abraçar Ji, deslocar o passo 移步抱極

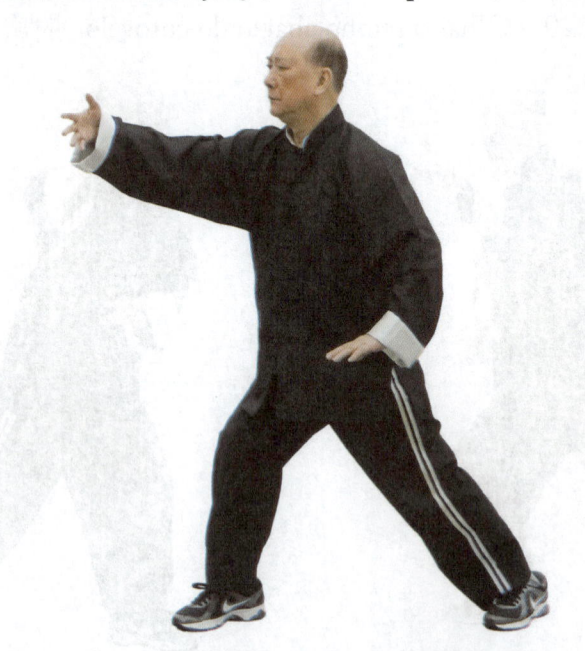

Postura # 24 - Postura de Voo em diagonal 斜飛式

Tai Chi Chuan

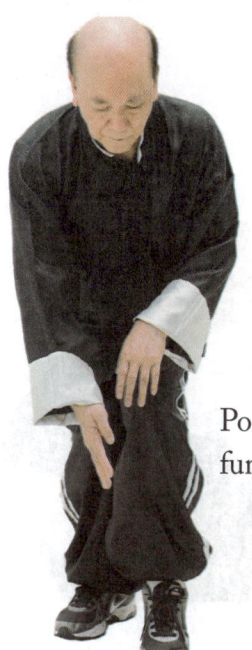

Postura # 25 – Agulha no fundo do mar　海底針

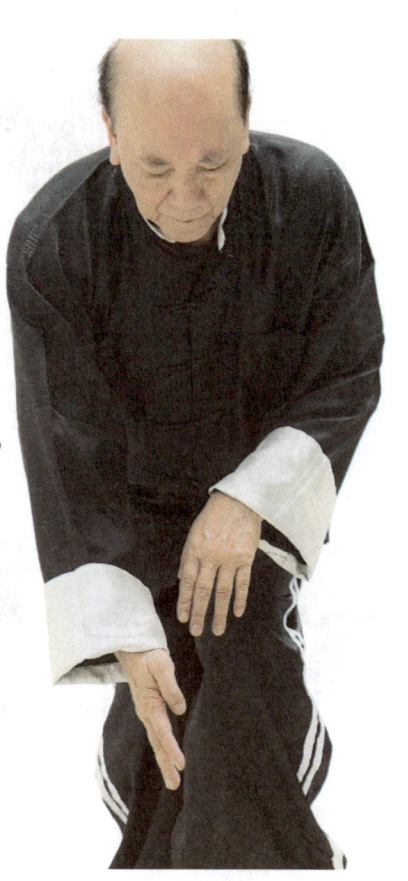

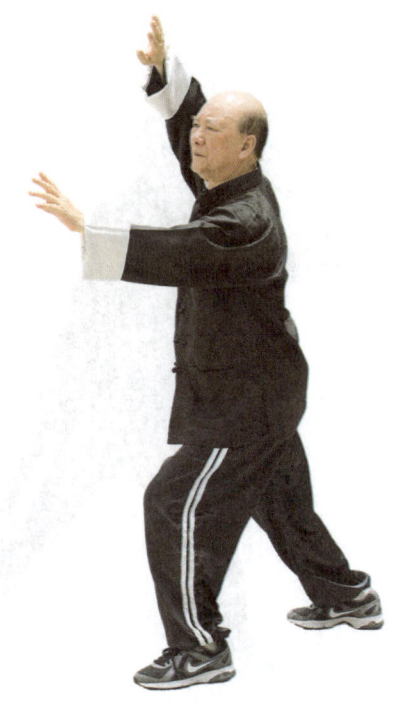

Postura # 26 – Leque de costas　扇通背(臂)

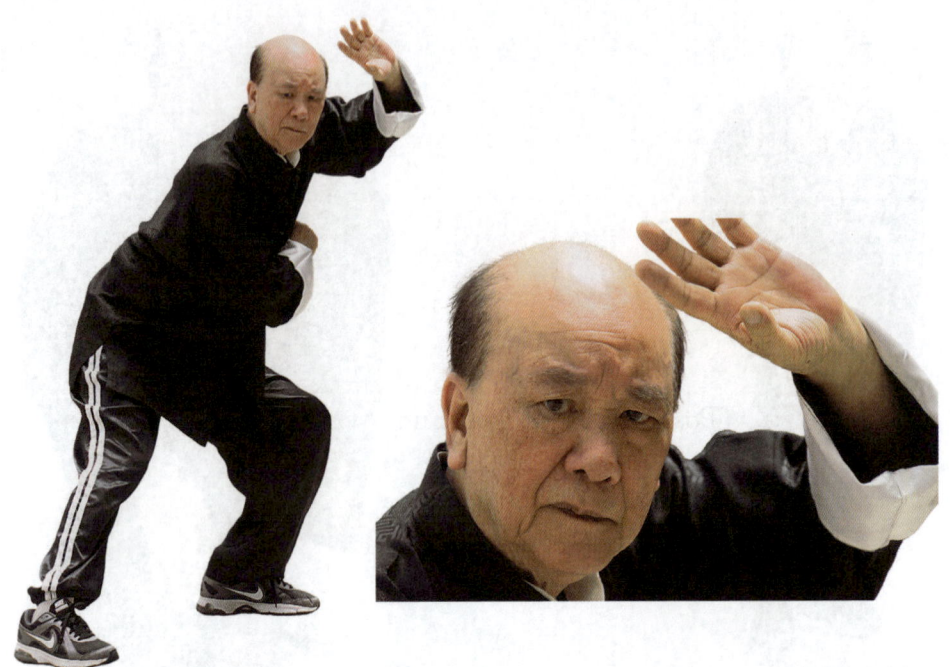

Postura # 27 – Cobra branca expele a língua　白蛇吐信

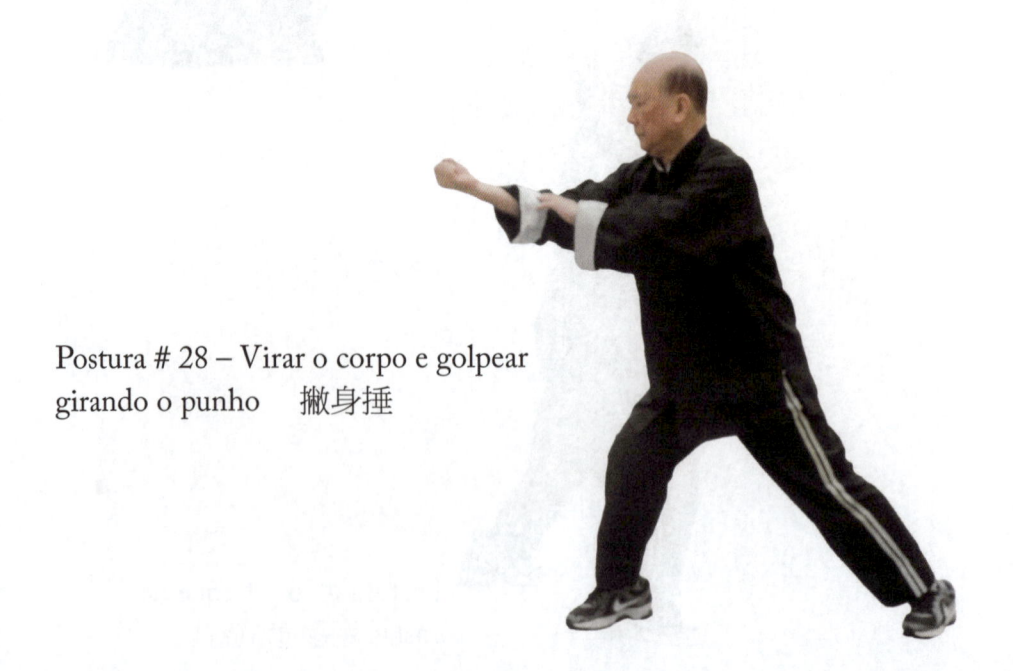

Postura # 28 – Virar o corpo e golpear girando o punho　撇身捶

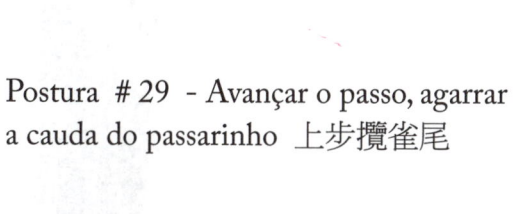

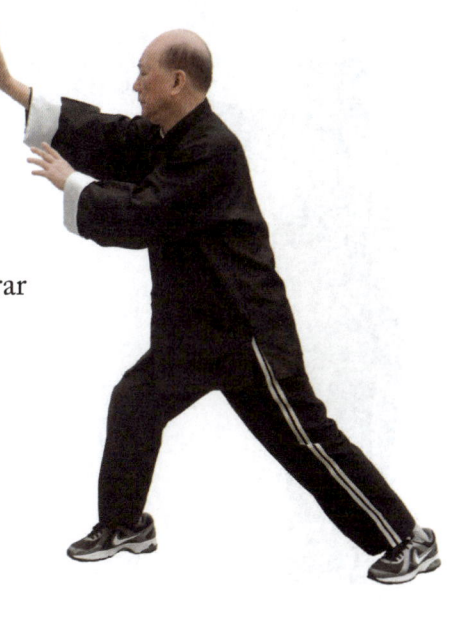

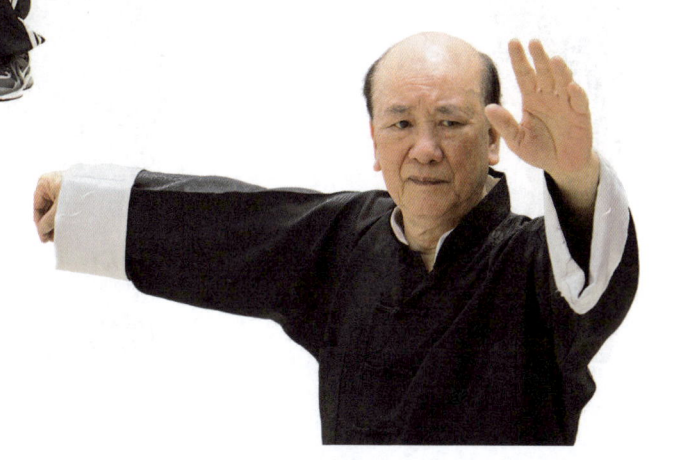

Postura #29 - Avançar o passo, agarrar a cauda do passarinho 上步攬雀尾

Transição - Chicote simples da Sequência 39

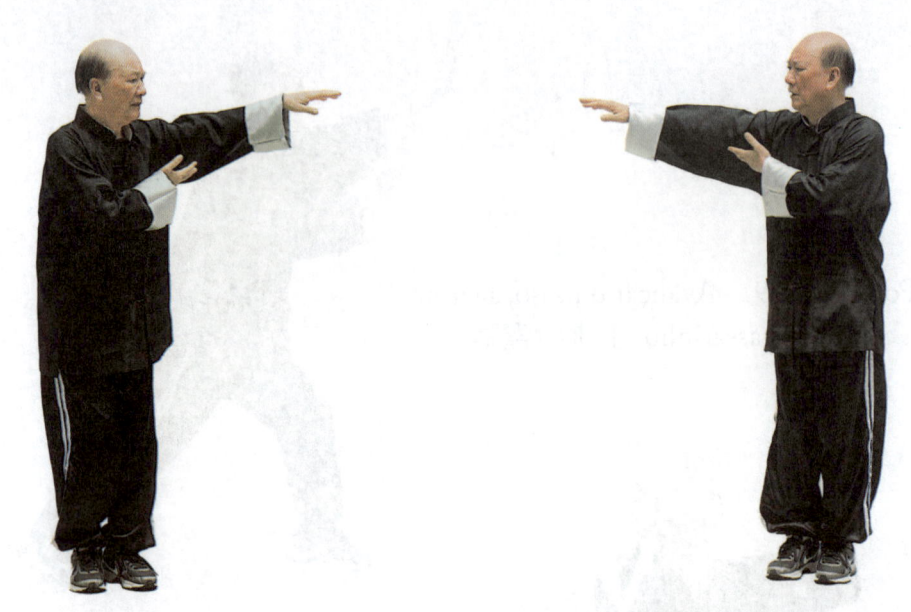

Postura # 30 – mãos nas nuvens 雲手

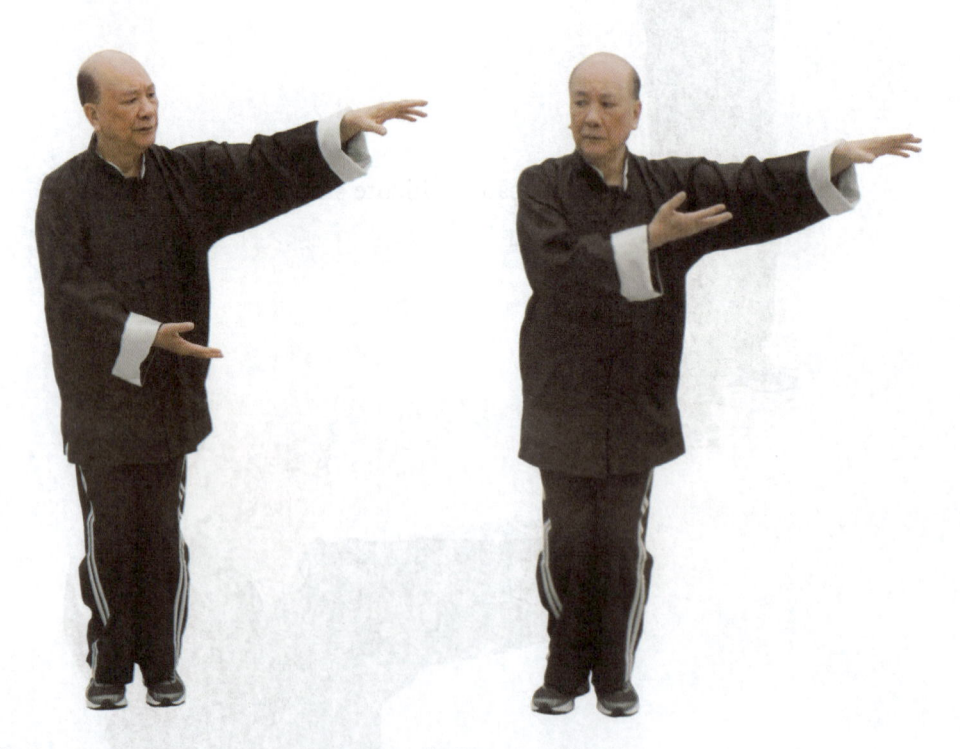

Detalhes da Postura # 30

Tai Chi Chuan

Detalhes da Postura # 30

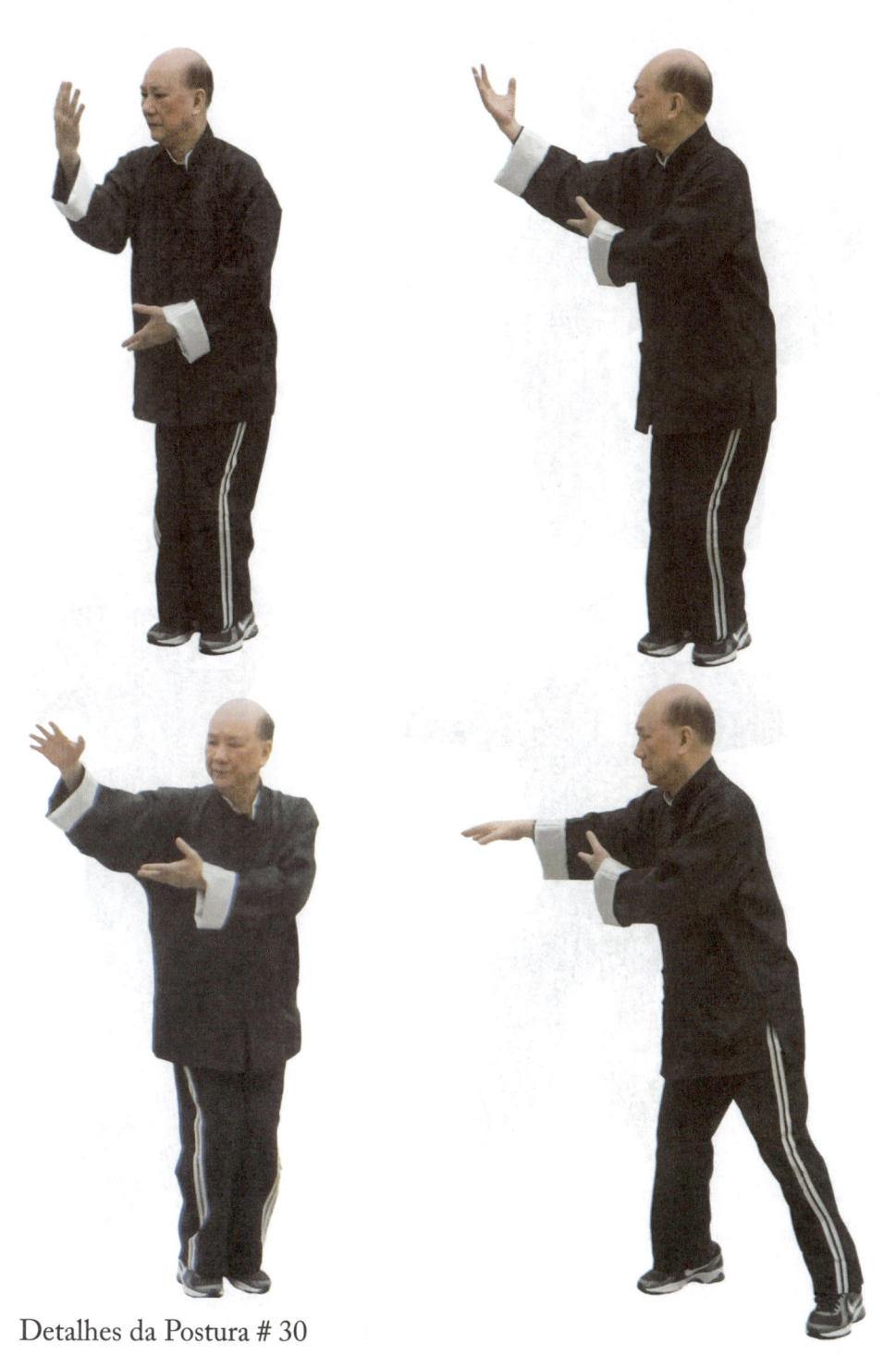

79

Grão Mestre Chan Kowk Wai

Detalhes da Postura # 30

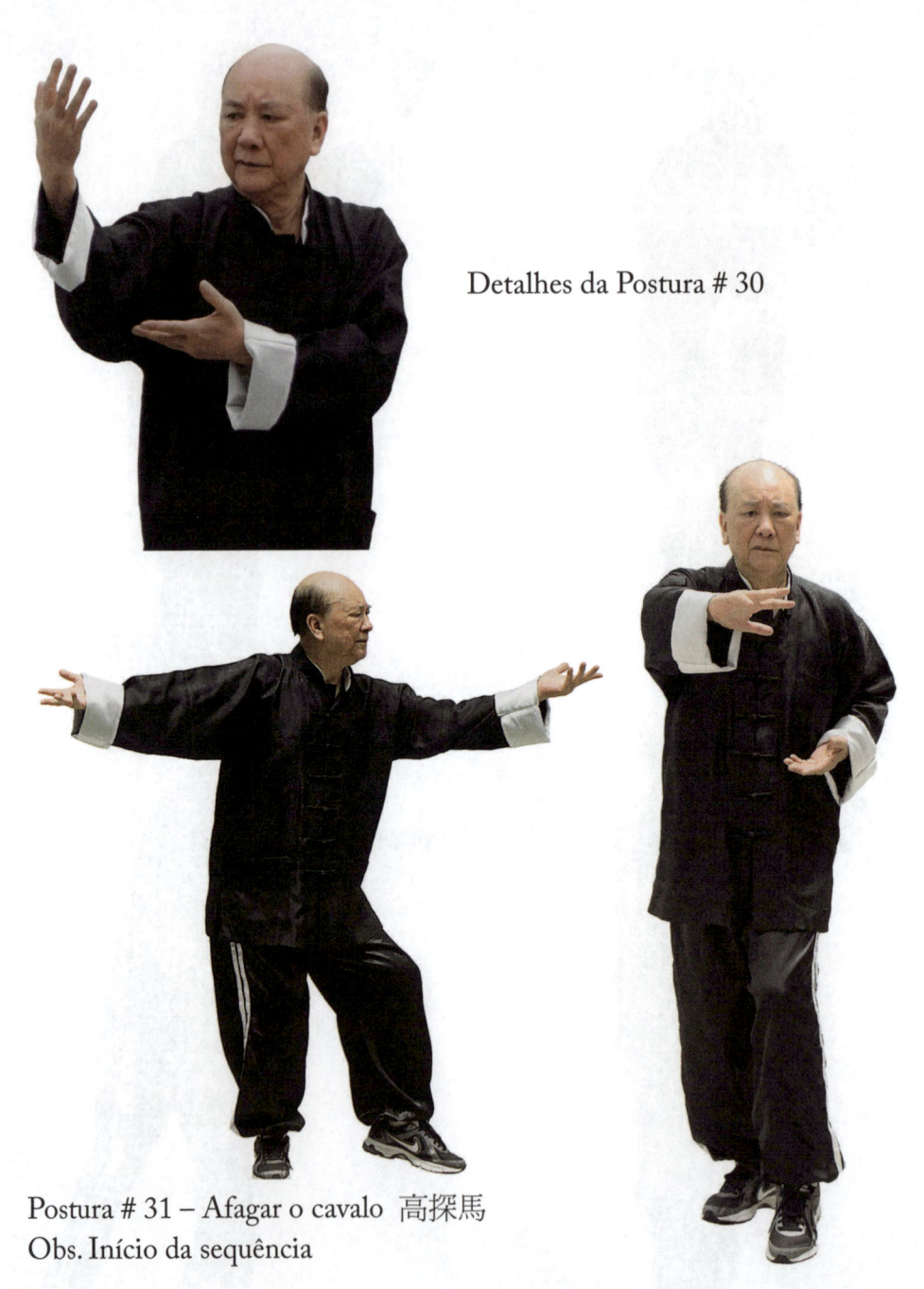

Postura # 31 – Afagar o cavalo 高探馬
Obs. Início da sequência

Postura # 31 – Afagar o cavalo 高探馬
Obs. Final da sequência

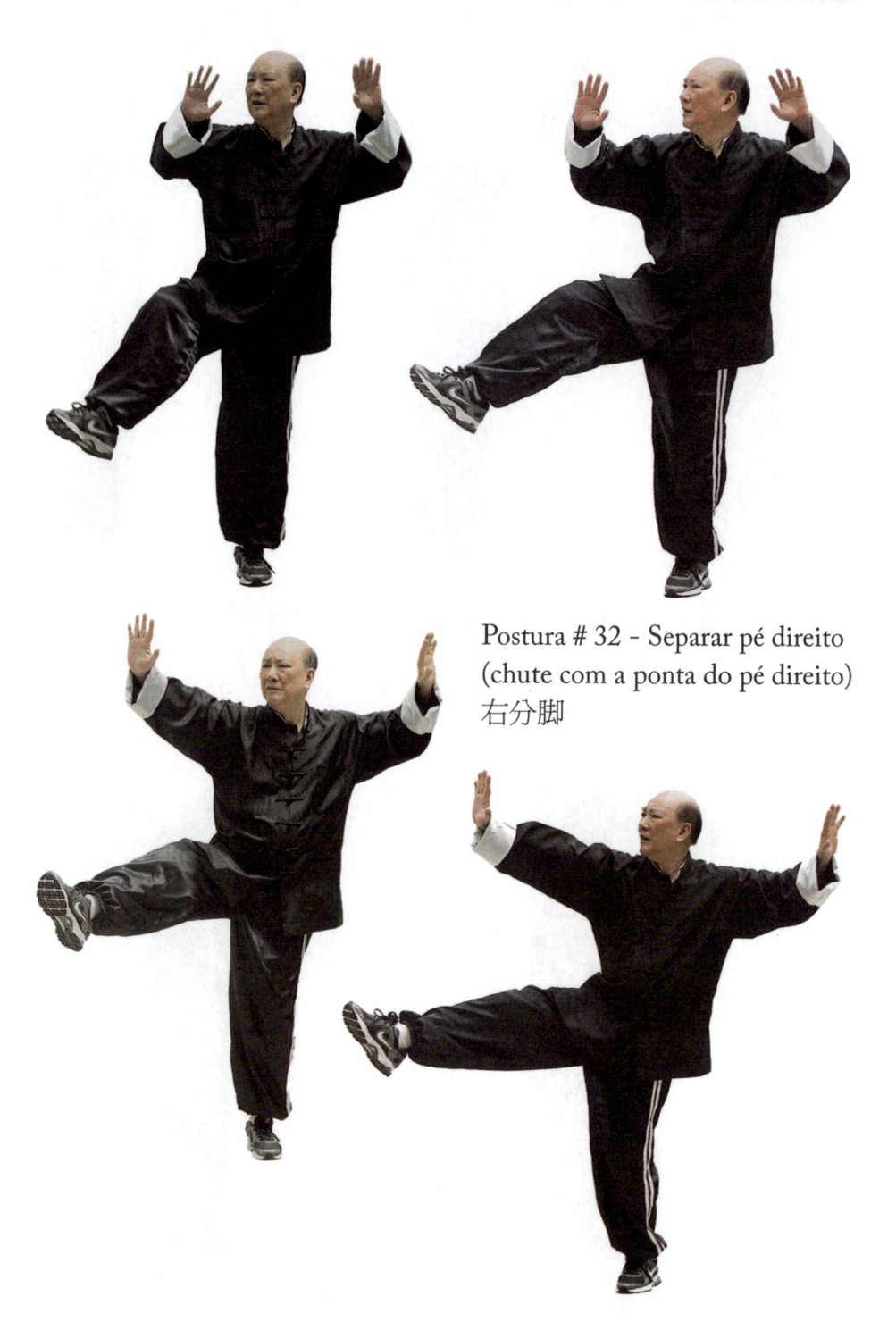

Postura # 32 - Separar pé direito
(chute com a ponta do pé direito)
右分脚

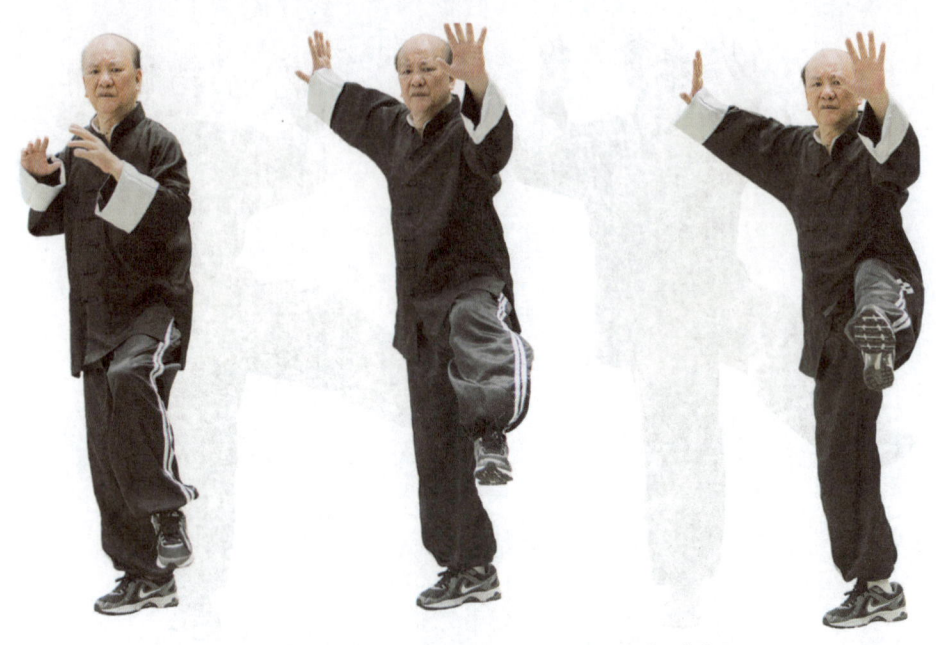

Postura # 33 – Separar pé esquerdo (chute com a ponta do pé esquerdo) 左分脚

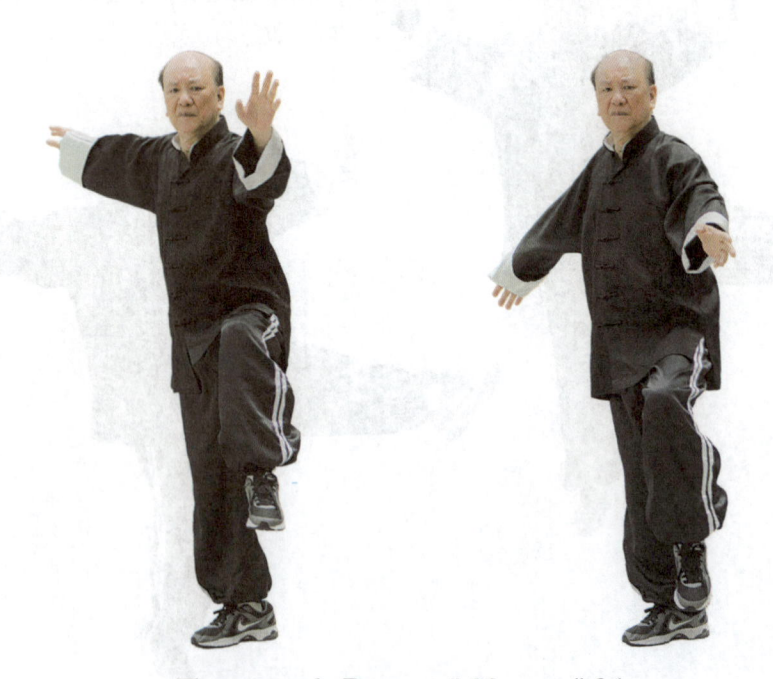

Transição de Postura # 33 para # 34

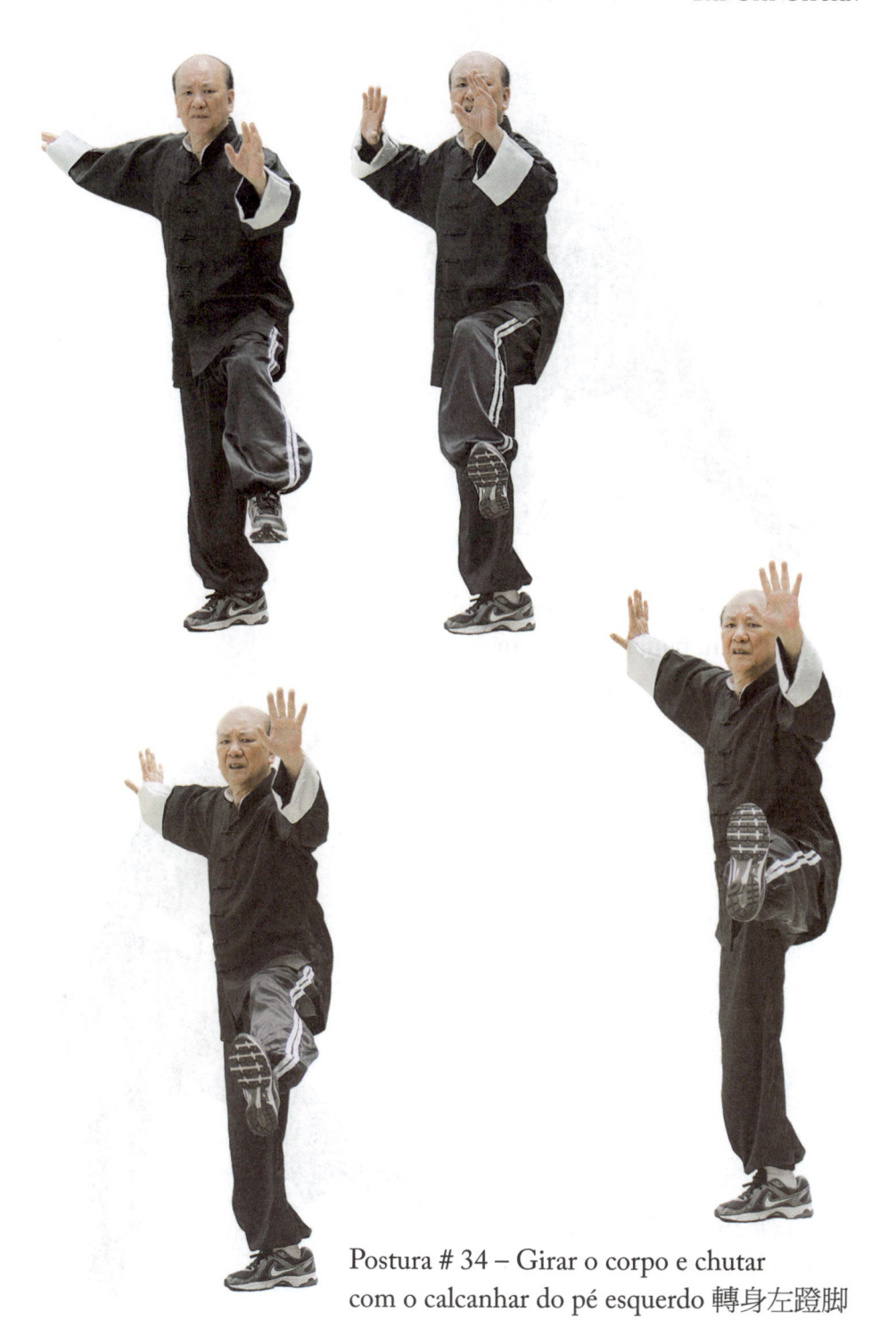

Postura # 34 – Girar o corpo e chutar com o calcanhar do pé esquerdo 轉身左蹬腳

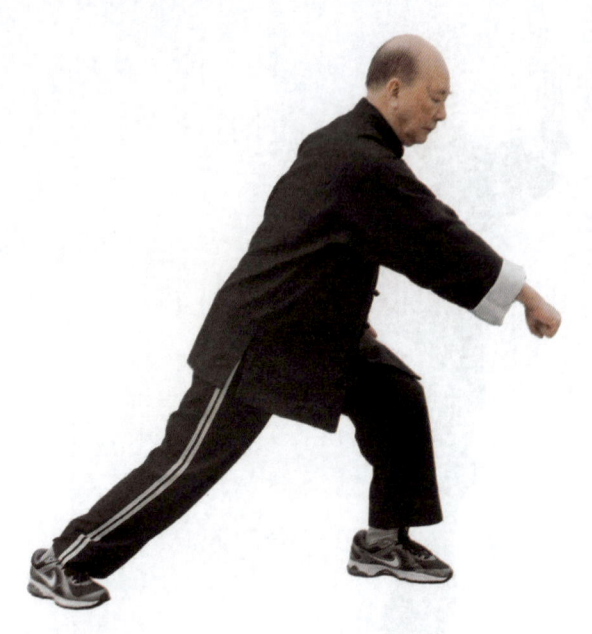

Postura # 35 – Avançar o passo e golpear com a mão em punho para baixo
進步栽捶

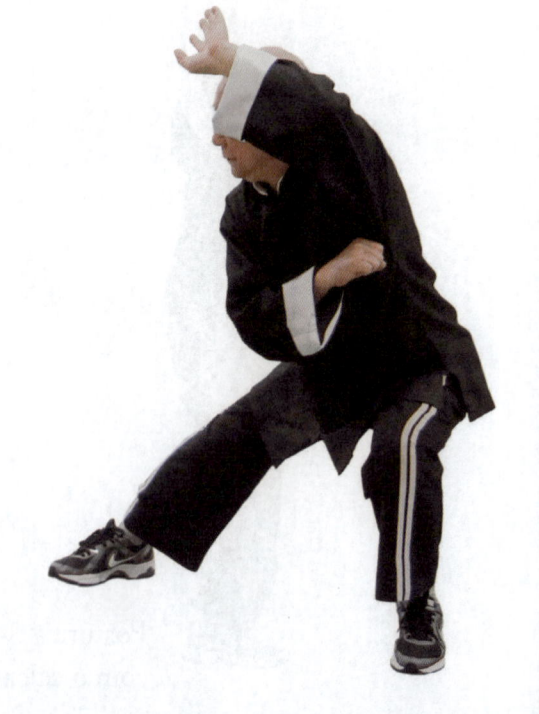

Postura # 36 – Cobra branca girando o corpo e expele a língua
翻身白蛇吐信

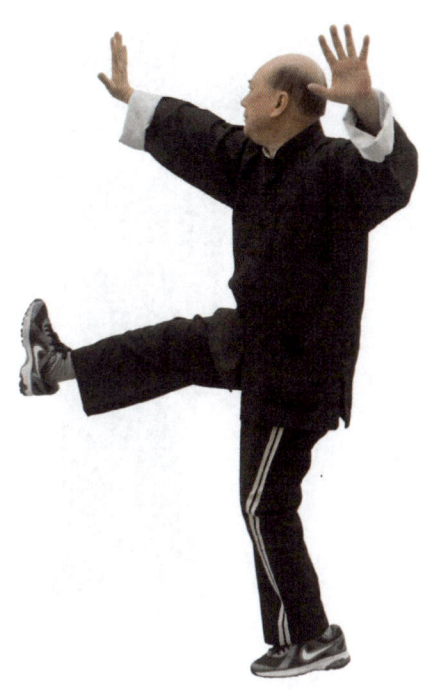

Postura # 37 - Chute diagonal com o pé direito (calcanhar) 右斜蹬脚

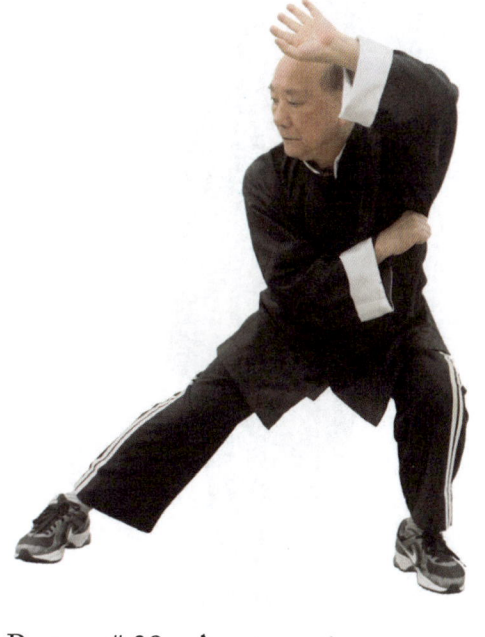

Postura # 38 - Acertar o tigre na sua esquerda, cobra branca expele a língua 左披身伏虎白蛇吐信

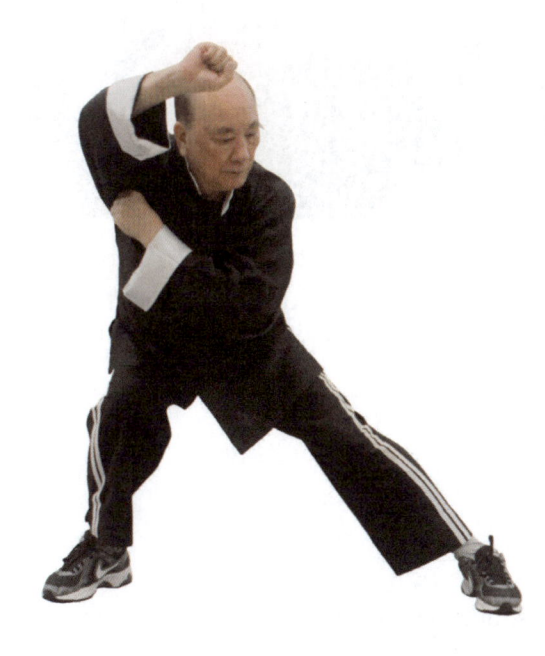

Postura # 39 – Acertar o tigre na sua direita, soco de meteoro 右披身伏虎流星捶

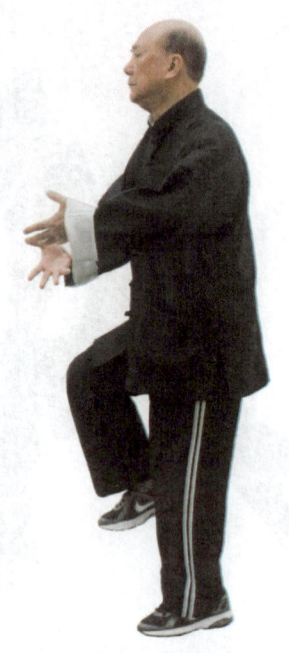

P # 40 - Mãos cruzadas, abraçar o tigre e retornar para a montanha 十字手抱虎歸山

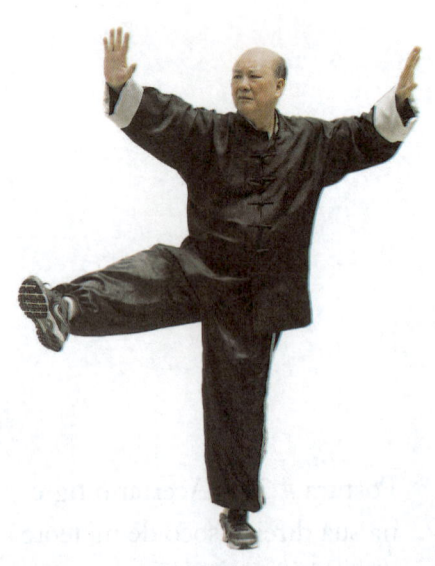

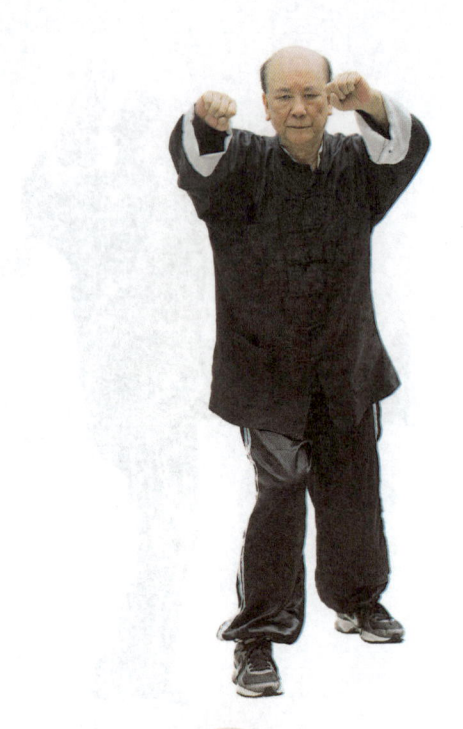

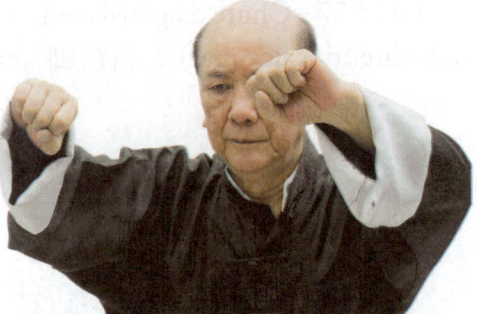

Postura # 41 - Acertar os ouvidos do oponente com os punhos 雙風貫耳

Postura # 42 - Chutar com o pé esquerdo (calcanhar) 左蹬

Tai Chi Chuan

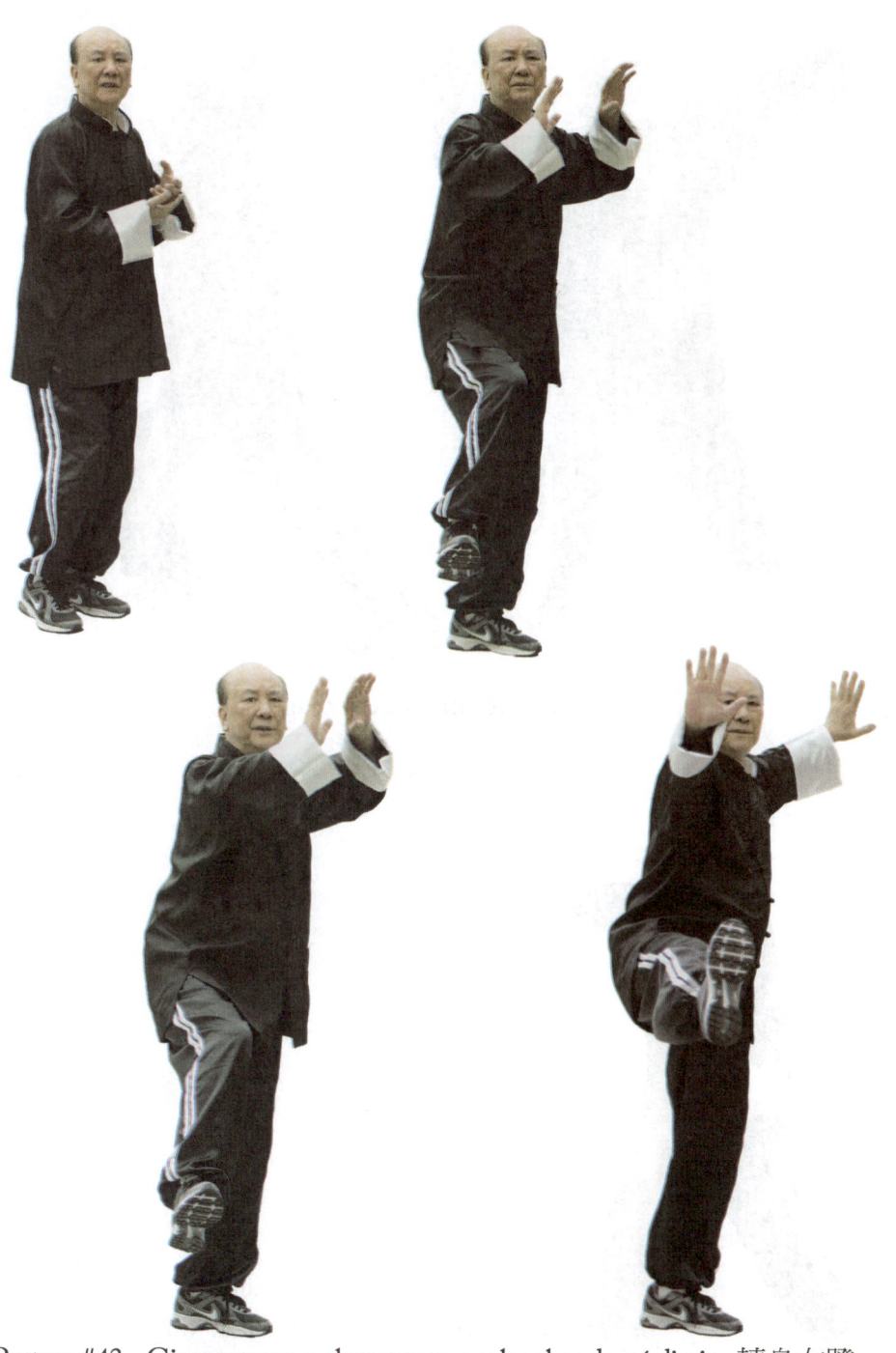

Postura #43 - Girar o corpo e chutar com o calcanhar do pé direito 轉身右蹬

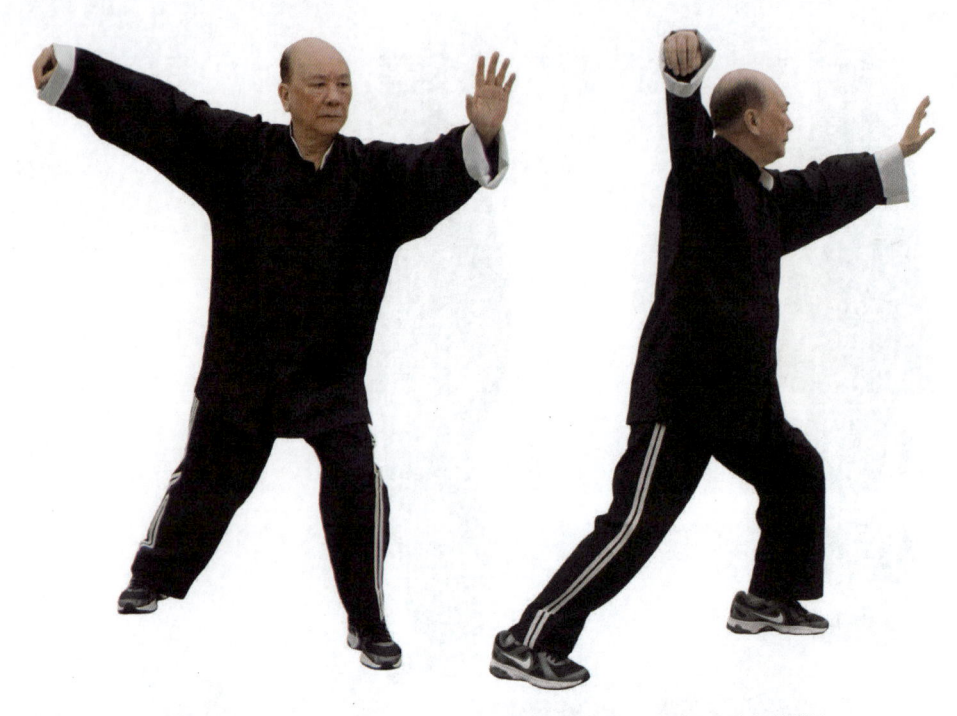

Postura # 44 - Chicote simples em diagonal　斜單鞭

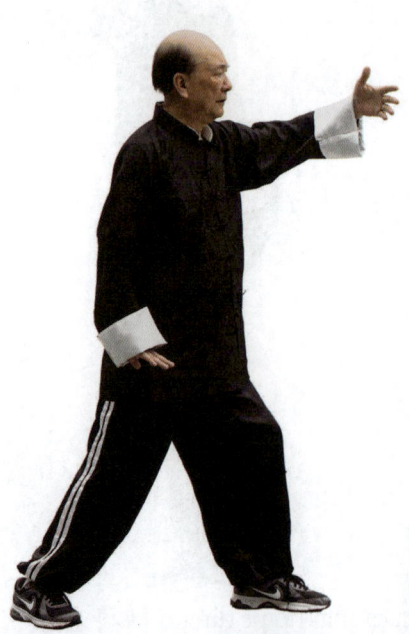

Postura # 45 - Cavalo selvagem
eriçando sua crina, lado direito
右野馬分鬃

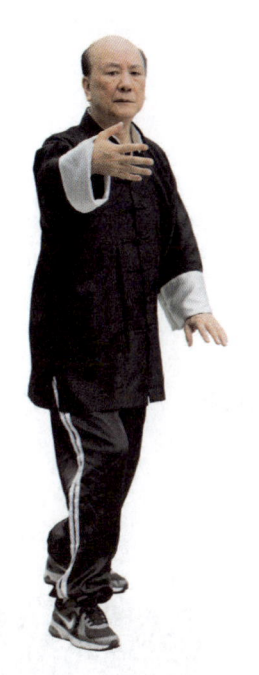

Postura # 46 - Cavalo selvagem eriçando sua crina, lado esquerdo 左野馬分鬃

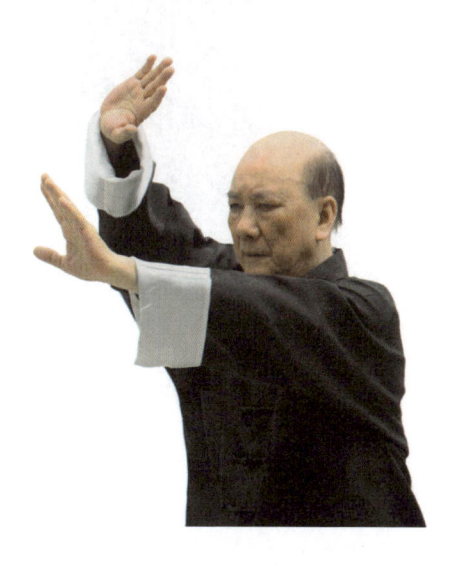

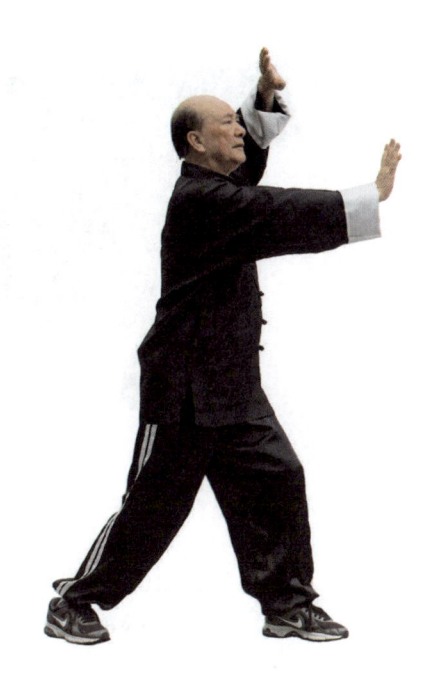

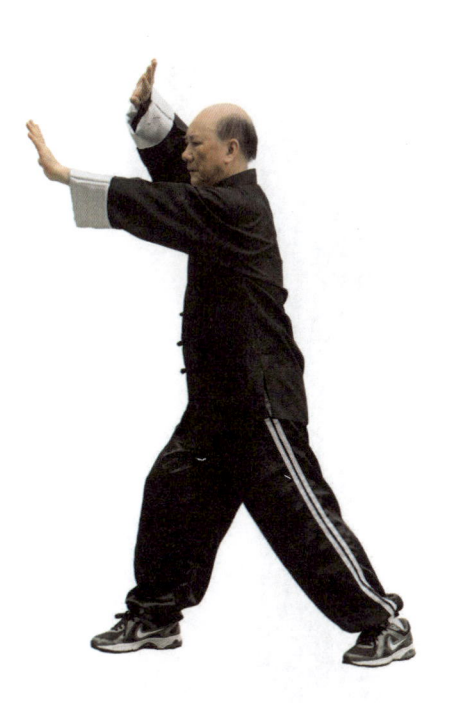

Postura # 47 – Donzela formosa tece com a lançadeira do tear 玉女穿梭

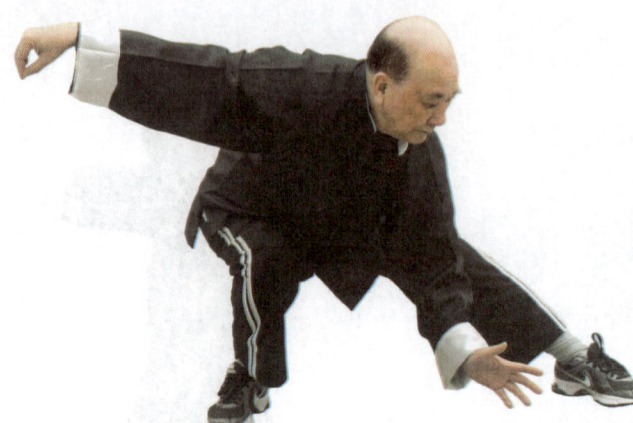

Postura #48 - Serpente rastejando 蛇身下勢

Postura # 49 – Faisão dourado apoia-se em um pé (esquerdo), lado direito 右金雞獨立

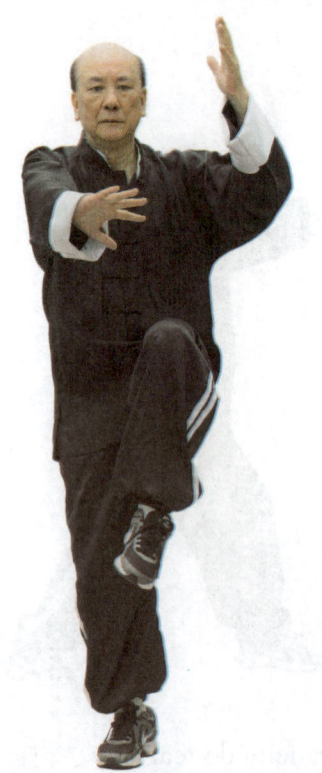

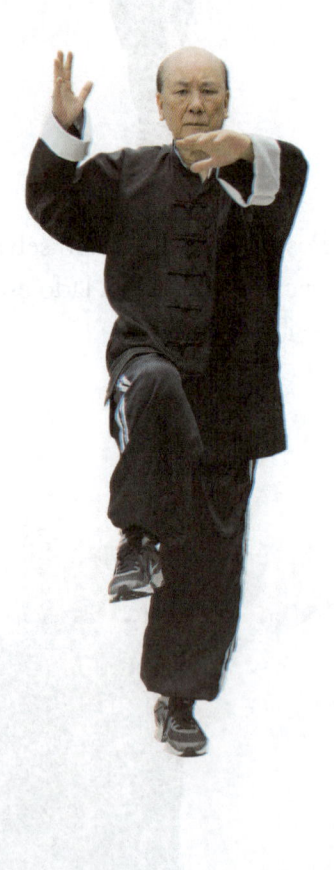

Postura # 50 – Faisão dourado apoia-se em um pé (direito), lado esquerdo 左金雞獨立

Tai Chi Chuan

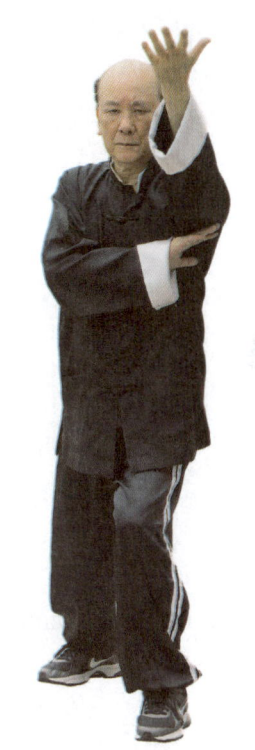

Postura # 51 – Avançar o passo e cruzar palmas 上步穿掌

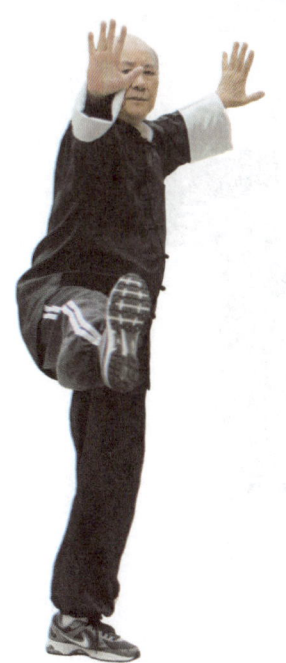

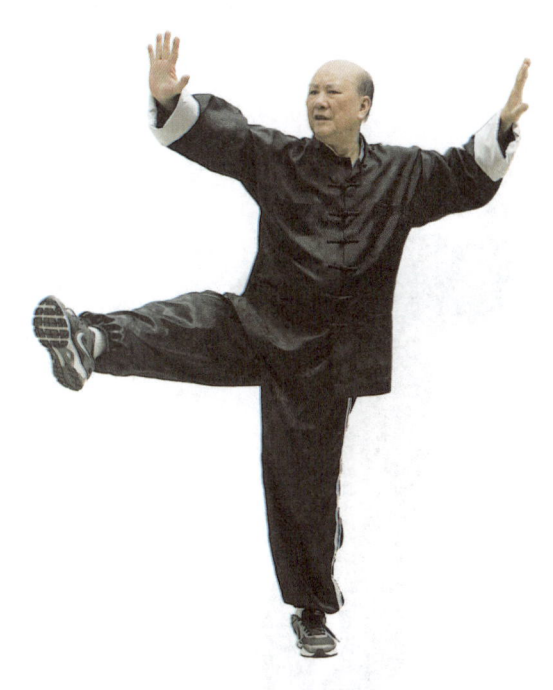

Postura # 52 - Virar o corpo e chutar com calcanhar direito (após mãos cruzadas) 轉身蹬右脚

91

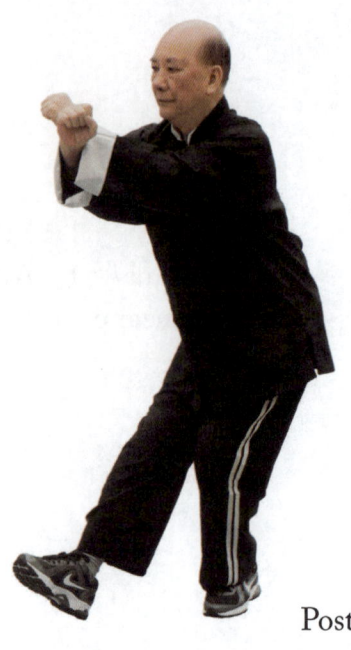

Postura # 53 – Avançar o passo para as sete estrelas 上步七星

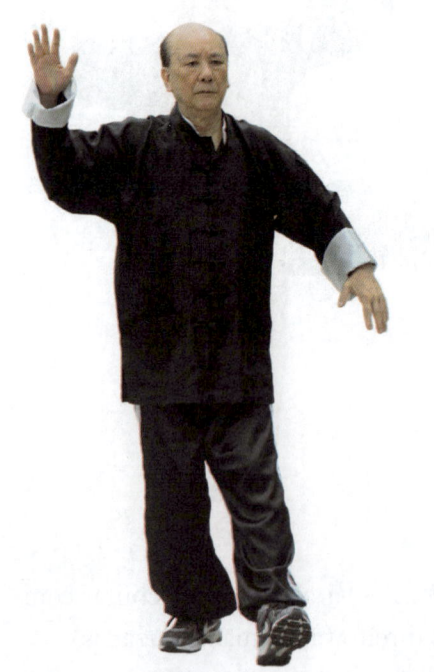

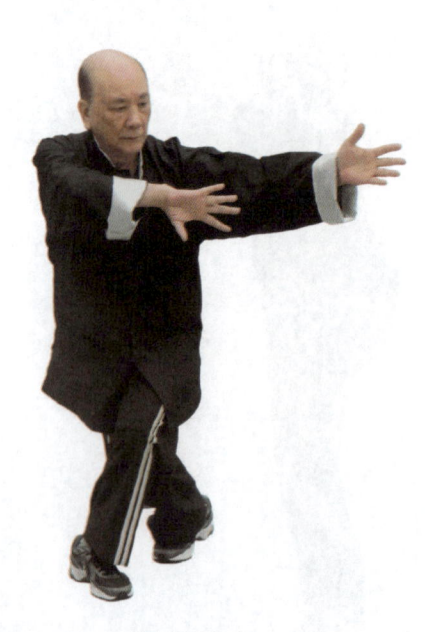

Postura # 54 – Recuar o passo e montar no tigre 退步跨虎

Tai Chi Chuan

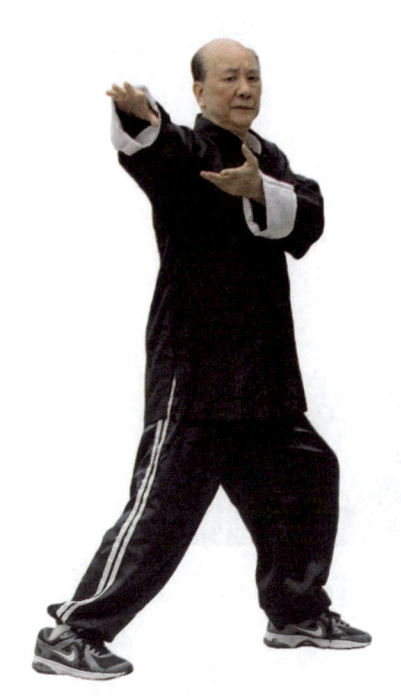

Postura # 55 - Virar o corpo e varrer o lótus com uma perna 轉身擺蓮腿

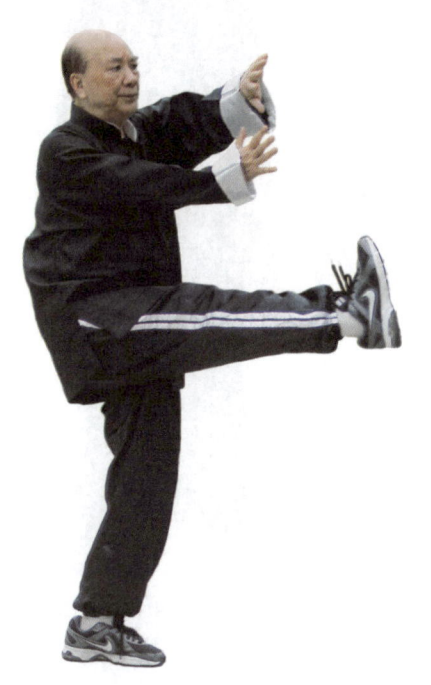

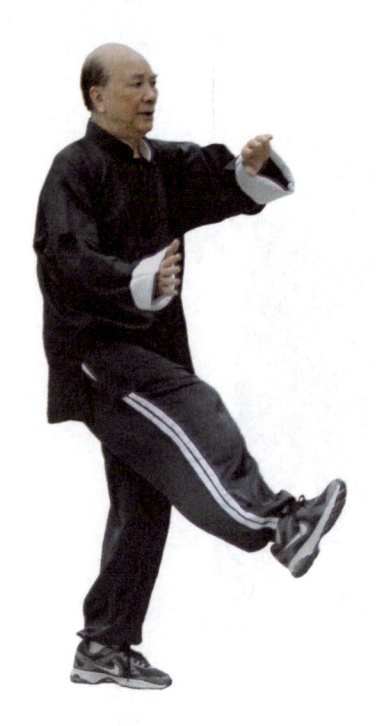

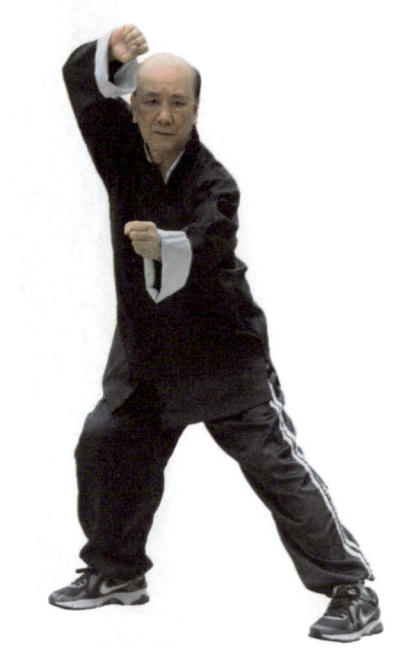

Postura # 56 - Puxar o arco e atirar no tigre 彎弓射虎

Grão Mestre Chan Kowk Wai

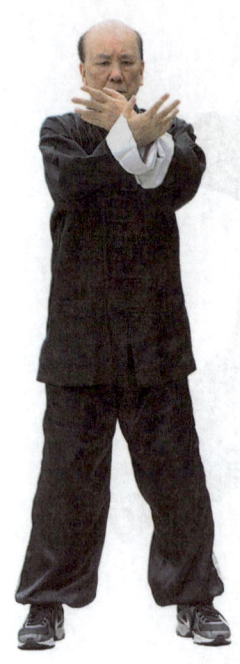

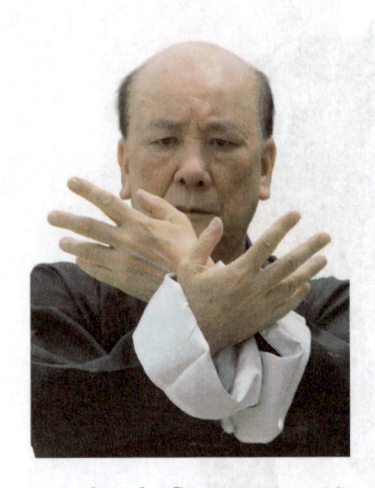

Mãos cruzadas da Sequência 117

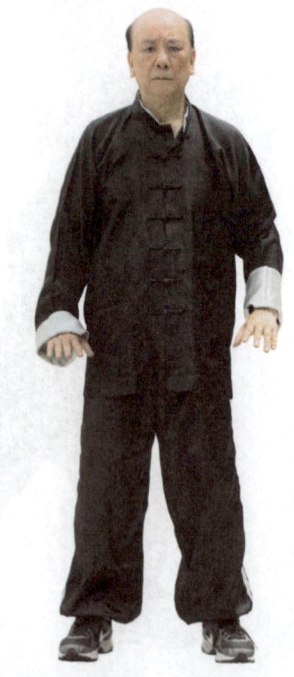

Postura # 57 - Conclusão do Tai Ji 合太極收式

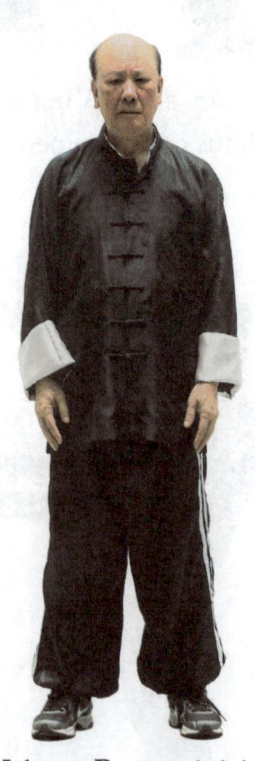

Voltar à Postura inicial (Wu Ji) 太極还原

IV

RECOMENDAÇÕES GERAIS PARA A PRÁTICA DO TAI CHI CHUAN

"Alguns dizem que minha lição é tolice
Outros que é sublime, mas não prática.
Mas para aqueles que se olham por dentro
A tolice faz sentido perfeito.
E para aqueles que a praticam,
a sublimidade tem raízes profundas.

Tenho apenas três coisas para ensinar:
Simplicidade, paciência, compaixão.
Elas são teus maiores tesouros.
Simples em ações e pensamentos,
retorna à origem do ser.
Paciente com amigos e inimigos,
Concordas com a essência das coisas.
Compadecido contigo mesmo,
Harmonizas todos os seres do mundo."

Lao Tzu

1. ORIENTAÇÕES INICIAIS[1]

Quem pode praticar o Tai Chi Chuan? Há restrições em relação à prática?
Pode-se aprender o Tai Chi Chuan sem o auxílio de um mestre ou professor?
Qual é o ambiente adequado para a prática?
Como deve ser a preparação antes de se iniciar o Ka-Ti (Sequência de Movimentos) do Tai Chi Chuan?
Qual o horário mais adequado para a prática? Qual a duração e frequência?
O praticante do Tai Chi Chuan pode praticar outros exercícios físicos ou outros estilos de arte marcial?

2. ALGUNS CONCEITOS BÁSICOS[2]

O que é 氣 Chi ou Qi?
Comenta-se que o Tai Chi Chuan tem 4 palavras chaves secretas: "心 Hsin (mente), 意 Yi (intenção), 神 Shen (disposição de espírito) e 氣 Chi (energia)" como devem ser interpretadas?
O que é 氣功 Chi Kung ou Qi Gong?
O que é 勁 Jin? O que é Fa Jin?
O que é "Tan – Tien" 丹田? O que significa "Afundar (imergir) o Chi no Tan – Tien" 氣沉丹田?
Porque os movimentos no Tai Chi Chuan são circulares e em curvas 圓形弧形?
O que são os conceitos de 鬆 relaxar e 沉 afundar/imergir?
Como se faz para ter 輕靈 leveza e agilidade?

---

1 Grande parte das perguntas representa as dúvidas mais frequentes para os iniciantes e foram compiladas do título 22 referido nas Referências Bibliográficas ao final do livro.. (N.T.)

2 Os conceitos básicos são abordados na maioria dos livro citados nas Referências Bibliográficas. (N.T.)

3. OS DEZ REQUISITOS PARA A PRÁTICA DO TAI CHI CHUAN[1]

Espírito insubstancial e suspender a cabeça - 虛領頂勁

Desafogar o peito e levantar (internamente) as costas - 含胸拔背

Relaxar a cintura - 鬆腰

Distinguir o substancial e insubstancial - 分清虛實

Relaxar os ombros e Abaixar os cotovelos - 沉肩墜肘

Usar Yi (Intenção) e não usar Li (Força) - 用意不用力

Alto e Baixo estão interligados - 上下相隨

Integrar o interno e externo - 內外相合

Contínuo sem interrupção - 相連不斷

Procurar quietude no movimento - 動中求靜

4. ASPECTOS IMPORTANTES NA EXECUÇÃO DOS MOVIMENTOS

5. POSTURAS DE WU CHI (JI) E ABERTURA

---

1 Vide Referência Bibliográfica 18, 25.

1. ORIENTAÇÕES INICIAIS

Quem pode praticar o Tai Chi Chuan? Há restrições em relação à prática?

Via de regra, não há restrições que contra-indiquem a prática do Tai Chi Chuan. No Tai Chi Chuan os movimentos são executados de forma lenta, suave, rítmica e com baixíssimo impacto, de maneira que mesmo pessoas com idade avançada, problemas articulares, limitação da capacidade cardiopulmonar, etc... se beneficiarão de sua prática. Assim, em não havendo restrição médica, não há contra-indicações.

É importante ressaltar que o fato do Tai Chi Chuan poder ser praticado por pessoas idosas ou com problemas de saúde não significa que ele não deva ser praticado por pessoas jovens e saudáveis. Se estas pessoas se identificarem com a prática, elas também serão beneficiadas. Além disso, é sempre bom lembrar o caráter marcial desta arte, o que normalmente atrai as pessoas mais jovens.

Pode-se aprender o Tai Chi Chuan sem o auxílio de um mestre ou professor?

É quase impossível. Esta arte vem sendo transmitida pessoalmente desde o início e, apesar de se encontrar nos dias de hoje bastante material na forma de livros, vídeos e sites na Web, a figura do professor é essencial não apenas para o ensino das formas e posturas, mas também para se transmitir os aspectos internos, mais sutis do Tai Chi Chuan.

Qual é o ambiente adequado para a prática?

O Tai Chi Chuan pode ser praticado em ambientes internos ou externos. Como na prática da maioria dos exercícios físicos, segue-se o bom senso: local arejado, em que o praticante se sinta confortável, sem barulho excessivo e com piso plano.

Deve-se evitar excessos de Yin ou de Yang:
Excesso de Yin: local úmido, escuro, com ar estagnado ou contaminado.
Excesso de Yang: sol a pique, trovão, ventania, barulho, etc.

Como deve ser a preparação antes de se iniciar o Ka-Ti (Sequência de Movimentos) de Tai Chi Chuan?

Dois aspectos devem ser considerados:

Físico

Tai Chi Chuan é um exercício leve, no qual predomina a suavidade, sem movimentos de impacto, de forma que não há exigências específicas de aquecimento. Entretanto, antes de executar a sequência de movimentos, recomenda-se pelo bom senso movimentar um pouco os braços e pernas, andar um pouco, com o intuito de relaxar músculos e tendões, e desbloquear as articulações.

Segundo o Mestre Chan Kowk Wai, exercícios para distensão dos músculos, como alongamento, e série de exercícios com movimentos de braços e chutes são adequados para o aquecimento do corpo, antes de se iniciar o Ka-Ti. Mestre Chan recomenda ainda praticar alguns exercícios isolados de postura estática, como "Abraçar a Árvore" e estender os braços para os lados, na altura dos ombros, com os dedos levemente estendidos, para induzir o fluxo de energia. Essas mesmas posturas estáticas são indicadas também para outros estilos de Kung Fu, como Hsing Yi, Pa Kua e Shaolin.

Mental

Uma mente calma, não dominada por pensamentos e emoções, facilita a concentração na prática do Tai Chi. Dentre os métodos utilizados para acalmar a mente, pode-se exercitar a respiração natural feita de forma mais profunda e com ênfase no abdômen, sem forçar a inspiração, nem reter a expiração. O simples ato de voltar a atenção para a respiração acalma a mente.

Qual o horário mais adequado para a prática? Qual a duração e frequência?

Pode-se praticar o Tai Chi em qualquer horário do dia ou da noite, mas os horários mais convenientes para a maioria das pessoas, nos dias de hoje, são o início da manhã e o final da tarde. Permite-se comer uma fruta ou algo leve pouco antes do exercício; não se deve praticar com o estômago cheio, logo após a refeição.

Como medida de referência, Mestre Chan Kowk Wai recomenda executar a sequência de 118 posturas durante 20 minutos no mínimo, sem restrição quanto ao número de vezes em um dia, nem quanto à duração maior da execução, respeitando-se naturalmente a condição física do praticante. Aos alunos que já praticam muito tempo, mestre Chan Kowk Wai tem recomendado executar a sequência de 118 posturas em mais de uma hora.

Segundo o Mestre Chan Kowk Wai, se o praticante faz outros exercícios físicos ou estilos de Kung Fu, então o Tai Chi Chuan deve ser praticado ao menos duas a três vezes por semana. Entretanto, se o Tai Chi Chuan é a única atividade física do praticante, então este deve praticá-la todos os dias, e quanto maior o tempo de duração, maior a eficácia para a saúde.

O praticante de Tai Chi Chuan pode praticar outros exercícios físicos ou outros estilos de arte marcial?

Sim, pode-se conjugar a prática de outras atividades físicas com o Tai Chi Chuan. A prática do Tai Chi Chuan pode, inclusive, ser beneficiada pela conjunção de outros exercícios e estilos de arte marcial. O Mestre Chan recomenda conjugar a prática do Tai Chi Chuan, considerado um estilo interno em que predomina o Yin, com estilos considerados externos em que predomina o Yang, como por exemplo o Shaolin do Norte, para que o praticante obtenha o equilíbrio harmonioso de Yin e Yang. Outros estilos internos, como o Pa Kua e o Hsin Yi, também são recomendados e podem ser praticados.

2. ALGUNS CONCEITOS BÁSICOS

O que é 氣 Chi ou Qi?

A palavra 氣 Chi em chinês, conforme o contexto em que se encontra, pode ter significados diferentes.

Chi é o ar que respiramos. Porém, em artes marciais e medicina chinesa, o Chi adquire o significado de energia ou energia vital.

Portanto, fica mais fácil adotar simplesmente Chi ou Qi, ao invés de tentarmos traduzir a palavra original em chinês.

Observa-se que a palavra Chi (極 - extremo) do Tai Chi Chuan tem significado totalmente distinto do Chi (氣 - energia).

COMENTA-SE QUE O TAI CHI CHUAN TEM QUATRO PALAVRAS CHAVES SECRETAS: " 心 HSIN (MENTE), 意 YI (INTENÇÃO), 神 SHEN (DISPOSIÇÃO DE ESPÍRITO) E 氣 CHI (ENERGIA)" COMO DEVEM SER INTERPRETADAS?

A palavra 心 Hsin em chinês pode significar mente ou coração. No Tai Chi Chuan interpreta-se Hsin como mente.

A mente gera a intenção (Yi). A intenção gera o Chi. O Chi gera a disposição de espírito.

Use a mente para mover o Chi, use o Chi para movimentar o corpo; não use força bruta. Tudo começa na mente, depois passa ao corpo. A mente é o comando, o Chi é a bandeira (aqui o sentido de Chi é energia).

No corpo inteiro, o Yi (intenção) é centralizado no Shen (disposição de espírito), e não no Chi, (aqui Chi é respiração); se centralizar o Yi na respiração, resulta em estagnação.

O QUE É 氣功 CHI KUNG OU QI GONG?

Chi Kung é o treinamento de Chi. Há uma grande variedade de métodos, escolas e tipos de treinamento.

Há o Chi Kung externo, como o "Pequeno Sino de Ouro" do Shao Lin, também ensinado pelo Mestre Chan Kowk Wai.

Há o Chi Kung interno, que é feito com respiração natural; não se recomenda chegar aos limites de capacidade de inspiração e expiração: o espírito deve ser calmo.

Há o Chi Kung estático e o dinâmico; Chi Kung em pé, sentado ou deitado.

Há o Chi Kung de meditação.

O Tai Chi Chuan poderia ser eventualmente classificado como um tipo de Chi Kung interno, dinâmico. Entretanto, há de se distinguir Tai Chi Chuan do Chi Kung, que são disciplinas distintas. Quem pratica Chi Kung não faz necessariamente Tai Chi Chuan; e quem pratica Tai Chi Chuan não necessariamente procura Chi Kung, porém é uma técnica complementar de grande eficácia para o seu aprimoramento.

Mestre Chan Kowk Wai conta que, em uma das suas viagens de volta a Hong Kong, depois que se estabeleceu definitivamente no Brasil, visitou o seu tio-mestre, já em idade avançada. O seu tio-mestre lhe falou que deixou de se exercitar nos estilos de Kung Fu e se dedicava diariamente a praticar apenas o Chi Kung – Pequeno Sino de Ouro do Shao Lin. O tio-mestre veio a falecer com 105 anos de idade.

O que é 勁 Jin? O que é Fa Jin?
Simplificando, Jin origina-se do Chi. E Fa Jin é a emissão ou manifestação de Chi.

Não há palavra equivalente na cultura ocidental. É difícil de definir o 勁 Jin em chinês, e são necessários anos de prática para se ter a percepção de Jin. Uma possível tentativa de explicar o Jin é através da sua diferenciação com o 力 Li – força muscular, noção que todos nós temos:

力 Li origina-se de ossos e músculos, 勁 Jin vem dos tendões, é sustentado por Chi gerado no Tan-Tien ou na parte intencionada.

力 Li tem forma, 勁 Jin não tem forma: é invisível na sua essência.

力 Li é quadrado, retilíneo, 勁 Jin é redondo e fluido, é elástico e resiliente.

Por fim, o Jin pode mudar de direção acompanhando a mudança do movimento.

Na tentativa de classificar o Jin, temos o Jin passivo (Yin) e o Jin ativo (Yang). Há dezenas de variedades de Jin descritas na aplicação. O praticante adquire a noção de cada tipo de Jin na prática; em estágio mais avançado da sua evolução, ele será capaz de perceber sensorialmente cada variedade de Jin.

O QUE É "TAN – TIEN" 丹田? O QUE SIGNIFICA "IMERGIR (AFUNDAR) O CHI NO TAN – TIEN" 氣沉丹田?

Tan-Tien situa-se na parte interna frontal no baixo abdômen. Os textos dizem que fica a 3 polegadas ou 3 dedos abaixo do umbigo; como não se trata de um ponto, mas de uma região, esta divergência é aceitável e não faz muita diferença. O que realmente faz diferença é que uma grande maioria de pessoas tem a noção errônea de que Tan-Tien é uma superfície abaixo do umbigo, na realidade a região é interna.

Na anatomia não existe essa parte do corpo humano chamado de Tan-Tien. Materialmente é tão vago como o centro de gravidade.

Conceitualmente, é onde se acumula o Chi. Quando imergimos o Chi para o Tan-Tien é como se deslocássemos o centro de gravidade do nosso corpo para mais baixo, obtendo consequentemente uma estabilidade maior na base. Ao imergir o Chi para Tan-Tien, conseguimos relaxar o tronco superior, os membros superiores e os ombros.

Sendo reservatório de Chi, a maior parte de emissão de energia origina-se do Tan-Tien.[1]

POR QUE OS MOVIMENTOS NO TAI CHI CHUAN SÃO CIRCULARES E EM CURVAS 圓形弧形?

Os movimentos são circulares como o símbolo de Tai Chi. É citado nos Clássicos que o Chi é armazenado nas curvas.

Por simplicidade, vamos apenas citar dois exemplos para ilustrar:

Toma-se um arco, a flecha é reta e a corda do arco é flexível, entretanto, ao se colocar a flecha no arco e puxar com força a corda, ela fica tensionada e

---

[1] Na medicina tradicional, o corpo humano possui três Tan-Tien's: o superior localizado entre as sobrancelhas, o intermediário localizado no plexo solar, e o inferior situado abaixo do umbigo, que é o Tan-Tien referenciado no Tai Chi Chuan. (N.T.)

curva, e toda a energia fica nela armazenada até ser transferida para a flecha, no momento do tiro.

Toma-se um chicote, que é flexível e não se autossustenta com forma definida. Ao brandir o chicote no ar, ele descreve uma curva, e toda a energia do seu braço e do pulso é transmitida ao longo do chicote para se manifestar na ponta.

O que são os conceitos de 鬆 relaxar e 沉 afundar/imergir?

Yang Chengfu repetia essas palavras várias vezes por dia aos seus alunos: "Relaxar! Relaxar! Relaxar completamente! O corpo inteiro deve relaxar completamente." Conforme Cheng Man Ch'ing[1], seu discípulo, relaxar significa suavizar os tendões e músculos do corpo inteiro; nenhuma tensão deverá ser permitida e, ao conseguir relaxar completamente, o resto será fácil.

Se alguém conseguir relaxar completamente, então atinge-se o "imergir". Se os ligamentos e músculos relaxarem, então todo o corpo poderá "afundar".

Basicamente, relaxar e imergir estão no mesmo conceito. Imergir significa não submergir (flutuar), o que viola a prática do Tai Chi Chuan. Se o seu corpo pode imergir, isto é bom, mas você deve fazer ainda com que o Chi imerja. Se o Chi imerge/afunda, então o Shen (espírito) condensa. Isto é muito útil, afirma Cheng Man Ch'ing.

---

[1] Professor Cheng Man Ch´ing (1901-1975) era um intelectual e talentoso em cinco artes: poesia, caligrafia, pintura, medicina tradicional e Tai Chi Chuan. Quando se encontrava em Shanghai, exercendo a Medicina, curou a esposa do Yang Chengfu, de uma doença que a maioria dos outros médios ficou desiludida. Foi depois aceito pelo Yang Chengfu como seu discípulo.
Chegou a Taiwan em 1948. Viajou para vários países: Malásia, Singapura, França e morou 9 anos nos Estados Unidos, sempre ensinando e propagando o Tai Chi Chuan.
Professor Chen escreveu vários livros relacionados ao confucionismo e pesquisas sobre I Ching. Incorporou os conceitos da Medicina Tradicional , I Ching e Lao Tzu no Tai Chi Chuan. Foi o criador do Tai Chi Chuan simplificado, estabeleceu os critérios para definir os níveis de Tai Chi Chuan, é autor das expressões "Nadar em Terra" e "Mão de uma bela donzela". (N.T.)

Como se faz para ter 輕靈 leveza e agilidade?

Para ter leveza e agilidade, os músculos e as articulações devem ser relaxados, desbloqueados. A mente deve estar calma.

Ao usar a força muscular, o corpo se torna rígido e perde-se a agilidade e a leveza.

Se a mente está dispersa, perde-se o Shen 神 (disposição de espírito) e a objetividade; os movimentos tornam-se mecânicos como os de um robô; quando não há conscientização, os movimentos são erráticos.

3. OS DEZ REQUISITOS PARA A PRÁTICA DO TAI CHI CHUAN

Yang Chengfu extraiu dos textos de *Tratados e Clássicos de Tai Chi Chuan* os tópicos principais e resumiu em *Dez Requisitos para Prática do Tai Chi Chuan*, que se tornou referência aos praticantes do estilo Yang.

Os textos a seguir não representam uma tradução literal do livro de Yang Chengfu. É uma versão livre, onde se compilou explanações de outros mestres e autores, e procurou-se utilizar de uma linguagem mais simples e prática para a compreensão dos conceitos.

1-Espírito insubstancial e suspender a cabeça - 虛領頂勁
Manter a cabeça erguida, como se houvesse um fio suspendendo-a pelo topo; não se deve empregar força para mantê-la erguida. Espírito insubstancial pode ser interpretado como manter a mente calma, leve e serena.

2-Desafogar o peito e levantar (internamente) as costas - 含胸拔背
Desafogar o peito significa não estufar o peito. Quando se estufa o peito, o Chi não imerge para o Tan-Tien, e a parte interna do tronco acima do diafragma perde a leveza e a agilidade.

Erguer ou levantar as costas não é para ser feito fisicamente, pois causaria o não relaxamento dos ombros. Porém através do Yi (intenção) deve se levantar/erguer internamente as costas. Melhor dizendo, devemos manter constante conscientização das costas, relaxadas, porém, energizadas.

3-Relaxar a cintura - 鬆腰

Relaxar a cintura é deixar o corpo ágil, e facilitar as transições entre substancial e insubstancial. Relaxar não significa afrouxar, a cabeça permanece ereta, o cóccix alinhado e o Chi imergido.

Se a cintura está relaxada, os membros inferiores e superiores podem se mover livres. É dito que a cintura é o eixo.

4-Distinguir o substancial e insubstancial - 分清虛實

Vamos iniciar a definição dos termos substancial e insubstancial, usando o exemplo de apoio das pernas no chão. Se o peso do corpo é apoiado principalmente na perna esquerda, então a perna esquerda é substancial e a perna direita, insubstancial. Na prática do Tai Chi Chuan, apenas na abertura, conclusão, e talvez entre as posturas de "retrair e empurrar" e "abraçar o tigre, retornar para a montanha" o peso do corpo é distribuído igualmente nas duas pernas, fora isso, o peso maior recai sempre sobre uma das pernas. Distinguir o substancial e insubstancial nas pernas tem o propósito de obter flexibilidade na mudança dos movimentos, obter maior estabilidade sem perder a agilidade.

Porém, o conceito de substancial e insubstancial não é restrito aos membros inferiores. Normalmente, nas posturas de conclusão, uma das mãos é insubstancial e a outra substancial. Ao mesmo tempo, a perna de apoio está no estado substancial e a outra, no insubstancial.

Portanto, diz-se que em toda parte do corpo deve-se distinguir o que está substancial e o que está insubstancial.

5-Relaxar os ombros e Abaixar os cotovelos - 沉肩墜肘

Se os ombros estiverem erguidos, então o Chi não consegue imergir para o Tan-Tien.

Se os cotovelos não estiverem soltos naturalmente e abaixados, mantendo a curvatura natural entre o braço e o antebraço, os ombros não conseguem relaxar.

6-Usar Yi (intenção) e não usar Li (força) - 用意不用力

Usar Yi (intenção), não usar força é a recomendação citada nos Tratados e Clássicos. No exercício do Tai Chi Chuan, o relaxamento do corpo e da mente é requerido para que os movimentos sejam leves e ágeis. Com os canais e meridianos desbloqueados, o Chi flui pelo corpo. O Chi chega onde está o Yi.

7-Alto e Baixo estão interligados - 上下相隨

Em qualquer movimento, os membros inferiores, superiores e o tronco devem estar em ação coordenada. Os clássicos afirmam: "a raíz está no pé, (a energia) gerada na perna, comandada pela cintura, e manifesta-se nos dedos da mão". Portanto, o corpo todo está interligado em ação.

O requisito é para lembrar que, ao treinar Tai Chi Chuan, o alto (por exemplo, membros superiores, o torso ou como movimento para cima) e o baixo (por exemplo, membros inferiores, o torso ou como movimento para baixo) devem entrar em ação simultaneamente, sem denotar o antes e depois, fluindo de acordo com outro ditado: quando se mexe uma parte, mexe-se o todo.

8-Integrar o interno e externo - 內外相合

As formas e movimentos de transição de posturas são externos. A mente, a intenção, o Chi e a disposição de espírito são internos. Ao executar o Tai Chi Chuan não se deve separar o interno do externo. Os dois aspectos devem ser integrados.

9-Contínuo sem interrupção - 相連不斷

Os movimentos entre cada postura no exercício de Tai Chi Chuan devem ser feitos sem interrupção. Não se permite paradas, que podem parecer mas não acontecer efetivamente; a série deve ser executada de forma contínua. E isto é explicado pelo conceito: "o Jing 勁 pode ser interrompido, mas nunca o Yi 意".

Os movimentos são como: o "Fluir livre da água numa correnteza" e o "Puxar o fio de seda".

10- Procurar quietude no movimento - 動中求靜

Os movimentos, fazendo circular o sangue e a energia, representam o aspecto externo do Tai Chi Chuan. No aspecto interno pede-se a quietude. Conciliar o movimento com a quietude é um desafio para os iniciantes, portanto, no início de aprendizagem, basta ter a noção diferenciada de que o movimento do corpo é externo e a quietude é uma condição interna.

No estágio mais avançado da prática, não há mais a procura por este condicionamento mental, pois a procura obsessiva por si só implica em alguma forma de tensão; o praticante deve apenas relaxar a mente e a condição será incorporada naturalmente.

4. ASPECTOS IMPORTANTES NA EXECUÇÃO DOS MOVIMENTOS

Alguns detalhes nas posturas e observações são de extrema importância durante o exercício do Tai Chi Chuan, que devem ser sempre lembrados e conscientizados:

CABEÇA – manter sempre a cabeça erguida. Mesmo na postura de "Avançar o passo e golpear com a mão em punho para baixo", a cabeça não deve ser abaixada.

LÍNGUA – encostar levemente a ponta da língua atrás da gengiva superior. O objetivo é fazer a ponte entre o Ren Mai e Du Mai, interligando os dois canais principais de meridiano, Yin e Yang, através da língua.

OLHAR – não se deve arregalar os olhos como é feito em alguns estilos de Kung Fu externo, mas o olhar também não deve ser vago e disperso. Normalmente, o olhar é para frente, e acompanha o movimento da mão (sem se fixar nela) até um certo ponto, para então dirigir-se ao foco. Conta-se que o Shen (espírito), presente no olhar de antigos grandes mestres, era capaz de derrubar o oponente sem se mover.

Palma — a palma das mãos deve ser como "a mão de uma bela donzela", na definição muito apropriada do Cheng Man Ch'ing. Com as palmas das mãos relaxadas, os vasos e tendões nas costas da mão não se salientam em demasia. Conforme a postura, o pulso deve ser reto.

Soco — externamente parece apertado pelos dedos, mas não na realidade. A parte interna do soco é relaxada, oca. Manter o punho reto, não inclinado.

Dedos da Mão — os dedos não devem ser esticados intencionalmente, mantê-los naturalmente arqueados. Os dedos devem ser levemente separados e não unidos; o polegar não se deve unir ao indicador, manter o espaço aberto, conhecido como a "boca de tigre".

Quadris — as mesmas recomendações aplicadas aos ombros - relaxados e flexíveis - devem ser estendidas aos quadris.

Joelho — nas posturas levemente agachadas e na postura de Arco (Ma Bu ou Bow Stance), a extensão do joelho não deve ultrapassar a ponta dos dedos do pé, como é o caso na postura de "Roçar o joelho e passo".

Passos — lembrar que os passos devem ser leves e ágeis como o "andar do gato".

Pés — ao recuar a perna, tocar o chão primeiro com a ponta do pé; ao avançar com a perna insubstancial, tocar o chão primeiro com o calcanhar. Ao mover lateralmente a perna, sair com a borda lateral externa do pé e tocar o chão com a planta.

Dedos dos Pés — os dedos dos pés devem ser levemente encurvados como se agarrassem o chão, criando raízes no solo.

Respiração Natural — não se deve prender ou forçar a respiração. O iniciante após algum tempo de prática aprenderá automaticamente a respiração longa e profunda. Após mais alguns anos de prática, o praticante poderá experimentar as técnicas de respiração abdominal reversa, mediante orientação do mestre. Independentemente do estágio de desempenho do praticante, é preciso lembrar que a respiração no Tai Chi Chuan nunca deverá deixar de ser natural.

Altura das Posturas — as posturas podem ser altas, médias ou baixas. Os mais jovens normalmente executam posturas baixas e os idosos, posturas mais altas, em função do vigor físico e da resistência das pernas. Portanto, deve se respeitar a própria condição física do praticante. Entretanto, ao longo do exercício, deve se manter constante a altura das posturas.

Velocidade — recomenda-se manter constante a velocidade de execução dos movimentos ao longo da sequência, no estilo Yang.

5. POSTURAS DE WU JI E ABERTURA

As Posturas de Wu Ji e de Abertura são consideradas as mais importantes na sequência do Tai Chi Chuan, pois nelas estão contidos os princípios que norteiam o praticante ao longo do exercício. As traduções da descrição destas duas posturas, pelos mestres Ku Yu Cheung e Yang Chenfu, são apresentadas a seguir.

Embora sejam diferentes na execução do levantamento dos braços, na postura de abertura (Yang Chengfu descreve a execução com as palmas das mãos para baixo, e Ku Yu Cheung com as "bocas de tigre" para cima), os fundamentos são os mesmos em ambas as descrições, e os textos são importantes e complementares para a compreensão dessas posturas.

Descrição das Posturas de Wu Ji e Abertura - de autoria do Mestre Ku Yu Cheung[1]

Postura #1. 無極式 - Postura de Wu Ji

É a postura de Preparação, sem movimentação. É o estado de Wu Ji, mente vazia, respiração calma, sem forma , sem manifestação, espírito centrado.

1 Vide Referência Bibliográfica 6

DESCRIÇÃO: Deve ser praticada voltado para a face Norte[1]. Os pés afastados na largura do ombro, o olhar para frente, os braços soltos naturalmente, a mente vazia, o Chi calmo e suave, internamente sem pensamentos, externamente não "passear" com o olhar. Com o corpo ereto, imergir o Chi para Tan-Tien. Desafogar o peito, erguer (internamente) as costas. Se as recomendações não forem observadas, ainda que se treine todos os dias, o treino não terá resultado.

FUNÇÃO: Esta postura permite cultivar o espírito. É da mesma natureza da meditação no Budismo.

APLICAÇÃO: Esta postura engloba infinitas variações e muitas aplicações. A intenção é esperar para ver como o oponente irá desferir o ataque e reagir adequadamente, respondendo conforme a situação.

Postura #2. 太極起式 - Postura de Abertura

Esta postura representa o início dos movimentos.

DESCRIÇÃO: Em continuação da postura anterior, sem sair do lugar, erguer as duas mãos paulatinamente, até a altura dos ombros, não acima nem abaixo. As "bocas de Tigre" das duas mãos para cima, os cotovelos levemente arqueados, tendo a intenção de "afundar". Quando levantar as mãos, estas devem ser guiadas por Yi (intenção); é necessário relaxar os ombros e erguer a cabeça, caso contrário não se atinge a essência do movimento. O Tai Ji nasce do Wu Ji, flui com Chi, a partir desta postura.

FUNÇÃO: Esta postura é para treinar a força de levantamento das duas mãos e dos dois braços, aumentando a sua potência. Ajuda a circulação sanguínea, que consiste na alternância de Yin e Yang, a troca de cima para baixo e vice versa, mantendo o Chi integrado, com movimentação natural do começo ao fim, abrindo e fechando, estendendo e contraindo. Para obter o extraordinário conceito de "absorver o Chi" e esgotar o potencial de uso, se inicia a partir desta postura.

---

[1] Nos textos chineses, a referência é sempre a Face Sul, no heimsfério Sul, a Face Norte (N. T.)

Aplicação: Por exemplo, se o oponente me atacar com soco de duas mãos, eu vou conectar aos seus cotovelos e "entregá-lo" para frente. É preciso antes detectar a direção do oponente, para definir a reação, não se podendo estabelecer previamente para não se tornar estagnante.

Descrição das Posturas de Wu Ji e Abertura - de autoria do Mestre Yang Chengfu[1]

Postura #1. 無極式 - Postura de Wu Ji

Referência Face Norte (na China seria Face Sul). Separar os dois pés na largura dos ombros, pontas dos pés para frente; corpo ereto naturalmente; os dois braços naturalmente soltos para baixo; olhar para frente.

Pontos importantes:

- "Energia insubstancial no topo da cabeça", "imergir o Chi para Tan-Tien", "cóccix centralizado", "desafogar o peito e erguer (internamente) as costas". Dentro desses pré-requisitos é preciso relaxar o corpo inteiro, e chegar a ficar "em pé, com o corpo centralizado e confortável". Esses pré-requisitos devem permanecer integrados ao longo dos movimentos da sequência toda, e são comuns a todos os movimentos do Tai Chi Chuan, que precisam ser conscientizados a todo momento, e não serão repetidos nas descrições posteriores, mas apenas lembrados em alguns movimentos que poderiam facilmente resultar em desvios.

- Os dois braços soltos, ombros relaxados; os dedos levemente arqueados de forma natural.

- Erguer naturalmente a "disposição de espírito"; mente calma, sem devaneios.

- Os pontos importantes na postura de preparação são os mesmos ao longo do exercício; portanto, esta postura é o fundamento de todos os movimentos, e os iniciantes, principalmente, devem ficar atentos.

---

1 Vide Referência Bibliográfica 18

Postura #2. 太極起式 - Postura de Abertura

- Movimento 1: Erguer paulatinamente os dois braços na horizontal a frente até a altura dos ombros, a distância entre as palmas sendo igual à largura do ombro, palmas das mãos para baixo.

- Movimento 2: Abaixar os dois cotovelos, levando as duas palmas vagarosamente a 按 "àn" (empurrar) para baixo, para a frente dos quadris, os dedos continuam apontados para frente, as palmas continuam para baixo; o olhar para frente.

Pontos importantes:

- Antes de levantar os dois braços, é necessário verificar se a postura de preparação está de acordo com os pré-requisitos, para então iniciar o movimento de postura de abertura. Neste instante, o pensamento precede e se deve mentalizar o movimento para cima. Isso significa cumprir a recomendação de "primeiro está na mente, depois no corpo", conforme "Introspecções na prática de Treze Posturas". Por exemplo, ao erguer os dois braços para cima à frente, primeiro é preciso a intenção de erguer, para então erguer vagarosamente. Mesmo os movimentos repetitivos ou já dominados precisam ser feitos com conscientização, de outra forma os movimentos internos e externos ficam dispersos.

- No treinamento do Tai Chi Chuan, da postura de abertura até a de conclusão, cada movimento requer "relaxar os ombros e afundar os cotovelos". Por exemplo, nesta postura, no levantamento dos dois braços à frente, no 按 "àn" (empurrar) as duas palmas para baixo, os ombros não devem ser erguidos, tensos ou com força, é preciso que relaxem e "afundem". Ao erguer os dois braços para a frente, os cotovelos não devem estar esticados, devem ser levemente curvados com a intenção de afundar. Quando os dois cotovelos afundam, levando as duas palmas para executar o 按 "àn" (empurrar), fica evidenciado o conceito de "afundar o cotovelo"; entretanto, mesmo quando as duas palmas já foram empurradas até a frente dos quadris, deve permanecer o requisito de "afundar o cotovelo". Neste aspecto, é difícil para um principiante compreender, uma vez que ele pode achar que os cotovelos já se encontram abaixados, afinal não se pode afundar mais para abaixo das palmas. Na realidade, nesta postura (nos movimentos descritos posteriormente há situações semelhantes, como a mão no " roçar o joelho...") "afundar o cotovelo" significa: os dois cotovelos devem ser levemente curvos, com o antebraço para frente; desta forma, a ponta do cotovelo está em linha vertical com o piso, podendo atingir o requisito de "afundar o cotovelo"; se os dois antebraços ficarem esticados em perpendicular ao piso, a intenção de "afundar o cotovelo" se perde.

- É preciso conseguir "assentar o pulso". Assentar o pulso significa abaixar e afundar o pulso, os dedos levemente apontados para cima, mas sem usar força para levantá-los, é necessário que seja natural; assim se consegue transmitir o Jin para o pulso e os dedos também sentirão o efeito. Conseguindo "assentar o pulso" é que se chega ao "manifestar através dos dedos".

- No Tai Chi Chuan, do começo ao fim todos os movimentos, anteriores e posteriores precisam ser interligados, sem paradas, numa velocidade constante e harmoniosa, sem interrupção, como que com "um fôlego". Por exemplo, nesta postura, quando as palmas atingirem a altura dos ombros e iniciarem a descida, não pode transparecer parada. Ao concluir cada movimento, ao atingir a postura estática, "parece parar, mas não para".

- Quanto à palma da mão, na execução do exercício do Tai Chi Chuan, os dedos devem ser naturalmente abertos e estendidos, sem uso de força para abri-los, também não podem estar frouxos, ou muito curvos; a palma da mão deve ser levemente côncava.

V

TUI SHOU - NOÇÕES BÁSICAS

知彼知己，百戰不殆；不知彼而知己，
一勝一負；不知彼，不知己，每戰必殆

"Aquele que conhece o inimigo e a si mesmo
lutará cem batalhas sem perigo de derrota;
para aquele que não conhece o inimigo, mas conhece a si mesmo,
as chances de vitória ou de derrota serão iguais;
aquele que não conhece nem o inimigo e nem a si próprio,
será derrotado em todas as batalhas"

Sun Tzu

Famoso estrategista militar (aproximadamente 200 a.C.)

1. INTRODUÇÃO
2. MÉTODO DE TUI SHOU DO TAI CHI CHUAN[1]
3. FOTOS ILUSTRATIVAS

---

1 Vide Referência Bibliográfica 6.

1. INTRODUÇÃO

Resumo Teórico

O Tui Shou quando praticado em complementação aos exercícios do kati, isto é a sequência de posturas e movimentos do Tai Chi Chuan, dará a base necessária ao praticante para "entender" e "ouvir" a energia interna (Jin) do oponente bem como as técnicas de defesa sob as mais variadas situações de combate.

Você deve perceber a intenção do oponente e mensurar a potência dos ataques para reagir eficientemente. "Ouvir o Jin" não deve ser entendido literalmente, pois não é percebido pelos ouvidos; é conseguido através do contato com o oponente, usando-se o tato e a sensibilidade de antecipação. "Entender o Jin" não se restringe apenas ao conhecimento do Jin do oponente, mas antes disso, é preciso conhecer, entender o próprio Jin.

Além do aspecto prático da Arte Marcial, Tui Shou é um exercício que ajuda a melhorar o desempenho da sequência solo do Tai Chi Chuan do praticante.

Entre os objetivos de Tui Shou, podemos citar:

- Permitir ao praticante desenvolver a sensibilidade do seu corpo como um todo e a percepção das intenções do oponente, através do tato, com uma mente alerta aos sinais mais tênues de alteração ou reação nos movimentos do oponente.

- Saber relaxar, isto é, aprender a esvaziar do corpo qualquer tensão e força física muscular.

- Aprender o significado de balancear e equilibrar o Yin e Yang, buscando continuamente a harmonia entre essas duas forças motrizes, incorporando-as no combate ou mesmo em tarefas do cotidiano, como caminhar, agachar, etc..., aumentando desta forma a qualidade da vida como um todo.

A teoria, aplicada ao Tui Shou, mantém todos os princípios do Tai Chi Chuan. Somam-se em destaque os conceitos de Ceder, Aderir, Colar, Seguir (para ouvir e entender o Jin do oponente) Neutralizar, Conectar, Não Resistir, Não deixar escapar (para não perder o contato pelo tato, e para poder conduzir e controlar o Jin do oponente) e Fa Jin (emissão de Jin).

Exercícios para a prática de Tui Shou

Os exercícios para treinamento de Tui Shou são feitos por dois e, excepcionalmente, por até três praticantes. O iniciante precisa aprender os exercícios sob instrução oral do mestre e só iniciar o treino com outros colegas após dominar as teorias e técnicas do exercício.

O treinamento é mais efetivo para os iniciantes quando o parceiro tem um nível de desempenho mais elevado, servindo como "alimentador" do praticante. O treinamento com colegas de mesmo nível também é importante, e quanto maior o número de parceiros, melhor, pois a diversidade de interação proporciona a oportunidade de reafirmar conceitos e compartilhar percepções.

As variações de formas de exercícios são múltiplas, mudando de escola para escola, e de mestre para mestre. Em última análise, com exceção de formatos básicos comuns, não há exatamente um formato padrão de séries mais avançados de exercícios no Tui Shou. O praticante deve iniciar a aprendizagem com os três tipos básicos de exercício:

- Tui Shou com passos fixos
- Tui Shou com deslocamento de passos
- Da Lu ou Quatro Cantos (tipo fixo e em movimento)

2. MÉTODO DE TUI SHOU DO TAI CHI CHUAN

Autor: Ku Yu Cheung (1893-1952)

Ku Yu Cheung, mestre do mestre de Chan Kowk Wai, publicou o seu livro do Tai Chi Chuan em 1937. O terceiro capítulo do livro descreve o "Método de Tui Shou do Tai Chi Chuan". Usando uma linguagem direta, Ku Yu Cheung sintetizou os princípios de Tui Shou de forma analítica e elucidou os conceitos com explanações e citações do texto *Os Clássicos de Tai Chi Chuan* de Wang Zongyue. A sua abordagem é esclarecedora, razão pela qual assumimos a incumbência de traduzi-la para o português. A tradução feita diretamente da edição em chinês não é literal, mas procurou-se manter a fidelidade ao texto original. Outra liberdade tomada foi a de reordenar os parágrafos a fim de agrupar os tópicos de natureza semelhante.

Princípios de Tui Shou e do Tai Chi Chuan

O treinamento da técnica de Tai Chi Chuan pode ser dividido em dois aspectos: treinamento do Kati (postura, Tai Chi Chuan solo) e treinamento do Tui Shou. O Tui Shou é um exercício feito por duas ou três pessoas. Após dominar a técnica de Kati (postura) é necessário continuar o estudo do Tui Shou, a fim de procurar "entender o Jin" e conseguir aplicá-lo. Por analogia, quem estuda uma língua precisa dominar a redação. Quem treina kati, adquire o conhecimento do seu nível de Kung Fu e quem treina Tui Shou adquire a sensitividade para o conhecimento do nível de Kung Fu do oponente.

Sun Tzu disse: "aquele que conhece o inimigo e a si mesmo lutará cem batalhas sem perigo de derrota". Daí se deduz que o Tui Shou ocupa um lugar preponderante, não devendo ser menosprezado.

Apesar de no Tui Shou não haver posturas definidas, a partir de Peng (Aparar), Lu (Aplainar/Deslizar), Ji (Pressionar), An (Empurrar), Tsai (Arrancar), Lie (Dividir), Zhou (Cotovelo) e Kao (Ombro), as variações são múltiplas, repetindo-se sem interrupção, como em um círculo em que não há princípio nem fim. Entretanto, os iniciantes no Tui Shou devem seguir as instruções do Mestre, respeitando a sequência recomendada de treinamento, sem pular etapas. Com o tempo, o praticante obterá os resultados de forma natural.

O mestre Ku Yu Cheung enfatiza que antes de introduzir os seus alunos na técnica de Tui Shou deve-se assegurar que o iniciante entenda os conceitos relacionados, ou seja, o que é Peng (Aparar), o que é Lu (Aplainar/Deslizar), etc., e se o oponente usar Ji (Pressionar) ou An (Empurrar) para ataque, qual a postura e o método a serem usados para neutralizá-lo. O instrutor não deve emitir o seu Jin indiscriminadamente durante o ensino da prática com os alunos iniciantes, para que não sofram tombos e se machuquem, criando receio ou aversão pelo treinamento.

É importante que a prática se dê conforme os princípios dos *Tratados e Clássicos de Tai Chi Chuan*, evitando-se praticar de qualquer jeito para não adquirir hábitos viciados. Após aprender com o Mestre as bases da técnica, seria adequado e proveitoso treinar com parceiros do mesmo nível, a fim de estudar e discutir em conjunto.

A seguir, Ku Yu Cheung toma por base os princípios do texto *Os Clássicos de Tai Chi Chuan*, de Wang Zongyue, para apresentar os aspectos analíticos de Tui Shou.

Método de Tui Shou no Tai Chi chuan - 太極拳推手法

1. Primeira Etapa: Pré-requisitos para "Entender o Jin"

1.1	開合陰陽	Abrir/Fechar, Yin/Yang
1.2	粘黏連隨	Aderir-Conectar, Colar-Seguir
1.3	剛柔順遂	Rigidez/Suavidade, conduzir com lisura
1.4	急緩粘走	Rápido/Lento, Aderir e Ceder

2. Segunda Etapa: Avaliação da Postura e Disposição de Espírito do item 1.2 (Aderir-Conectar, Colar-Seguir)

2.1	輕	Leveza
2.2	沉	Afundar
2.3	中正不偏	Centrar, Não Pender
2.4	不倚不墊	Sem se apoiar, sem se servir de apoio
2.5	靈	Agilidade

3. Terceira Etapa: Métodos para entender o Jin

3.1	秤勁	Jin de Balanceamento
3.2	化勁	Jin de Neutralização
3.3	牽引	Jin de Atrair/Conduzir

Primeira Etapa: Pré-requisitos para "Entender o Jin"

É importante avaliar previamente se o candidato reúne os pré-requisitos, adquiridos através do domínio do kati de Tai Chi Chuan, que são as habilidades indispensáveis para a prática de Tui Shou:

- Atentar para o hábito de Abrir/Fechar e Yin/Yang
- Exercer o Jin com a distinção de rígido e suave
- Movimentar-se com a técnica de alternância de rápido e lento

Não basta praticar o Tui Shou para adquirir essas técnicas, é preciso treinar o kati. Só então se obtêm os resultados da aplicação de Aderir-Conectar, Colar-Seguir, como pré-requisitos para entender o Jin.

開合陰陽 – Abrir/Fechar, Yin/Yang

Tai Chi nasce do Wu Ji, estado de movimento e repouso, é a mãe do Yin e do Yang. Quando em movimento, se divide, unindo-se quando em repouso.[1]

Este parágrafo afirma que a origem do Tai Chi é o Wu Ji, a passagem da "não ação" para a "ação", que contém os conceitos de movimento e repouso.

Se há quietude no movimento, então a mente está calma e o Chi está em harmonia, o que possibilita distinguir o Jin do oponente. Se há movimento na quietude, então pode-se alternar o Chi e o Espírito (Shen), o que possibilita a reação e neutralizar o Jin do oponente.

---

[1] *Os Clássicos de Tai Chi Chuan*, assim como todos os textos em italic semibold dentro desse capítulo. (N.T.)

Em movimento – significa dividir, abrir, atacar, "puxar o fio de seda". Em quietude (repouso) – significa dobrar (unir), fechar, "puxar de volta o fio de seda"[1].

Portanto, qualquer movimento no Tai Chi Chuan consiste nestas duas aplicações: abrir e fechar, usados dentro do princípio de Yin e Yang. O que significa Yin e Yang? Engloba as aplicações de substancial/ insubstancial; retrair/liberar; contrair/estender. Ambos Yin e Yang coexistem, gerando múltiplas variações. Faltando um deles, Yin ou Yang, perde-se toda a eficácia.

粘黏連隨 - Aderir-Conectar, Colar-Seguir
Sem excesso, sem deficiência. Seguindo o oponente se curva e em seguida se alonga.

No Tai Chi Chuan, em situação de confronto, é preciso estar sempre consciente das técnicas de Yin e Yang, Quietude e Movimento e, ao mesmo tempo, executar os movimentos e as posturas sem exceder a sua área de atuação, sem faltar ou deixar de alcançar. Quando as técnicas são aplicadas no oponente, é preciso aproveitar a oportunidade com precisão, para controlar o "pesado" com a "leveza". Portanto, em toda confrontação é imprescindível:

- No **Jin de Aderir**, não exceder. Exceder-se leva ao erro de se opor - 頂.

- No **Jin de Conectar**, não faltar. Sem deficiência, i.e., sem deixar de alcançar, que leva ao erro de perder a conexão com o oponente.

- No **Jin de Colar,** seguir e curvar. Manter-se unido, grudado ao oponente. Não conseguindo se curvar[2] para acompanhar o movimento do oponente, incorre-se em desequilíbrio do corpo.

---

1 A expressão "puxar o fio de seda" é uma metáfora muito citada em textos de Tai Chi Chuan. Os movimentos do Tai Chi Chuan são executados com suavidade, como se puxasse um fio de seda sem rompê-lo; o fio imaginário deve estar sempre esticado e não frouxo, os movimentos devem mostrar continuidade (como consequência da condição de suavidade) ainda que sejam de transição de uma postura para a próxima. É dito também que o Jin, energia ou força, pode ser momentaneamente interrompido, mas nunca o Yi, a intenção. (N.T.)

2 A ideia de curvar aqui é a de flexibilidade. (N.T.)

- No **Jin de Seguir,** alongar ou estender. Porém, se exceder na extensão, resulta em exercer uma força ou pressão desnecessária, e leva ao erro de resistir - 抗.

Os quatro itens acima relacionados são obtidos com a prática do Tui Shou, e devem ser complementados com os dois itens a seguir, como pré-requisitos para "Entender o Jin".

剛柔順遂 - Rigidez/Suavidade, conduzir com lisura

Quando o oponente é rígido, sou suave; isto se chama ceder. Quando sigo o oponente, isto se chama aderir.

Se o oponente vier com rigidez, respondo com suavidade; ao responder com suavidade não há necessidade de se opor, o que permite manter (não perder) o contato com o oponente. No Jin de suavidade está implícita a presença de Peng Jin (Aparar), pois é este que faz não perder o contato, para poder então "ceder". Ceder está próximo de se defender, representa suavidade.

Conduzir com lisura, ao defrontar o oponente, irá levá-lo a perder sua postura de vantagem, para isto é necessário aplicar a técnica de "Aderir".

"Aderir" está próximo de atacar, representa rigidez. Com a técnica de "Aderir", você pode calibrar o Jin do oponente. Sem perder o contato, você poderá unir "Aderir" com "Conectar", assim responderá adequando Movimento-Quietude e poderá sentir o Jin do oponente.

急緩粘走 - Rápido/Lento, Aderir e Ceder

Quando o oponente se move rapidamente, eu me movo rapidamente; quando o oponente se move vagarosamente, então eu me movo vagarosamente...

O conceito acima, introduzido com a ideia de movimento, baseia-se na necessidade de aplicar a técnica de "Aderir" para quebrar o equilíbrio do oponente. Para tanto, é preciso seguir a velocidade do oponente. Se não conseguir coordenar Rápido/Lento, então não conseguirá coordenar Aderir/Ceder e sentir a alternância de Movimento/Quietude do Jin do oponente.

Em Resumo

Os quatro tópicos descritos acima são os pré-requisitos para "Entender o Jin". E quanto mais se pratica o Tui Shou mais experiência se ganha, para compreender o verdadeiro conceito de Aderir-Conectar, Colar-Seguir. Portanto, Tui Shou é uma etapa necessária para "Entender o Jin".

Apesar das variações serem inúmeras, o princípio é sempre o mesmo... Após você ter dominado as técnicas, você poderá gradualmente compreender o que significa o "Entendimento do Jin". A partir do "Entendimento do Jin" você poderá gradualmente se aproximar da iluminação. Entretanto, sem uma grande dedicação ao estudo durante muito tempo, você não poderá chegar a este nível de entendimento.

Lista de verificação na execução do Kati (Posturas) - Primeira Etapa

	Correto	Errado
Corpo	ereto, centrado e confortável	inclinar-se para frente ou para trás, pender para o lado, direito ou esquerdo
Forma	apresenta vivacidade e movimento integrado	desajeitada e sem objetivo
Cintura	como o eixo das rodas	rígida como um pedaço de pau
Topo da cabeça	cabeça erguida e suspensa insubstancialmente	cabeça para baixo, pescoço rígido
Espinha/Costas	induzindo o Chi para aderir nas costas	como se as costas não tivessem nenhuma influência no exercício
Passos	como o andar do gato	passos pesados

Lista de verificação na execução do Tui Shou - Primeira Etapa

	Correto	Errado
Abrir/Fechar	puxar para fora é abrir, puxar para dentro é fechar. Como puxar "um fio de seda"	estender excessivamente os braços
Yin e Yang	diferenciar Substancial e Insubstancial	excesso de Substancial e de Insubstancial
Aderir-Colar	sem excesso, sem deficiência	opor-se, e perder o contato
Conectar-Seguir	se curva e em seguida se alonga	resistir, sustentar 匾 沉
Rigidez/Suavidade	ora aparece, ora desaparece	só suavidade, ou só rigidez
Conduzir com lisura	transição harmoniosa e suave	movimentos não circulares, quadrados e descontínuos na forma
Rápido/Lento	o Rápido e o Lento integrados	sem distinção de rápido e lento

Segunda Etapa – Referente à Postura e Disposição de Espírito do item: Aderir/Conectar e Colar/Seguir

Quem procura Aderir/Conectar e Colar/Seguir, deve observar os conceitos citados a seguir: "Leveza", "Afundar," Centrar não pender", "Sem se Apoiar e sem servir de apoio".

輕 Leveza

Uma energia insubstancial interna deve alcançar o topo da sua cabeça, e mantê-la erguida.

Deve se ter a capacidade de manter o corpo com leveza. "Erguer a cabeça com uma energia insubstancial" significa direicionar um Peng Jin (Jin de

Aparar) para cima, para o topo da cabeça", a fim de emergir (levantar) a disposição de espírito, sem aparentar peso e movimentos tardios. A leveza é necessária para que as mudanças dos movimentos sejam feitas com vivacidade.

沉 Afundar

Deve-se imergir o Chi no Tan-Tien.

O corpo deve ter a capacidade de "Afundar", possibilitando controlar o oponente. Portanto afundar ou imergir o Chi no Tan-Tien é o Peng Jin (Jin de Aparar) direcionado para baixo. A mente controla o Chi, que deve estar "assentado" e se condensar nos ossos. Assim, ao praticar Tui Shou, o seu corpo não ficará vacilante.

中正不偏 Centrar, não Pender

Sem se inclinar, Sem se apoiar.

O corpo deve estar centrado, sem pender para os lados, assim estará preparado para encarar as oito direções. Com o corpo no centro, no confronto com o oponente, você poderá avançar ou recuar, sem apuro, sem se sujeitar ao ataque e perder a iniciativa.

不倚不墊 Sem se apoiar, sem se servir de apoio

Sem se inclinar, Sem se apoiar.

Não apoiar significa que seu Jin não deve ficar dependente das posturas do oponente. Sem deixar o outro se apoiar significa não servir de apoio para o Jin do oponente. Ambas as situações resultam da falha em "entender o Jin". Se o seu corpo está vacilante e a raiz (o pé) não está firme, isto facilitará a entrada do oponente. Apoiar no outro ou servir de apoio são originados do erro chamado Resistir.

靈 Agilidade

De repente desaparece, de repente aparece.

O seu Jin deve ser ágil e vivaz. O Jin não aparente, é suavidade, é leveza; o Jin aparente é rigidez, é afundar ou imergir. Intercambiar Rigidez/Suavidade, Leveza/Imersão, de forma ágil e veloz, sem previsibilidade, é surpreender o oponente, não deixá-lo conhecer a sua intenção, e procurar conhecer a intenção do oponente.

Em Resumo

Os cinco itens da Segunda etapa, descritos acima, são viáveis na prática quando ambos os braços se coordenam e, através de relaxamento, quietude e concentração, pode se alternar entre eles a leveza e agilidade. Se o peso está à esquerda então a direita é insubstancial; se o peso está à direita, então a esquerda é insubstancial.

Se o oponente vier de cima, use o "Aderir" alto; se vier de baixo, use o "Conectar" baixo. Se o oponente avançar, estender (a mão ou braço) para "Colar". Se o oponente recuar, "Seguir" instantaneamente. Com essas quatro técnicas você conseguirá aplicar eficientemente o conceito de " Aderir-Conectar, Colar-Seguir", a reação do seu sistema nervoso se tornará ágil, de maneira que **Uma pena não pode ser adicionada ....** e o seu movimento será suave e harmonioso, que .... **uma mosca não pode pousar.**

O oponente não me conhece, mas eu conheço o oponente. Por causa disto, **um herói não encontra adversários a altura.**

Lista de verificação na execução do Kati (Posturas) - Segunda Etapa

	Correto	Errado
Mover	mover-se em curva, girar como "puxando um fio de seda"	em linha reta, sem curvas
An (Empurrar)	manter-se maleável para cima ou para baixo	receptar o golpe do oponente com rigidez, causando quebra de conexão
Armazenar	acumular o Jin como puxando um arco	interromper antes de completar
Emitir	ligeiro como a flecha	frouxo e sem elasticidade

Lista de verificação na execução do Tui Shou - Segunda Etapa

	Correto	Errado
Leveza/Afundar	cabeça suspensa e afundar Tan-Tien	sem noção de Leveza e de "Afundar"
Centrar/Reto	manter o corpo centrado e reto	pender ou inclinar
Inclinar/Apoiar	manter-se em pé, independente	resistir ou servir de apoio ao oponente
Agilidade/Reação	alternância de substancial/insubstancial, de leveza e a técnica de "afundar"	falta de variação de técnicas de Jin

Terceira Etapa - Métodos para entender o Jin

Quem procura "Entender o Jin" precisa observar os seguintes conceitos: Jin de balanceamento, Jin de Neutralização e Jin de Atrair/Conduzir.

秤勁 Jin de Balanceamento

Ficar em pé como o fiel de uma balança.

É preciso ficar em pé como o fiel de uma balança. Ao se defrontar com o oponente, deve-se pensar que o seu corpo é como uma balança, o topo da cabeça como o referencial (do fiel), e as duas mãos como os dois pratos, os ombros como o travessão horizontal, a cintura como a haste vertical ligada a base que é o cóccix. Com o cóccix reto e centrado e o espírito insubstancial no topo da cabeça, forma-se uma linha reta vertical. Desta forma, pode se calibrar o Jin do oponente, de maneira precisa. É a técnica do "Entender o Jin" a fim de diferenciar o pesado do leve.

化勁 Jin de Neutralização

Mover-se com vivacidade como a roda de uma carroça.

Com o corpo como balança, é preciso ainda imaginar instalá-la sobre a roda, para mover-se com vivacidade. Tanto você como o seu oponente, ambos gostariam de ter o poder de medir/calibrar o outro, e não ser calibrado, i.e., revelar a sua intenção; o objeto (balança) está na pessoa, a pessoa não está na balança. Portanto use o conceito de Chi como roda, a cintura como eixo, os ombros como o travessão horizontal, siga para cima e para baixo, acompanhando o movimento da roda, que uma vez acionada, poderá girar para cima, para baixo, para esquerda e direita, frente e atrás, e assim você poderá controlar o oponente. É a técnica do "Entender o Jin" quanto à direção.

牽引 | Jin de Atrair/Conduzir

Se você for substancial em um lado, você consegue ser flexível. Se você distribuir seu peso igualmente, então você está com peso duplo e estagnado.

Conhecendo a origem e a direção do Jin, e sua potência leve ou pesada, exercida pelo oponente, pode se dizer que você adquiriu as técnicas de "Entender o Jin".

Com o seu corpo em pé, como o fiel de uma balança, centrado, sem pender para os lados, e com a vivacidade da roda se movimentando, se o oponente impor seu Jin em um lado do seu corpo, então o mesmo lado deve se "afundar" e, acompanhar a direção de Jin do oponente, sem oferecer resistência. Isto significa abdicar-se de si e seguir o oponente. Se o Jin do oponente for de ataque direto[1], use o giro da roda e leve-o para o vazio. Se o Jin for de defesa[2], deve-se usar o conceito de "desviar uma tonelada de força com quatro gramas". Este Jin é o Jin de Atrair/Conduzir, indispensável no Tui Shou.

O Jin de Atrair/Conduzir consiste na sua habilidade de afundar em um lado. Quando o oponente impuzer o seu Jin, é preciso ajustar e torná-lo passível de ser "afundado". O fato de poder girar o seu Jin está no leve "afundar" de um lado da roda, para esquerda ou direita, para cima ou para baixo, para frente ou para trás e, em função do leve "afundar" desigual, i.e., <u>não uniformemente distribuído, faz acionar o giro da roda. Se o giro for</u>

---

1 Ku Yu Cheung descreveu como Jin de vinda ou chegada. (N.T.)
2 Ku Yu Cheung descreveu como Jin de ida ou saída. (N.T.)

uniformemente distribuído, com igual peso, incorre no desvio de "peso duplo". Com o peso igual em ambos os lados, a roda estagna e não se mexe. Se "afundar" demais para um lado, a roda pode se virar e tombar, não conseguindo ter o Jin de medir/calibrar o oponente. Portanto, o que está mencionado aqui de "afundar" em um lado, é o "afundar" levemente.

Em Resumo

Os três conceitos acima possibilitam entender o Jin. É preciso sempre ter em mente os dois aspectos: balança e roda, e na técnica de controlar o oponente, aplicar o Jin de Atrair/Conduzir.

Com frequência, mesmo após vários anos de dedicação ao treinamento, o praticante pode não conseguir neutralizar a ação do oponente e assim ser controlado pelo oponente. A razão é que o conceito de peso duplo não foi corretamente observado.

Em outras palavras, a causa está na inabilidade de aplicar o Jin de Atrair/Conduzir. Para corrigir este problema, é preciso saber aplicar os conceitos de Yin/Yang, substancial/insubstancial, Leveza/afundar, enfim compreender a **natureza cíclica**. É preciso também saber Aderir/Ceder, Conduzir Rigidez/Suavidade com lisura, enfim compreender a **natureza da mudança**. Aderir é Ceder, Ceder é Aderir. O Yin é inseparável do Yang, o Yang é inseparável do Yin. Aderir/Ceder se correlacionam, Yin/Yang se complementam. E isto é Entender o Jin. Depois de entender o Jin, quanto mais se treina, mais se avança. Procure perceber e estudar minuciosamente e sua mente obedecerá sua vontade.

Quem procura "Entender o Jin" deve atentar para o fato de que, apesar de se abdicar de própria vontade para seguir o oponente, é preciso ter medida e critério. Não se deve seguir cegamente, ou aleatoriamente. Portanto, para seguir o outro, é preciso estar concentrado num foco próximo ao seu próprio corpo para, então, aderir. Uma vez aderido, deve-se fixar neste ponto para interagir com o oponente e acompanhar sem deixar escapar este foco. Independentemente das variações do oponente, o ponto de contato é o centro do seu Fa Jin. "Seguir apenas um e não seguir dois", seguir o perto e não o longe, ao seguir o perto, o mastro está em você, fica então fácil de soltar, de assegurar a oportunidade e obter a posição de vantagem. Seguindo apenas um, você não ficará distraído para "caçar sombras", cuidando-se de um lado e perder-se no outro. Este conceito de concentrar-se apenas num ponto de Aderir é extremamente importante para quem procura entender o Jin. Não se deve abdicar do perto e procurar o longe.

Basicamente, desista de si mesmo e siga o oponente. Muitos não compreendem e menosprezam aquilo que está perto por algo que está longe.

Lista de verificação na execução do Kati (Posturas) Terceira Etapa

	Correto	Errado
Listura	suave como "puxar um fio de seda"	desajustado, sem ser redondo
Leveza	o Peng Jin (Aparar) para cima	vacilante e flutuante
Afundar	o Peng Jin (Aparar) para baixo	pesado, lerdo, sem vivacidade
Agilidade	mudanças feitas com agilidade	estagnar-se, sem flexibilidade

Lista de verificação na execução do Tui Shou - Terceira Etapa

	Correto	Errado
Equilíbrio	habilidade de balancear e sensibilidade no "conectar"	inapto para perceber a interrupção de Peng Jin (Aparar)
Roda	rotação livre e desimpedida para cima/baixo, para esquerda/direita	roda travada. Sem reserva de Chi
Atrair/Conduzir	reação instantânea usando o leve "afundar", mente ágil e o movimento acompanha o Yi	lerdo, pesado, sem agilidade

Há um adendo no final do texto de Ku Yu Cheung que vale citar:

"**A verificar**: Os fundamentos, das três etapas de verificação descritas neste capítulo de Tui Shou, estão na prática do Kati (sequência de posturas do Tai Chi Chuan). Com exceção das técnicas de **Aderir-Conectar, Colar-Seguir**, e os desvios de **se apoiar,** ou **servir de apoio,** que são as técnicas adquiridas com a prática de Tui Shou, todas as outras mencionadas são obtidas pela prática de Kati."

3. FOTOS ILUSTRATIVAS DE ALGUMAS SÉRIES

Grão Mestre Chan Kowk Wai com seu filho Mestre Thomaz

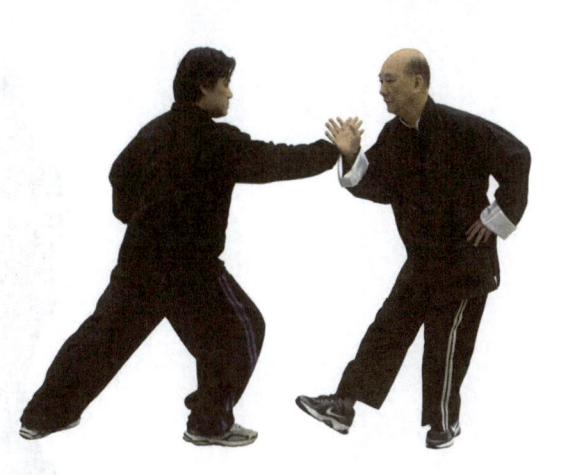

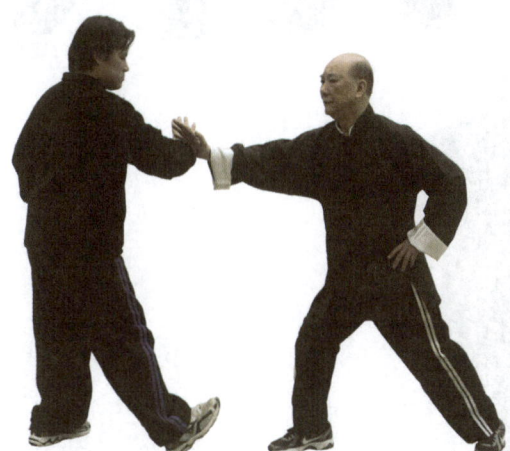

Tui Shou Série #1

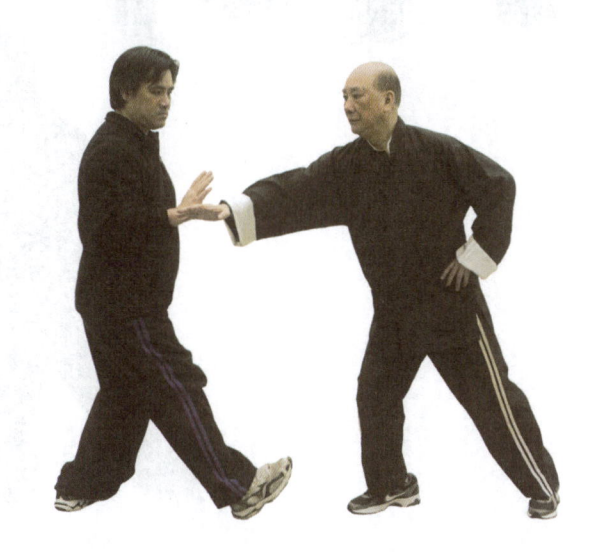

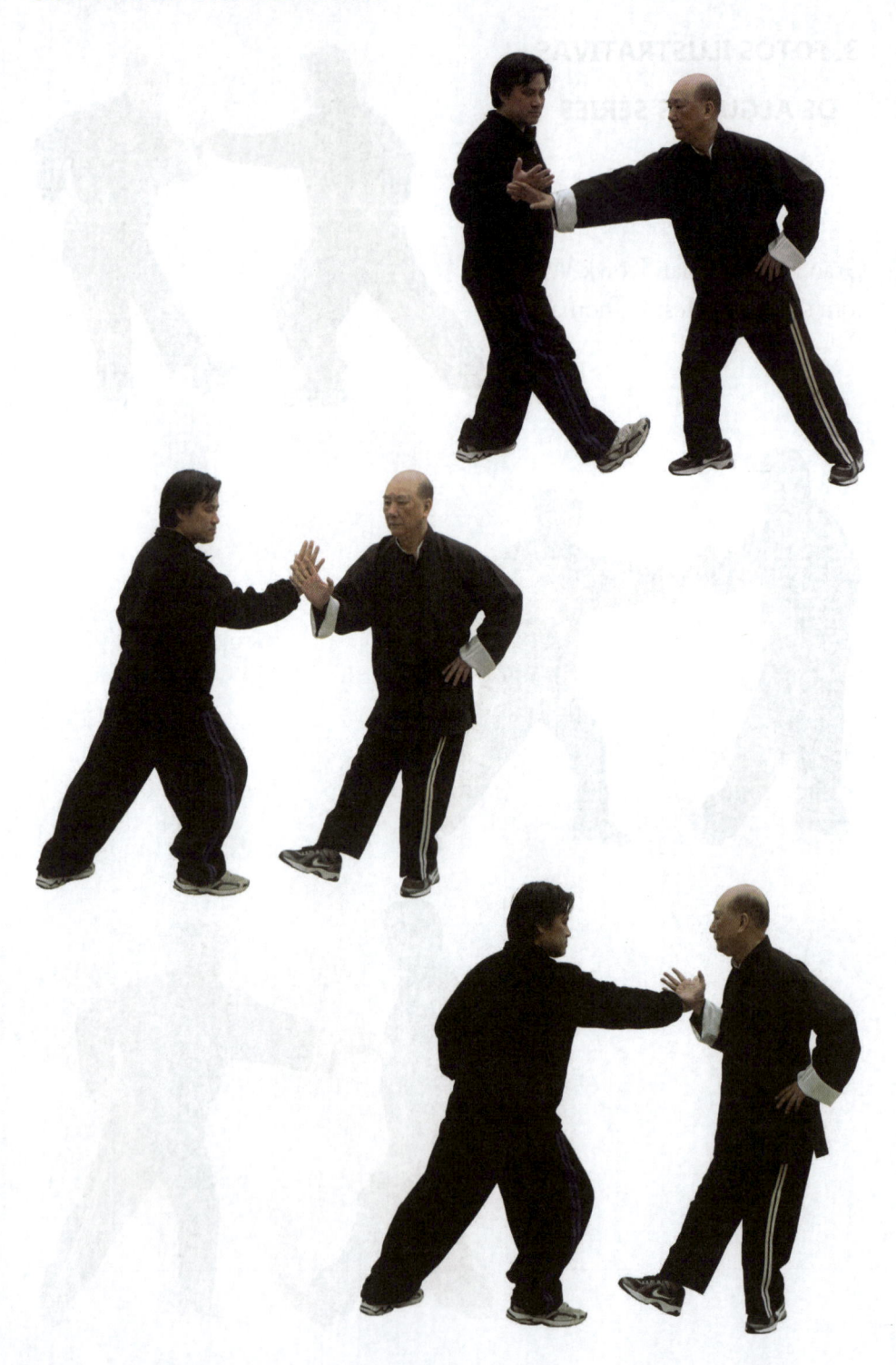

Grão Mestre Chan Kowk Wai

Tai Chi Chuan

**Tui Shou
Série #2**

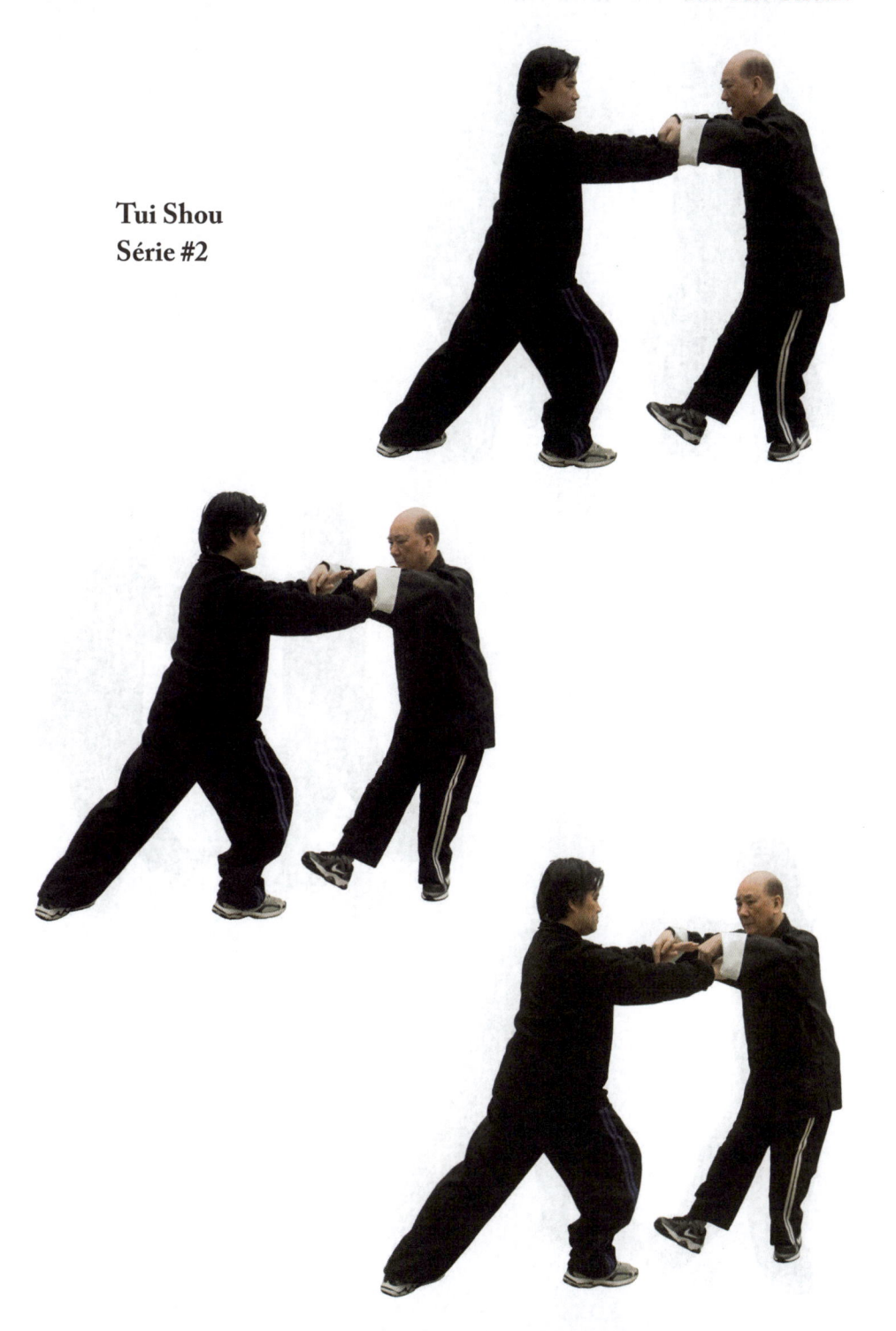

Grão Mestre Chan Kowk Wai

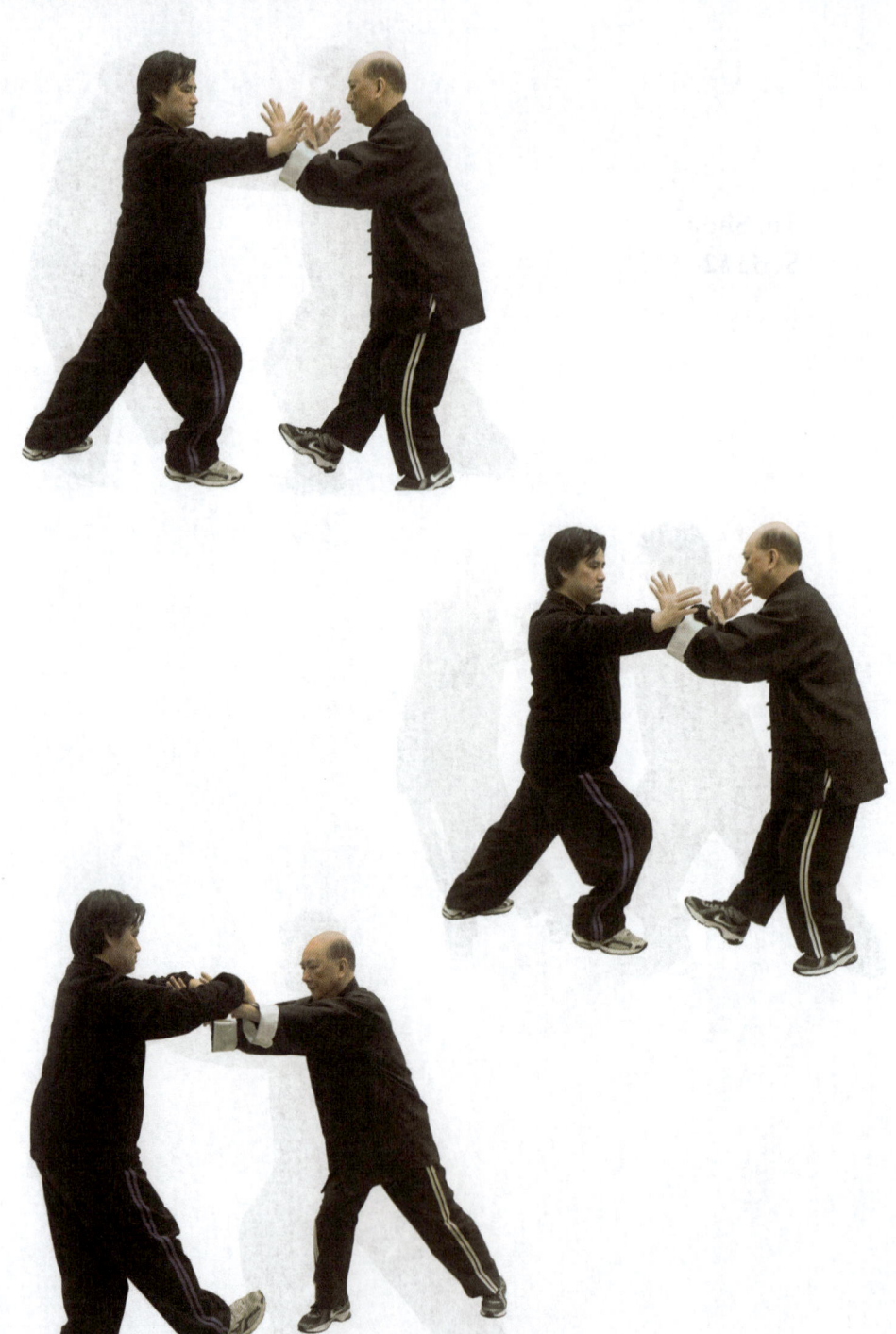

Tai Chi Chuan

**Tui Shou
Série #3**

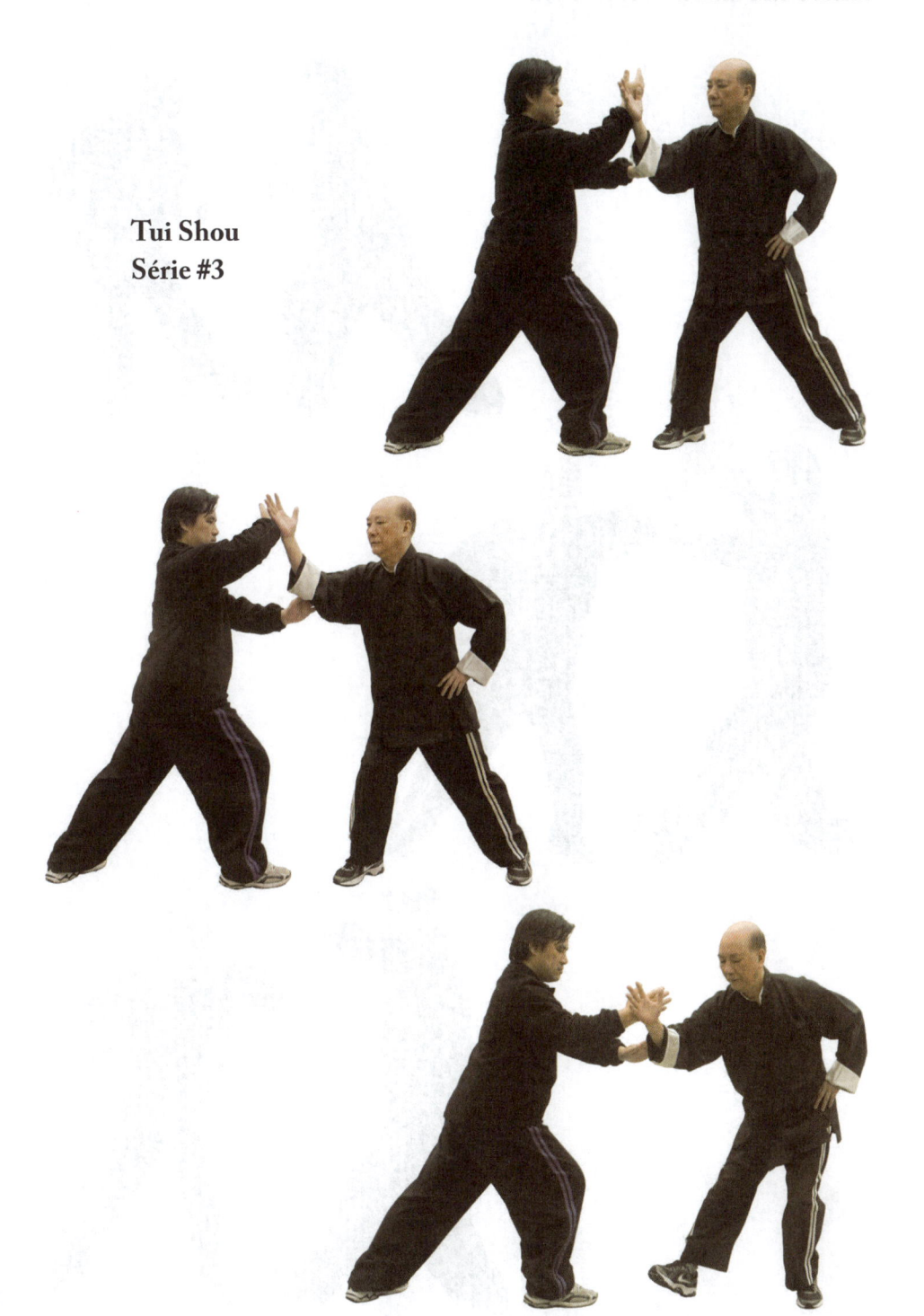

Grão Mestre Chan Kowk Wai

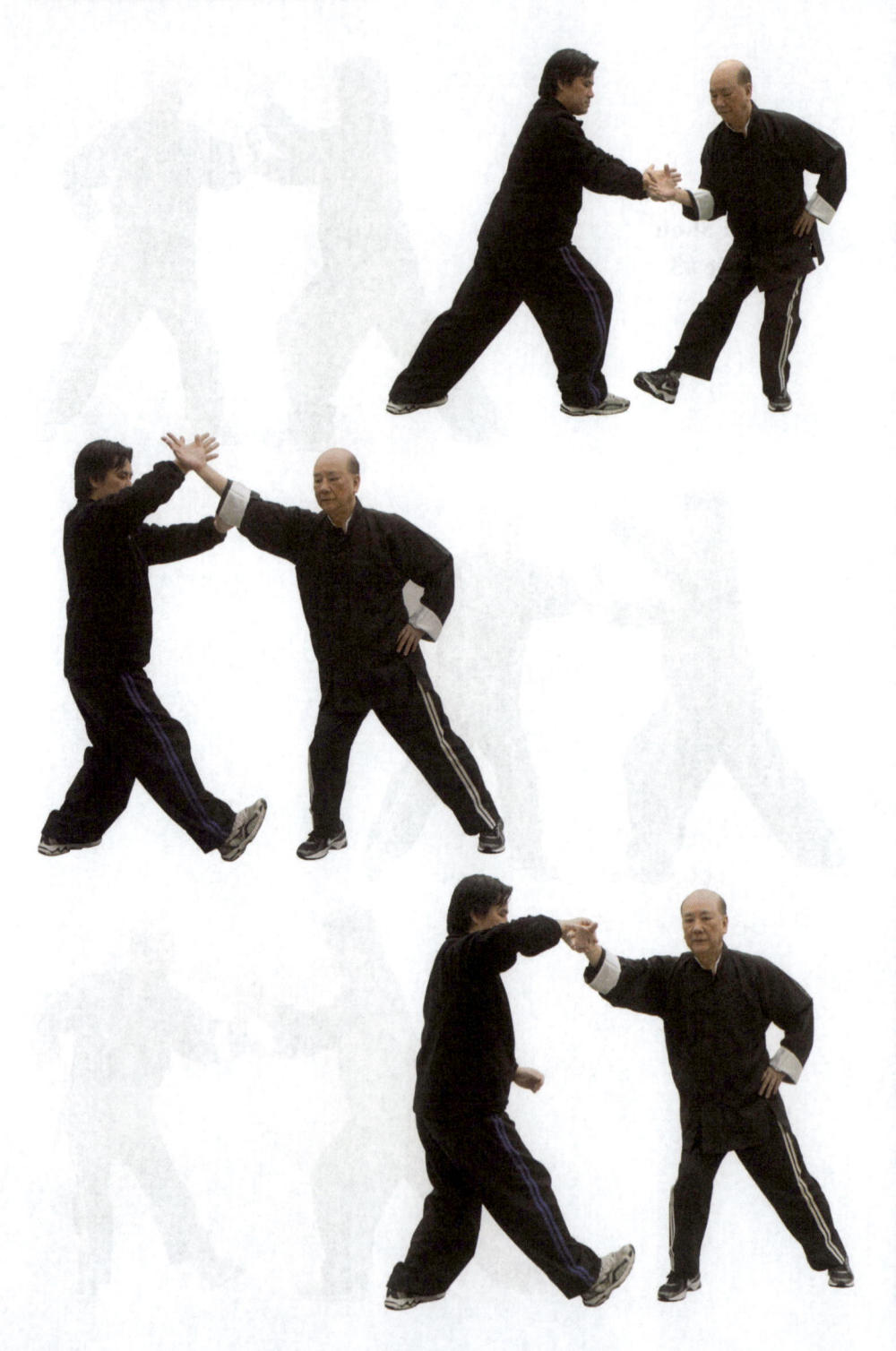

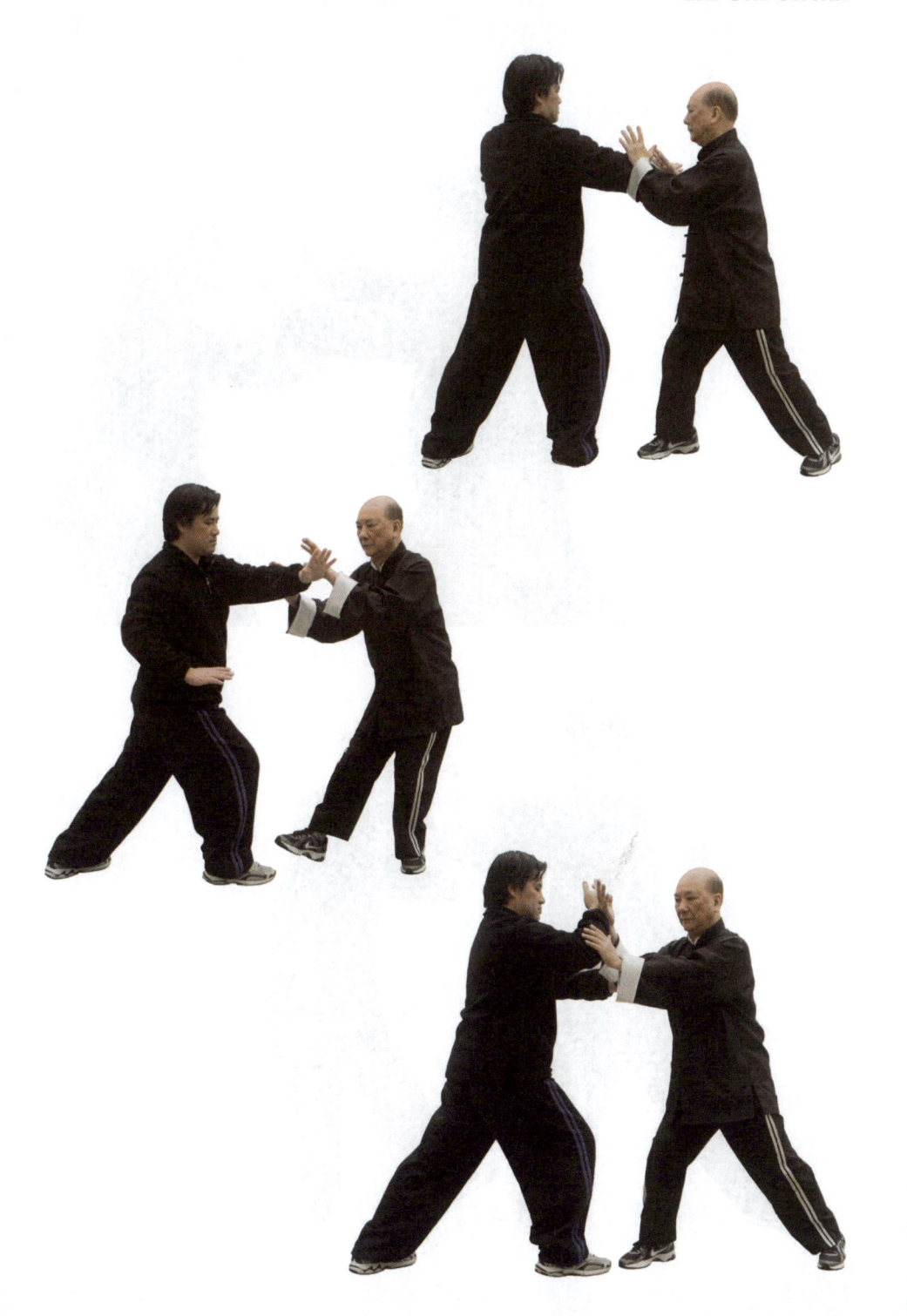

Tai Chi Chuan

Grão Mestre Chan Kowk Wai

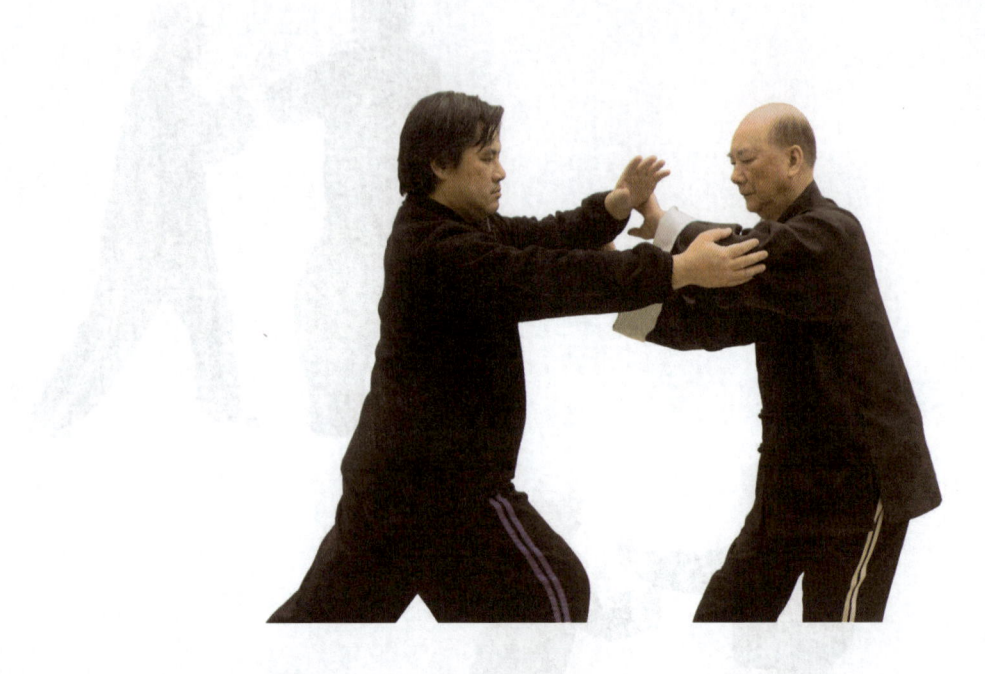

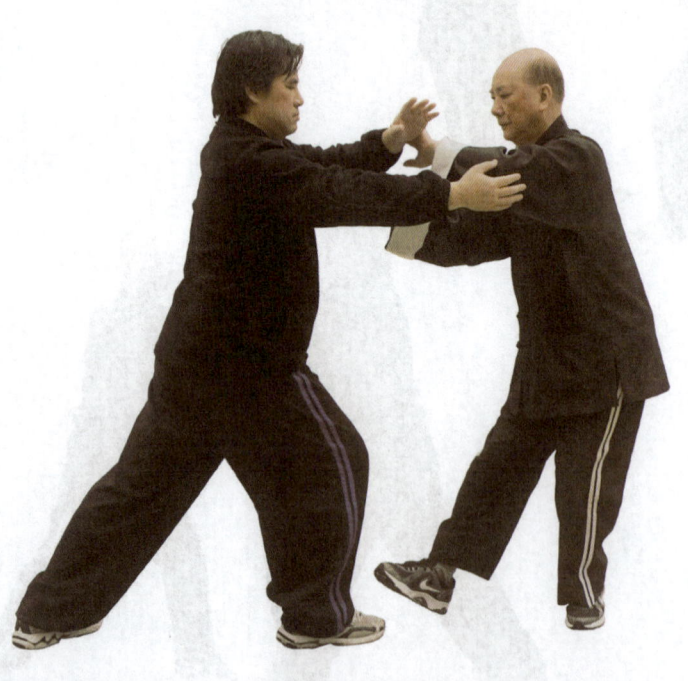

VI

MESTRE CHAN KOWK WAI:
UMA LENDA VIVA
DAS ARTES MARCIAIS

1. O MÉTODO DE ENSINO DO MESTRE CHAN

2. A PRÁTICA DO TAI CHI COMBINADA COM OUTROS ESTILOS DE ARTES MARCIAIS

3. O TAI CHI COMO ARTE MARCIAL E O USO DA ENERGIA INTERNA

4. OUTROS ESTILOS ENSINADOS PELO MESTRE CHAN
   Estilos Externos
   Estilos Internos
   Outros Katis e Técnicas

5. CHI KUNG E ZANG ZHUANG

6. A ARTE DE CURAR

1. O MÉTODO DE ENSINO DO MESTRE CHAN

Mestre Chan ensina há mais de 50 anos no Brasil na Academia Sino-Brasileira de Kung Fu – Matriz e em suas filiais, já tendo ensinado mais de 60 mil alunos. Ensina também, há 33 anos, na Academia da Pró-Vida. Há professores afiliados à Academia Sino-Brasileira em quase todos os estados do Brasil, e também na Argentina, Chile, Uruguai, Estados Unidos, Espanha e Canadá. A despeito de tantos anos de experiência, ele ensina basicamente da mesma forma de quando chegou ao Brasil: o ensino é individualizado, os estilos e katis variam em função de cada aluno e, até nos dias de hoje, ele faz questão de ensinar pessoalmente a partir do primeiro dia de treino. Assim, o iniciante não aprende com professores recém-formados, que aprenderam com professores mais experientes que, por sua vez, aprenderam com o Mestre Chan. Aprendem diretamente com ele.

O seu estilo de ensinar contém muitos elementos da maneira tradicional de se ensinar uma arte marcial: toda ênfase é na prática, aprende-se treinando, praticando, cabendo ao aluno o desenvolvimento da observação, aspecto fundamental do aprendizado.

Não há faixas ou qualquer distinção no uniforme que identifique o nível de habilidade e conhecimento dos alunos, tampouco exames de faixa ou provas para se ingressar em graus mais avançados.

Um visitante ao entrar na matriz da Academia Sino-Brasileira, em São Paulo, e presenciar uma aula terá alguma dificuldade em entender o que se passa: ele possivelmente verá alguns alunos treinando Tai Chi Chuan ou outro estilo interno, outros treinando diferentes armas bem como os vários estilos externos ensinados pelo Mestre Chan, alunos treinando Chi Kung, alguns treinando sozinhos, outros em grupos e, no meio disto tudo, talvez tenha dificuldade de identificar o mestre da academia, cujo uniforme é bastante semelhante ao dos alunos e que ensina e corrige no meio dos alunos.

O Mestre Chan é conhecido pela sua visão tradicional do Kung Fu, característica também de seu principal professor Yang Sheung Mo. Os katis e as técnicas ensinadas pelo Mestre Chan são basicamente as mesmas que os mestres de diversas gerações ensinavam aos seus melhores discípulos, dentro da mais pura tradição do Kung Fu.

Apesar de dominar com maestria vários estilos, o Mestre Chan nunca criou um estilo próprio. Ele diz que geralmente aquele que cria um novo estilo o faz porque não aprendeu o suficiente, do contrário teria se esmerado em praticar aquilo que lhe foi ensinado.

Outra característica marcante na maneira de ensinar do Mestre Chan é que não há um caminho pré-estabelecido para todos os alunos. Pelo contrário, o "caminho" vai sendo formado na medida em que se caminha. Assim, o Mestre Chan e seus alunos professores têm vários alunos que se tornaram campeões mundiais de combate, ou campeões de apresentação de katis. Para estes, o treino é moldado a partir dos objetivos pessoais de cada um. A maior parte dos alunos, entretanto, busca saúde e equilíbrio, a motivação de caráter marcial é secundária, de forma que o ensino acaba sendo personalizado para cada aluno, já que cada um é um universo particular, com seus talentos, suas preferências, habilidades inatas, etc. Apesar de o Mestre Chan ter tido uma formação com bastante ênfase no aspecto marcial, ele sempre diz que a verdadeira arte marcial não tem como objetivo principal derrotar o oponente, antes, deve promover a saúde e o equilíbrio daquele que a pratica.

2. A PRÁTICA DO TAI CHI COMBINADA COM OUTROS ESTILOS DE ARTES MARCIAIS

O Mestre Chan ensina o Tai Chi estilo Yang tradicional. Na sequência tradicional, uma única execução do Kati demora não menos que 20 minutos, além disso, todas as posturas devem ser executadas de forma relaxada, com o mínimo esforço muscular. Dado o grau de dificuldade de execução do kati tradicional, o Mestre Chan não costuma começar o ensino de alunos novos pelo Tai Chi. Regra geral, o aluno aprende alguns katis de estilo externo (iniciando pelo Shao Lin do Norte), alguns katis de arma e, depois, começa a aprender o Tai Chi. Dessa maneira, o aluno desenvolve uma base que lhe permitirá aprender o Tai Chi Chuan com maior proveito, através do desenvolvimento de sua consciência corporal, fortalecimento muscular, flexibilidade e equilíbrio. Somente em casos específicos, quando o aluno está impossibilitado de treinar estilos externos, inicia o aprendizado pelo Tai Chi.

Mesmo para os alunos que têm acentuada preferência pelo Tai Chi, o Mestre Chan recomenda que a prática do Tai Chi seja complementada com a de outros estilos externos ou, se for o caso, com outros estilos considerados internos como o Pa Kua e o Hsing I. Busca-se equilibrar os aspectos Yin e Yang e, dessa maneira, equilibrar corpo e mente. Mestre Chan explica que, mesmo entre os estilos internos, o Tai Chi é o mais Yin (energia feminina, interna), de forma que a prática conjunta com estilos externos (predominantemente Yang) ou mesmo outros estilos internos (mais Yang que o Tai Chi) proporciona resultados melhores. De acordo com as características do aluno, tempo de treino, idade, preferências, o caminho vai sendo traçado.

Associada à prática de Tai Chi (ou ainda com o Pakua ou Hsing I) com outros estilos externos, o Mestre Chan também recomenda a prática do Chi Kung. O Mestre Chan ensina um Chi Kung de origem budista, marcial, da escola Shao Lin do Norte e, embora o nome seja muito famoso, sua técnica atualmente é conhecida por poucos, mesmo na China. Trata-se do método chamado de Pequeno Sino de Ouro (小金鐘) que, além da finalidade marcial, é excelente para a saúde e fortalecimento dos órgãos internos.

Vale esclarecer que apesar dos estilos serem classificados como internos ou externos, o Mestre Chan pessoalmente não gosta desta classificação. Ele diz que na medida em que se atinge a excelência na prática, qualquer que seja o estilo, interno ou externo, esta separação vai ficando cada vez mais tênue. Em certa ocasião escreveu os ideogramas 萬法歸宗 que poderia ser traduzido como: "Todos os estilos (modalidades) retornam para a mesma essência".

Isto posto, regra geral, o Mestre Chan recomenda a prática combinada de katis:

- De estilo interno: Tai Chi Chuan, Pa Kua ou Hsing I
- De estilo externo: Shao Lin do Norte, Choy Li Fut, Ton lon, etc.
- Chi Kung (Pequeno Sino de Ouro-externo, ou Zhàn Zhuāng-interno)

3. O TAI CHI COMO ARTE MARCIAL E O USO DA ENERGIA INTERNA

Apesar de a maioria dos praticantes de Tai Chi Chuan buscarem exclusivamente cultivar a saúde e o estado de equilíbrio, é importante ter em mente que o Tai Chi é uma arte marcial e das mais eficientes. O fato do kati ser praticado de forma lenta e suave e também o fato de muitas pessoas idosas e enfermas praticarem o Tai Chi, ajudam a explicar porque a raiz marcial do Tai Chi ter sido praticamente esquecida, levando à interpretação do papel secundário do aspecto marcial do Tai Chi Chuan.

O Mestre Chan aprendeu o Tai Chi e outros estilos com genuínos mestres, em um tempo em que o aspecto marcial era bastante enfatizado. Era comum os alunos praticarem treinos de combate entre si e muitas vezes os combates aconteciam com alunos praticantes de diferentes estilos, por sinal. Esta ênfase marcial possibilitou ao Mestre Chan conhecer inúmeras aplicações do Tai Chi Chuan, muitas das quais não são explicadas em livros. Este conhecimento é particularmente precioso pelo fato de ser muito difícil deduzir as inúmeras aplicações de ataque e defesa a partir da observação dos movimentos do kati. E vale acrescentar que um importante benefício adicional do treino de combate é que é uma boa forma de refinar os princípios praticados na execução do kati e do Tui Shou.

Quando o Mestre Chan explica um determinado movimento do kati, ele geralmente explica as diferentes aplicações e possibilidades daquele movimento e, algumas vezes, termina dizendo que, após muitos anos de prática de diversos estilos, pôde concluir que o mais simples é o melhor. A simplicidade leva à objetividade e eficiência. Um outro ponto importante que se pode perceber ao ver o Mestre Chan explicar os diferentes golpes é que, em resposta a um ataque do adversário, ele não dá um golpe para efetuar a defesa e um segundo golpe para atacar. Na realidade, o golpe de defesa flui para o de ataque, é como se a defesa fosse também o ataque. Com efeito, ao atacar, o adversário também revela uma vulnerabilidade que pode ser explorada por este movimento contínuo de defesa e ataque.

Com frequência o Mestre Chan demonstra aplicações dos vários estilos que ensina e os alunos, em seguida, treinam entre eles a aplicação demonstrada. Um fato interessante é que provavelmente o Tai Chi é o estilo em que os alunos têm maior grau de dificuldade para reproduzir as aplicações ensinadas. Isto comprova que o "movimento externo" é apenas uma parte da prática, como se pode deduzir dos clássicos do Tai Chi. E que, para que o golpe seja eficiente, os princípios mencionados nos clássicos do Tai Chi precisam ser incorporados ao movimento. Assim, além do movimento externo o praticante precisa incorporar a projeção da energia interna, a alternância entre o substancial e o insubstancial, o uso da cintura, o que confirma o aspecto interno e sutil desta arte.

Quando o Mestre Chan demonstra aplicações de ataque e defesa dos vários estilos que ensina, a sua energia interna é incorporada naturalmente nos movimentos. Esta energia, Chi, certamente pode ser aplicada em qualquer arte marcial, entretanto, o seu uso no Tai Chi é particularmente impressionante, já que este estilo se caracteriza pela suavidade e utilização mínima de energia externa.

Dentre os inúmeros casos que ilustram a aplicação do Chi, há o caso recente de um aluno, também professor de Kung Fu, que pediu para o Mestre Chan demonstrar o movimento conhecido como "Cavalo selvagem eriçando sua crina". Neste movimento, utiliza-se uma combinação de golpe do ombro com o movimento "peng" (aparar). Quando o Mestre Chan aplicou este golpe o impacto foi tão forte que o aluno foi projetado a uma altura de dois metros vindo a tocar o chão a cerca de três metros de distância do local onde o golpe foi aplicado. Esta cena foi presenciada por vários alunos e eles relataram que o movimento feito pelo Mestre Chan não foi brusco, não foi resultado de energia externa. Pelo contrário, o ombro do Mestre Chan de forma aparentemente suave tocou o corpo do aluno e então a energia interna foi liberada.

Em outra ocasião, Mestre Chan demonstrou para um aluno, também professor de Kung Fu, outra aplicação de Tai Chi Chuan: ele aplicou a palma de sua mão na nuca do aluno e o desequilibrou, projetando-o em direção ao solo. O movimento foi bastante suave. O aluno, entretanto, reportou que o golpe havia sido muito forte e após alguns minutos começou a apresentar acentuada dificuldade respiratória, provavelmente em decorrência do fechamento de sua glote. O Mestre Chan foi então chamado e pressionou um determinado ponto, possibilitando que o aluno rapidamente se restabelecesse.

Estes e outros casos sugerem que é difícil modular a intensidade da emissão de energia interna e muito embora o Mestre Chan tenha bastante cuidado para não machucar seus alunos quando demonstra aplicações dos vários estilos que domina, por vezes a quantidade de energia liberada acaba sendo bem maior que a intenção original.

4. OUTROS ESTILOS ENSINADOS PELO MESTRE CHAN

Tendo iniciado seu aprendizado aos quatro anos de idade e graças a sua dedicação integral à arte, o Mestre Chan adquiriu enorme conhecimento de vários estilos internos, externos, técnicas de combate e quebramento, Chi

Kung, bem como conhecimento da arte de curar. Além disso, ele teve a boa fortuna de ter aprendido com alguns dos melhores mestres de seu tempo conforme se vê na: **Genealogia**[1] dos estilos ensinados por ele.

Na Planilha a seguir: **Nome dos Estilos**, relacionou-se os diversos estilos ensinados pelo Mestre Chan, com seus nomes em português, cantonês e mandarim e, em seguida, uma breve descrição de cada um dos estilos.

---

[1] Nas planilhas de Geneologias conservou-se a transliteração original dos nomes pronunciados em cantonês pelo Mestre Chan Kowk Wai. (N.T.)

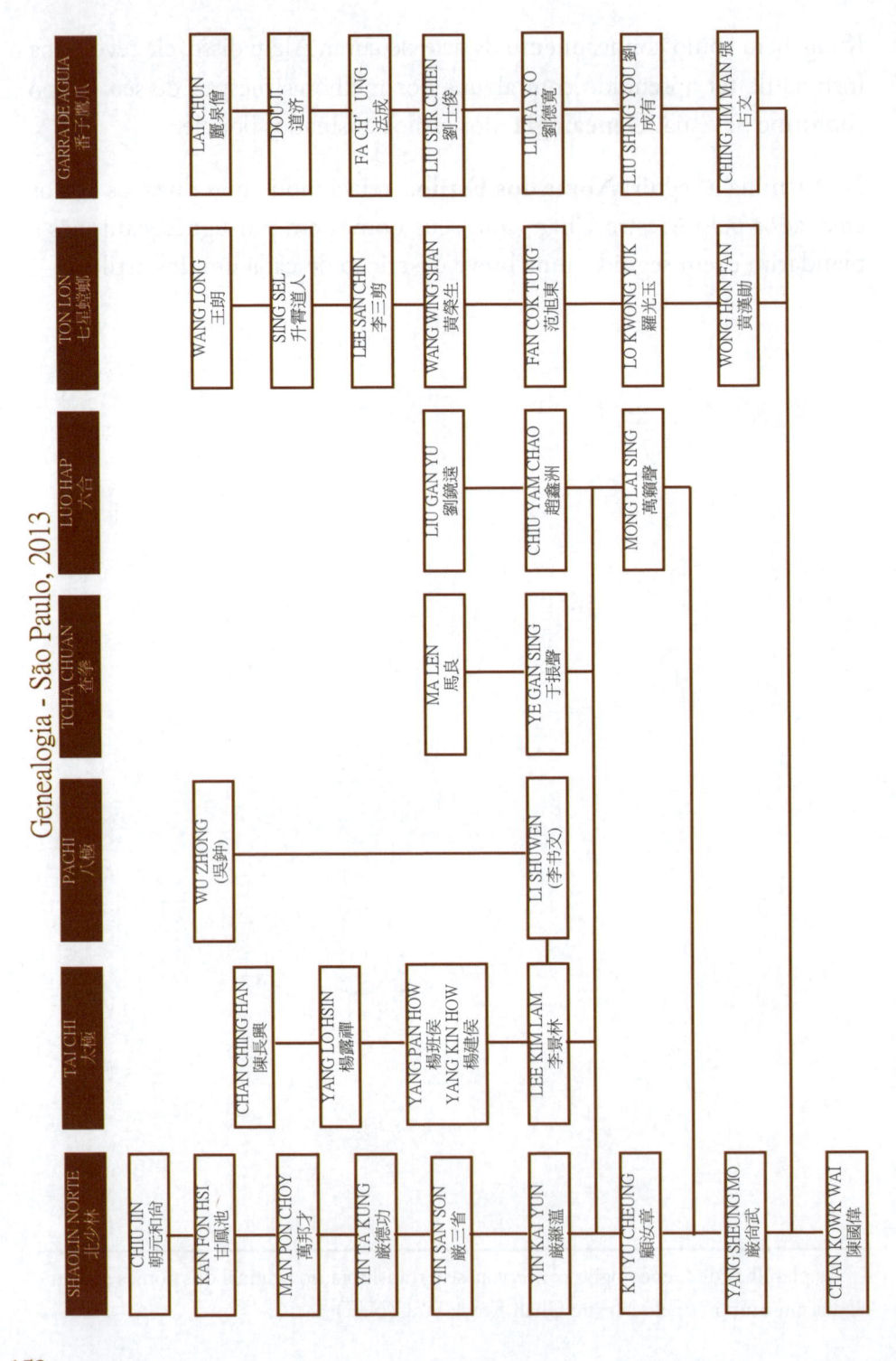

Genealogia - São Paulo, 2013

GARRA DE ÁGUIA 鷹爪

- LAI CHUN 麗泉僧
- DOU JI 道济
- FA CH'UNG 法成
- LIU SHR CHIEN 劉士俊
- LIU TA Y'O 劉德寬
- LIU SHING YOU 劉成有
- CHING JIM MAN 張占文

TON LON 七連堂鄉

- WANG LONG 王朗
- SING SEL 升霄道人
- LEE SAN CHIN 李三剪
- WANG WING SHAN 黃榮生
- FAN COK TUNG 范旭東
- LO KWONG YUK 羅光玉
- WONG HON FAN 黃漢勛

LUO HAP 六合

- LIU GAN YU 劉鏡遠
- CHIU YAM CHAO 趙鑫洲
- MONG LAI SING 萬籟聲

TCHA CHUAN 查拳

- MA LEN 馬良
- YE GAN SING 于振聲

PACHI 八極

- WU ZHONG (吳鈡)
- LI SHU WEN (李书文)

TAI CHI 太極

- CHAN CHING HAN 陳長興
- YANG LO HSIN 楊露禪
- YANG PAN HOW 楊班侯 / YANG KIN HOW 楊建侯
- LEE KIM LAM 李景林

SHAOLIN NORTE 北少林

- CHIU JIN 朝元和尚
- KAN FON HSI 甘鳳池
- MAN PON CHOY 萬邦才
- YIN TA KUNG 嚴德功
- YIN SAN SON 嚴三首
- YIN KAI YUN 嚴微溫
- KU YU CHEUNG 顧汝章
- YANG SHEUNG MO 嚴尚武
- CHAN KOWK WAI 陳國偉

152

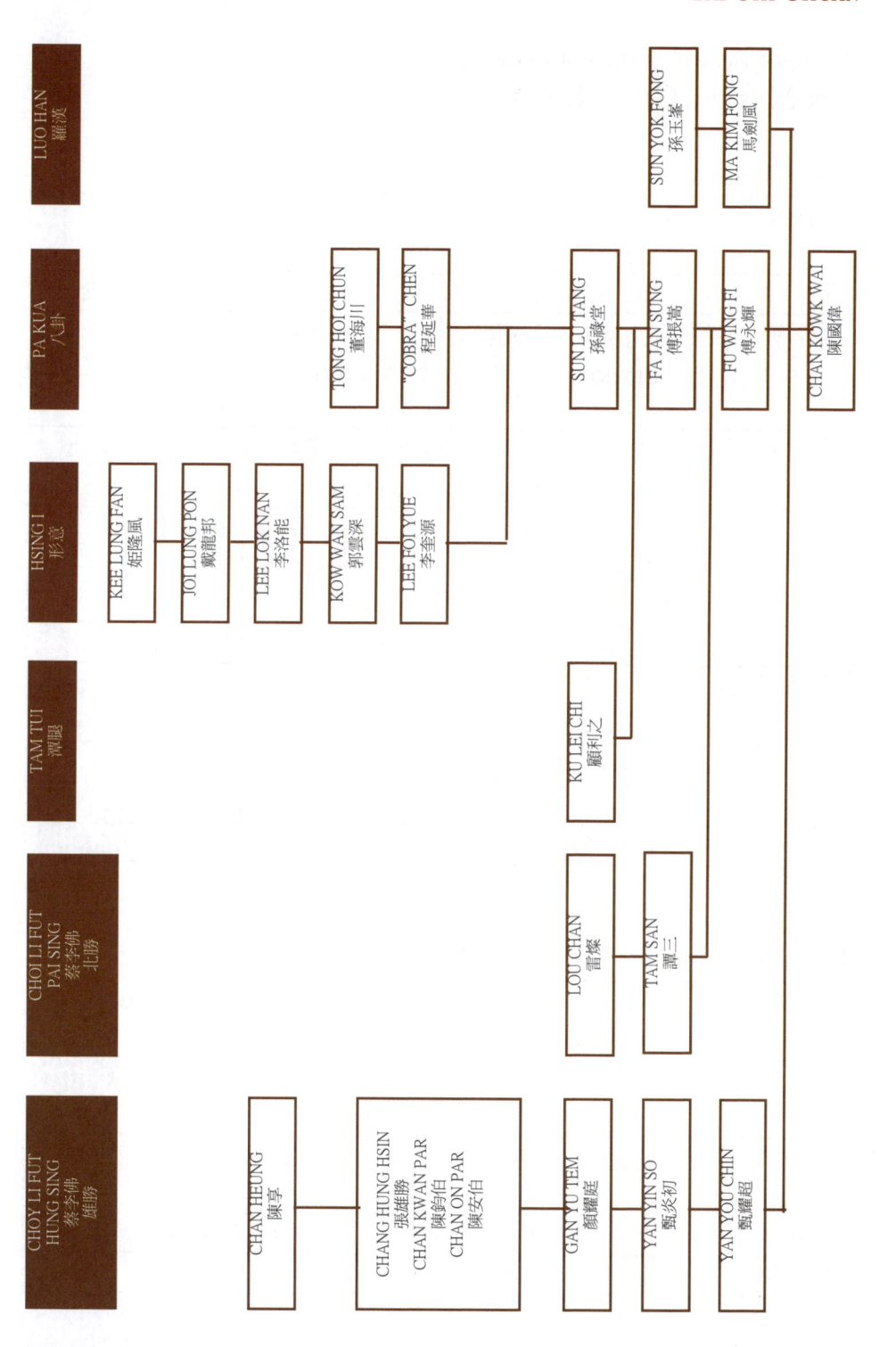

Tai Chi Chuan

Luo Han 羅漢

Pa Kua 八卦
- Tong Hoi Chun 董海川
- "Cobra" Chen 程延華
- Sun Lu Tang 孫祿堂
- Fa Jan Sung 傅振嵩
- Fu Wing Fi 傅永輝
- Chan Kowk Wai 陳國偉
- Sun Yok Fong 孫玉峯
- Ma Kim Fong 馬劍鳳

Hsing I 形意
- Kee Lung Fan 姬隆風
- Joi Lung Pon 戴龍邦
- Lee Lok Nan 李洛能
- Kow Wan Sam 郭雲深
- Lee Hoi Yue 李垚源

Tam Tui 潭腿
- Ku Lei Chi 顧利之

Choi Li Fut Pai Sing 蔡李佛 北勝
- Lou Chan 雷燦
- Tam San 譚三

Choy Li Fut Hung Sing 蔡李佛 雄勝
- Chan Heung 陳享
- Chang Hung Hsin 張雄勝
- Chan Kwan Par 陳鈞伯
- Chan On Par 陳安伯
- Gan Yu Tem 顏耀庭
- Yan Yin So 甄炎初
- Yan You Chin 甄耀程

153

Grão Mestre Chan Kowk Wai

Nomes dos Estilos ensinados por Mestre Chan Kowk Wai

Estilos Externos

Chinês	Mandarim Pinyin	Cantonês Jyutping	Português
北少林	Běi Shào Lín	Bak Siu Lam	Shaolin do Norte
蔡李佛 - 雄胜	Cài Lǐ Fó - Xióng Shèng	Coi Lei Fat - Hung Sing	Choy Li Fut - Estilo Hung Sing
蔡李佛 - 北胜	Cài Lǐ Fó - Běi Shèng	Coi Lei Fat - Bak Sing	Choy Li Fut - Estilo Pai Sing
七星螳螂拳	Qī Xǐng Tángláng Quán	Cat Sing Tong Long Kyun	Ton Lon - Estilo Sete Estrelas
罗汉	Luóhàn	Lo Hon	Luo Han
番子鹰爪	Pān Zǐ Yǐng Zhuǎ	Faan Zi Jing Zaau	Garra de Águia
六合拳	Liù Hé Quán	Luk Hap Kyun	Luo Hap
潭腿	Tán Tu	Taam Teoi	Tam Tui
查拳	Chá Quán	Caa Kyun	Tcha Chuan

Estilos Internos

Chinês	Mandarim Pinyin	Cantonês Jyutping	Português
杨式 太极拳	Yáng Shì Tài Jí Quán	Joeng Sik Taai Gik Kyun	Tai Chi Chuan - Estilo Yang
八卦掌	Bāguà Zhǐng	Baat Gwaa Zoeng	Pa Kua
形意拳	Xíng Yì Quán	Jing Ji Kyun	Hsing I
八极拳	Bā Jí Quán	Baat Gik Kyun	Pa Chi

Estilos Externos

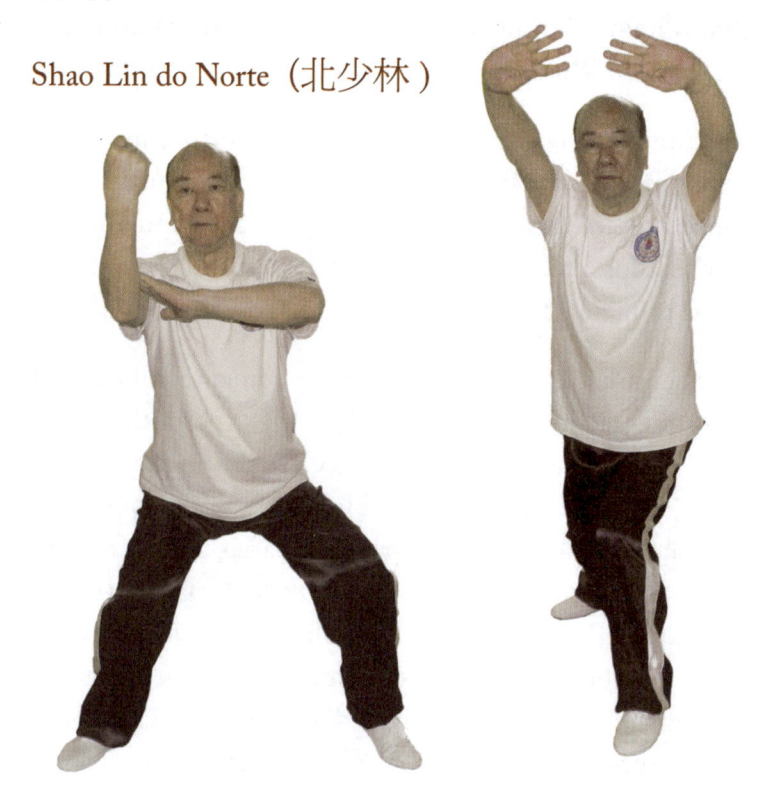

Shao Lin do Norte (北少林)

Um dos estilos mais antigos de Kung Fu e certamente o mais famoso, o Shao Lin do Norte foi criado a partir de técnicas desenvolvidas dentro do Mosteiro Budista de Shao Lin, na Província de Henan. A construção do Templo foi iniciada no ano 495dC pelo imperador Xiaowen (dinastia Wei do Norte) sob a orientação do monge indiano Batuo. Erguido no meio da floresta (Lin - 林) ao sopé do monte Shaoshi (Shao Shi Shan - 少室山), o Templo recebeu o nome de Shao Lin.

Há diferentes versões que explicam o surgimento das artes marciais no mosteiro Shao Lin. A mais conhecida e aceita oficialmente é que o monge budista Bodhidarma, procedente do sul da Índia, teria se recolhido ao mosteiro depois de sua fundação, por volta do ano de 526 dC. É fato que o budismo já havia sido introduzido na China quando Bodhidarma ali chegou, entretanto foi ele o responsável pelo seu renascimento. Sendo fundador, é considerado o primeiro patriarca do Budismo Chan (禪宗 - introduzido com o nome Zen no Japão) na China. Importante notar que ao longo da evolução do Budismo Chan é nítida a influência do pensamento taoísta.

Bodhidharma ensinou aos monges de Shao Lin exercícios respiratórios oriundos da Índia e técnicas marciais para aumentar a resistência física e concentração exigidas pelos longos períodos de meditação. Estes exercícios, combinados a técnicas de combate já praticadas na região, teriam dado início às primeiras formas de arte marcial de Shao Lin.

Estes ensinamentos eram reservados somente para os monges até que, em 1650, o então abade Chiu Jin (朝元和尚) permitiu que este conhecimento fosse disseminado para os leigos. O estilo Shao Lin ensinado por Mestre Chan, originado de Kan Fon Hsi (甘鳳池), é composto por dez katis de mão, além de alguns katis especiais e várias armas. Tradicionalmente diz-se que o Shao Lin é composto por dezoito armas, nove curtas e nove longas, não se incluindo katis como o punhal e a caneta, por exemplo. Podemos, entretanto, subdividir os katis de armas em: armas curtas (como, por exemplo, o punhal e a caneta), armas médias (espada, facão, flauta, bengala), armas longas (bastão, lança, *da dao*) e armas articuladas (san tchi kwan, bastão vassoura). Muitas das armas utilizadas no Kung Fu têm sua origem nos instrumentos de trabalho dos antigos camponeses ou em artefatos do cotidiano. Seus movimentos foram criados com base em animais e elementos da natureza, utilizando-se tanto de ataques longos como curtos. Tanto as mãos como os pés são bastante utilizados, incluindo-se golpes com cotovelos, rasteiras e quedas. Suas técnicas exigem muito do praticante - pois são de difícil domínio – que precisa desenvolver leveza e força, rapidez e equilíbrio, resistência e concentração, elegância do movimento bem como eficiência na sua aplicação. A força e técnica buscam a eficiência, e muitos consideram este estilo como sendo o mais completo de todos os estilos de arte marcial chinesa. Por ser um estilo bastante completo e antigo, exerceu influência em muitos outros estilos de arte marcial chinesa.

Tai Chi Chuan

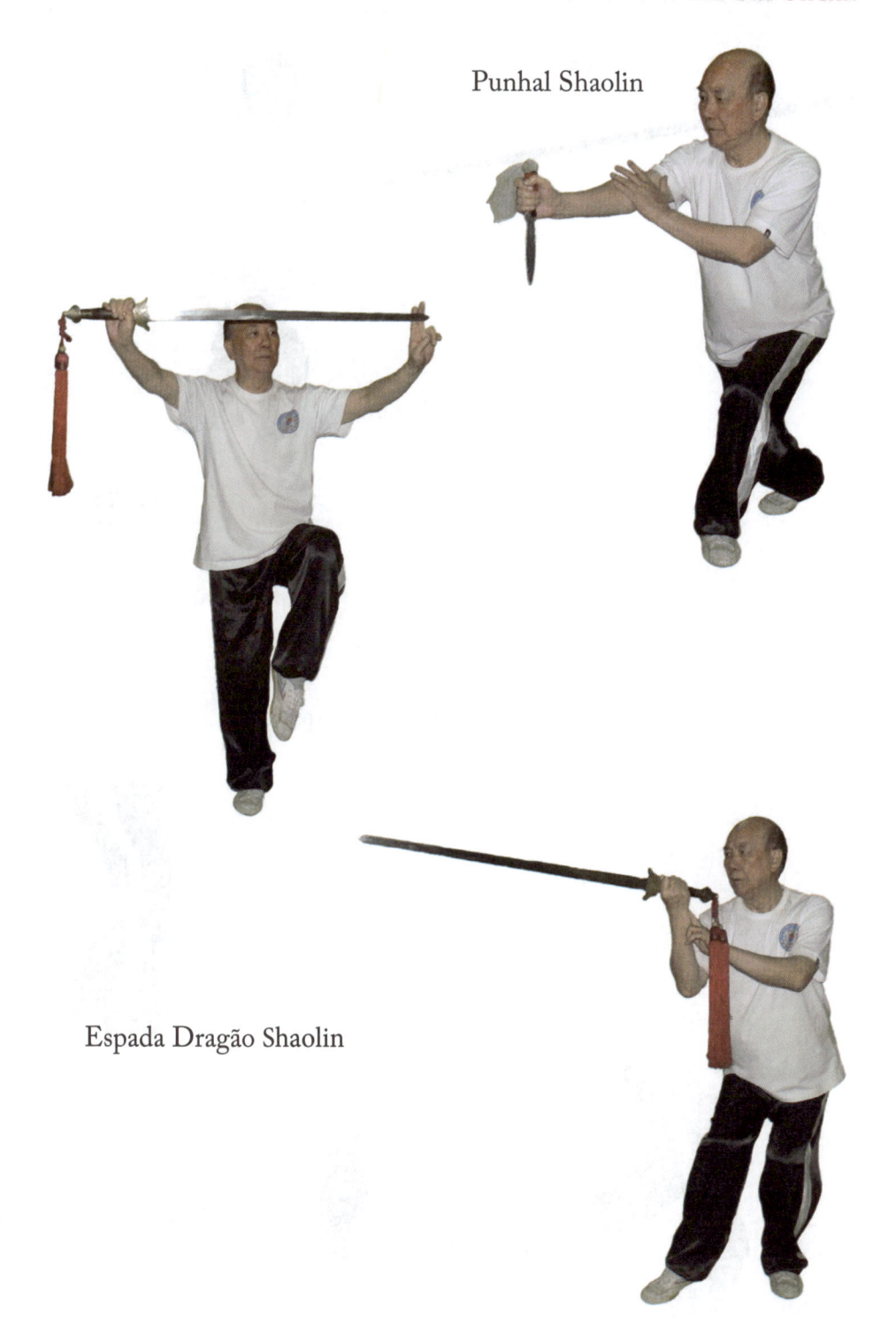

Punhal Shaolin

Espada Dragão Shaolin

Grão Mestre Chan Kowk Wai

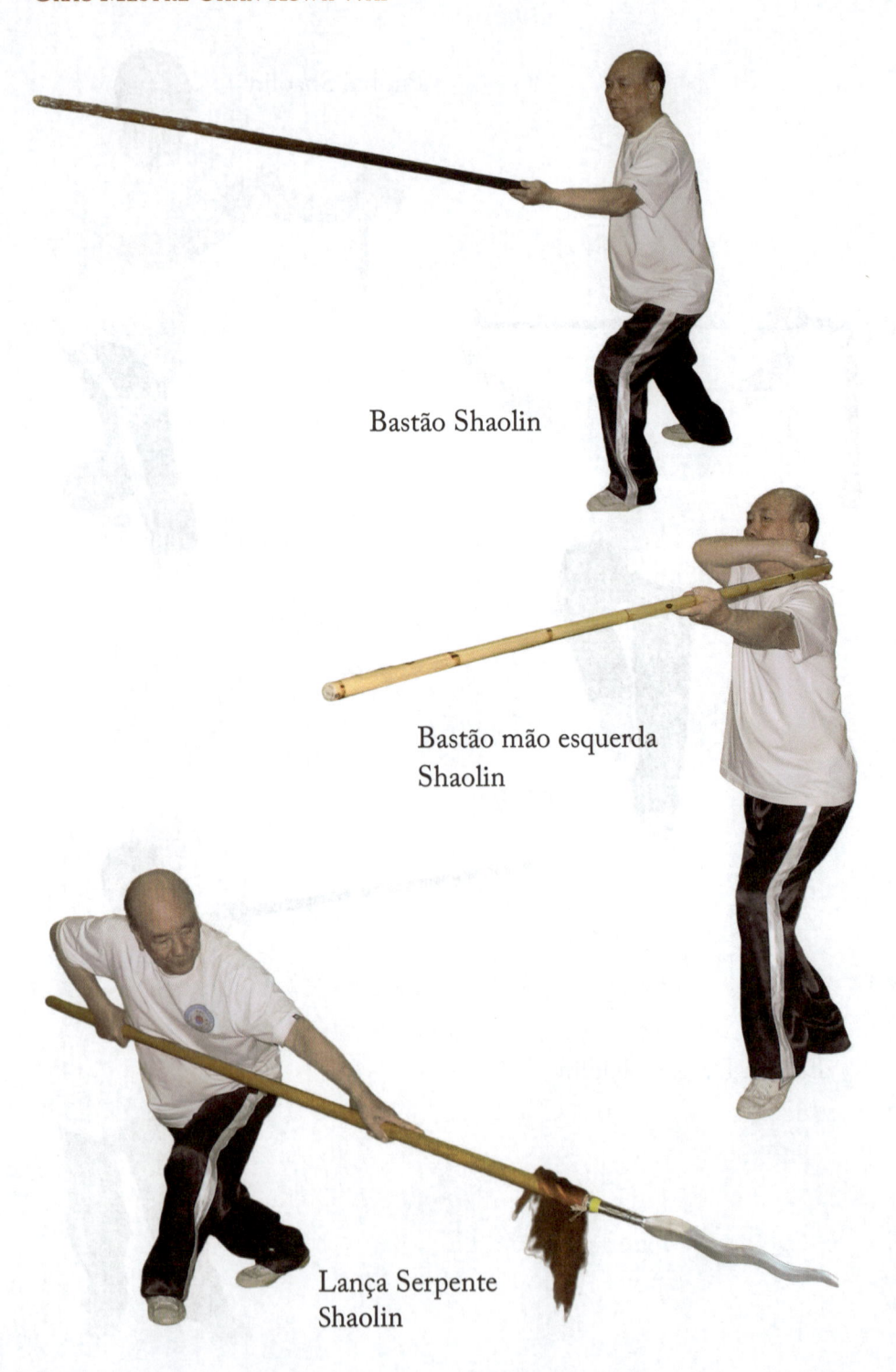

Bastão Shaolin

Bastão mão esquerda Shaolin

Lança Serpente Shaolin

Tai Chi Chuan

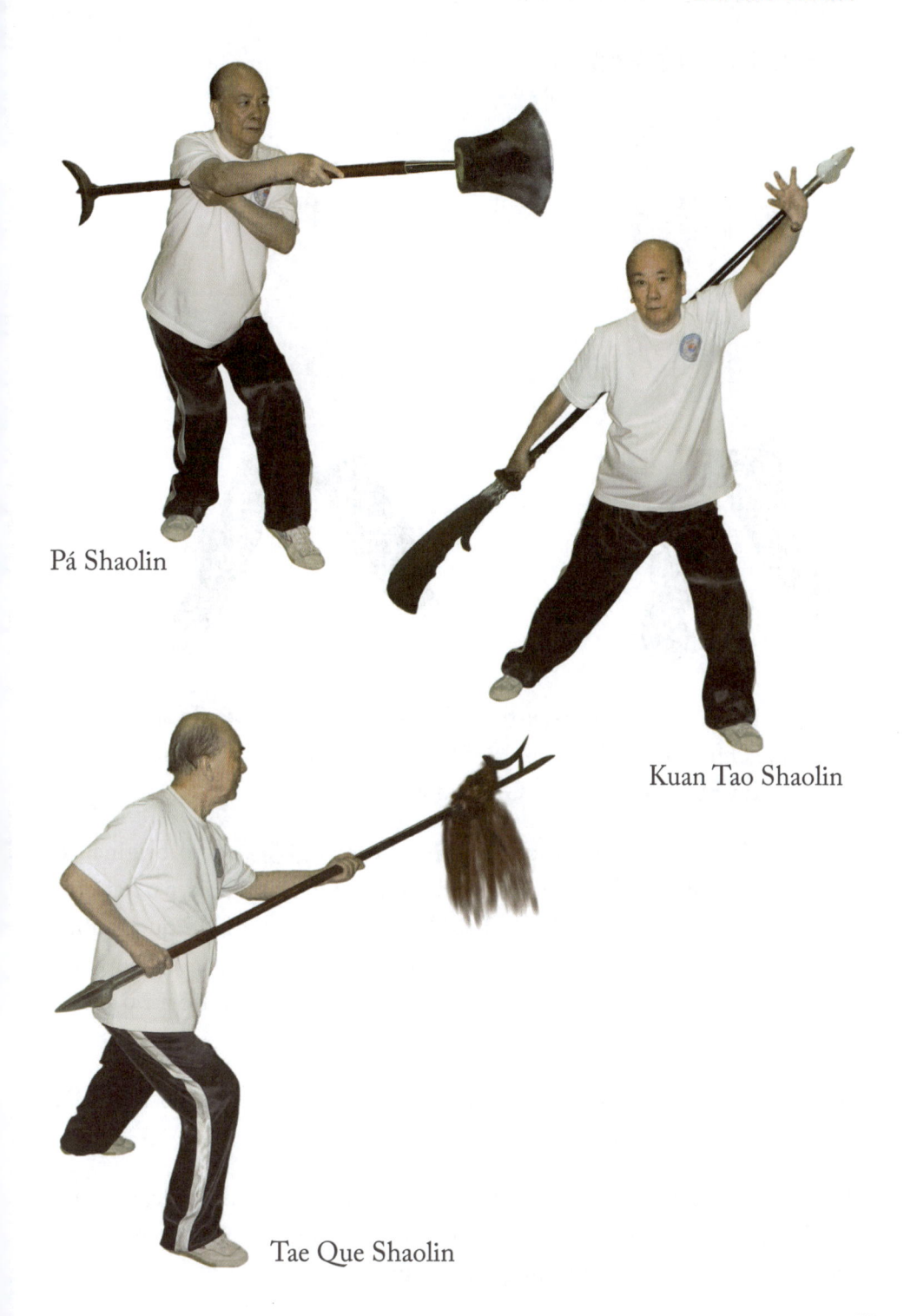

Pá Shaolin

Kuan Tao Shaolin

Tae Que Shaolin

Grão Mestre Chan Kowk Wai

Choy Li Fut （蔡李佛）

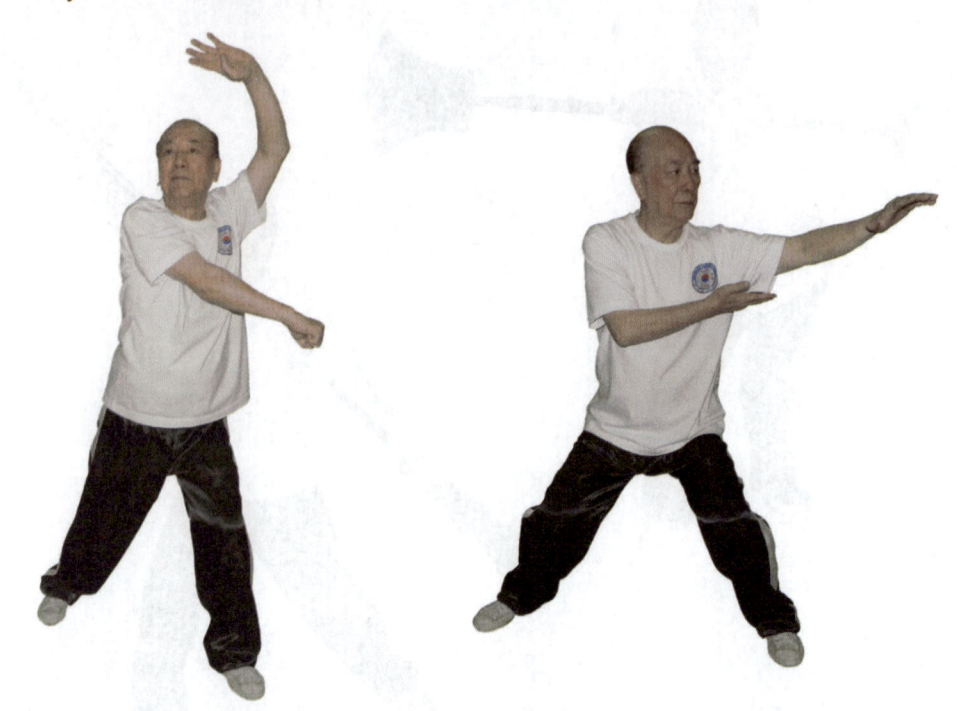

Originário do Sul da China, este estilo foi criado por volta do século XIX por Chan Heung (陳享 1806-1875) nascido na aldeia de Ging Mui, do distrito Xin Hui, Província de Guangdong.

Existem dois ramos nesta escola: o Hung Sing (雄勝), ramo original de Chan Heung difundido e praticado em todo o mundo até hoje, e o Pai Sing (北勝), modificado por Chan On Par (Chen An Bai 陳安伯) e que ganhou notoriedade na década de 1920 através de Tam Sam (譚三). Teve uma rápida propagação, tornando-se uma das escolas de Kung Fu com o maior número de praticantes na China do século XIX.

Mestre Chan ensina os katis do ramo Hung Sing, um kati do ramo Pai Sing, além das várias armas utilizadas neste estilo.

Este estilo caracteriza-se pela ênfase no ataque e na objetividade, aspectos fundamentais para um estilo criado com a finalidade de ser usado em guerrilhas, contra um exército inimigo muito mais poderoso.

Tai Chi Chuan

Composto por movimentos combinados de chutes e socos, rápidos, fortes, curtos e longos, a característica singular do Choy Li Fut são as bases baixas e técnicas de ataque e defesa de muita eficiência e objetividade. Apesar de possuir bastante chutes, a ênfase é para as técnicas de mão. O estilo Hung Sing possui dez katis de mãos-livres e o Bak Sing, três. As armas do estilo são: bastão, bastão-pescador, bastão esquerdo, facão, facas-borboleta, tridente, leque, *gan* e banco.

Choy Li Fut requer do praticante postura correta, normalmente baixa, cintura e ombros flexíveis e integração entre todas as partes do corpo. É um estilo em que se utiliza uma cadeia ininterrupta de ataques ao adversário, que pode ser atacado de vários ângulos. A sua técnica de luta é baseada no princípio de deslizar atacando.

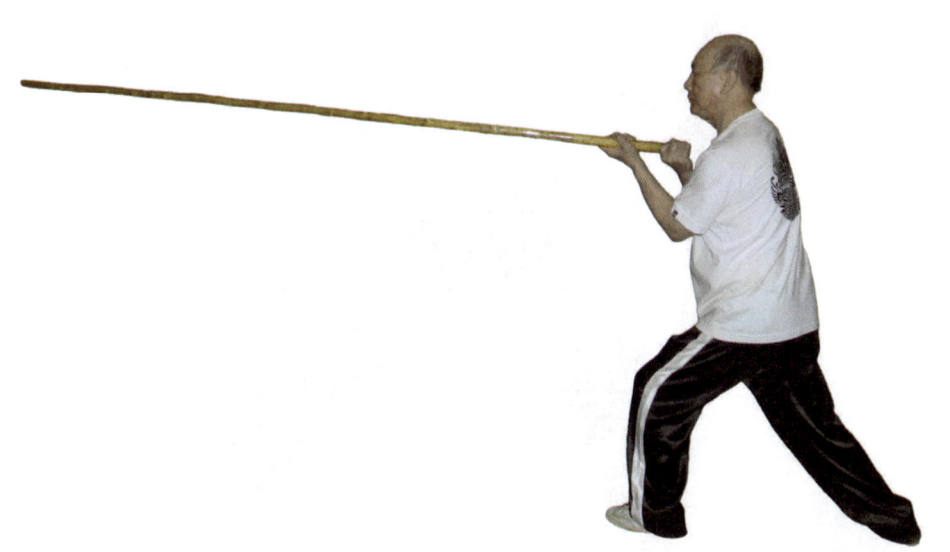

Bastão mão esquerda Choy Li Fut

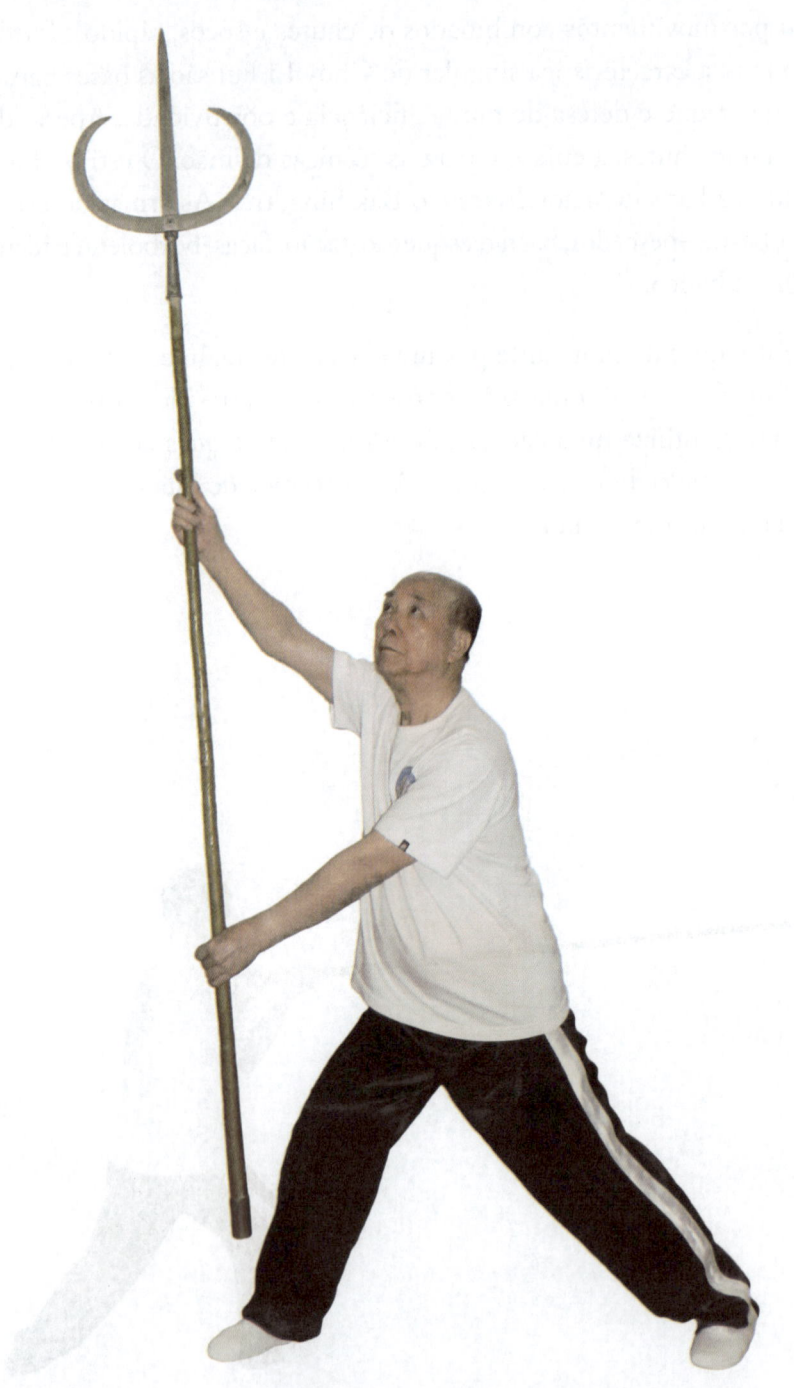

Tridente Chou Li Fut

Ton Lon (螳螂拳)

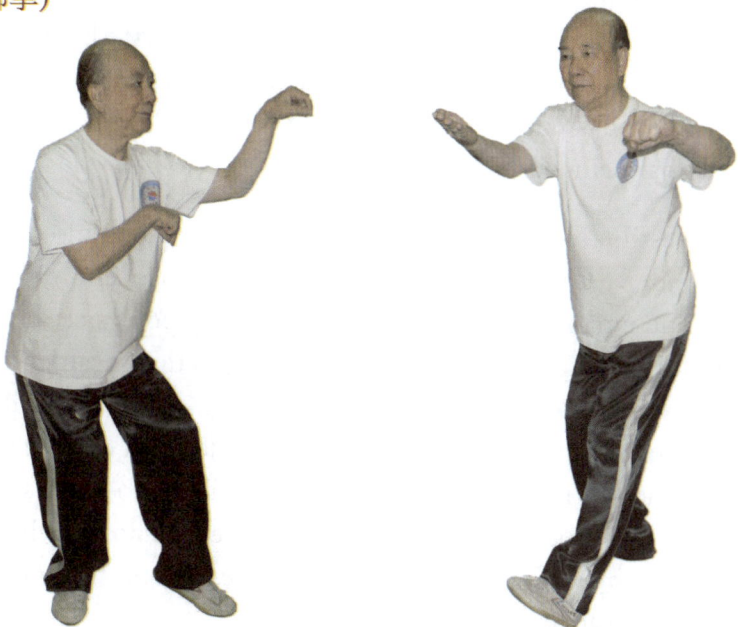

Estilo muito popular e difundido em todo o mundo, surgiu entre o final da dinastia Ming (1644) e início da dinastia Qing (1616), há os que dizem que foi bem anterior, entre 464 a 549 dC, foi criado por Wong Long (王郎), que era taoísta e budista, e praticava as Artes Marciais. Segundo a lenda, Wong Long teria perdido combates para um monge budista do Shao Lin, seu colega. Confuso e perplexo com a derrota, Wong Long meditava à procura de uma solução para melhorar as suas técnicas de combate. Num destes momentos de meditação, sua atenção foi atraída pelo combate entre um louva-a-deus e uma cigarra. O louva-a-deus, menor e aparentemente mais frágil, derrotou a cigarra em poucos instantes. Wong Long capturou o louva-a-deus e começou a observar os movimentos do animal, repetindo-os passo a passo e adaptando para o combate, criando assim um estilo de arte marcial extremamente eficiente. Com efeito, o louva-a-deus é um animal conhecido pela sua agressividade e enorme habilidade de luta, o que lhe permite subjugar adversários muito maiores.

Há vários estilos de louva-a-deus, um dos mais famosos é o sete estrelas, ensinado pelo Mestre Chan. Mestre Chan teve como professor o Mestre

Wong Hon Fan (黄漢勛), muito famoso em seu tempo, tendo ensinado um número muito grande de alunos e publicado vários livros. As "sete estrelas" que denominam o estilo é uma referência às sete partes do corpo que devem ser utilizadas em harmonia durante a luta: cabeça, ombros, braços, mãos, quadris, joelhos e pés.

Este estilo foi claramente inspirado neste pequeno inseto, de maneira que a rapidez e a precisão são fundamentais. A mão, em muitos movimentos, assume uma forma característica, em que o polegar e indicador se unem, em forma de pinça, o que possibilita golpes de pinçamento ou, então, ataques em pontos precisos, nos pontos de maior vulnerabilidade do corpo humano. É um estilo altamente técnico, de curta distância, que faz uso de movimentos rápidos, curtos e precisos, utilizando-se de socos, cotoveladas e chutes curtos. Além disso, também baseados nos movimentos do louva-deus, a maioria dos socos são circulares, o que facilita a penetração na guarda do adversário.

Luo Han (罗汉)

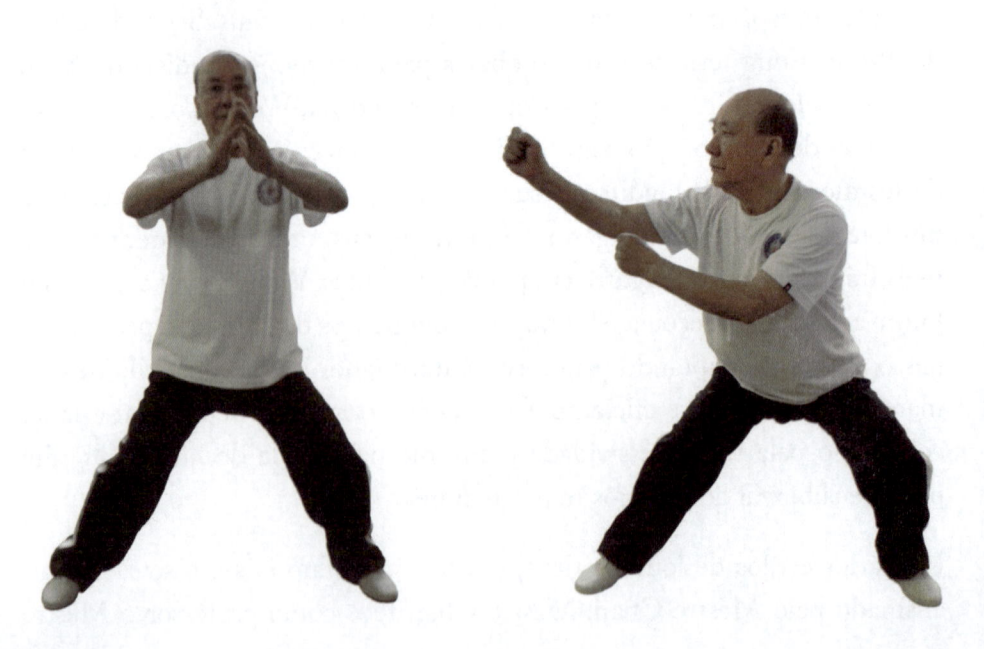

A origem deste estilo, que está diretamente ligada ao Shao Lin do Norte, é também creditada a Bodhidharma que teria criado uma guarda de segurança especializada, formada por 18 monges selecionados (os 18 Luo Han) e treinados nas técnicas marciais mais avançadas do templo. E assim este estilo foi transmitido de uma geração de monges para outra, entretanto, desde a época de Bodhidharma, somente monges reconhecidos pelo caráter íntegro podiam ter acesso a este sistema. Estes monges eram os protetores do monastério, os protetores dos salões de meditação, sendo também considerados os protetores do Dharma (aqueles que protegem o praticante a superar os obstáculos e a trilhar o caminho que conduz à realização espiritual).

Este estilo ficou conhecido como "as 18 palmas de Buda". No início havia 18 posturas básicas, bem características, que estariam relacionadas com os 18 Luo Han originais. Com o passar do tempo, novas posturas foram criadas. Este estilo foi, portanto, profundamente influenciado pelo Budismo Chan, dando grande importância à defesa, condição imprescindível para a utilização deste método de combate.

Neste estilo os movimentos de ataque e defesa são rápidos, objetivos e precisos. As técnicas exigem flexibilidade e força para a sua execução.

Mestre Chan ensina quatro katis de mão deste estilo e uma arma (chamado de facão Pa Kua).

Garra de Águia (番子鷹爪)

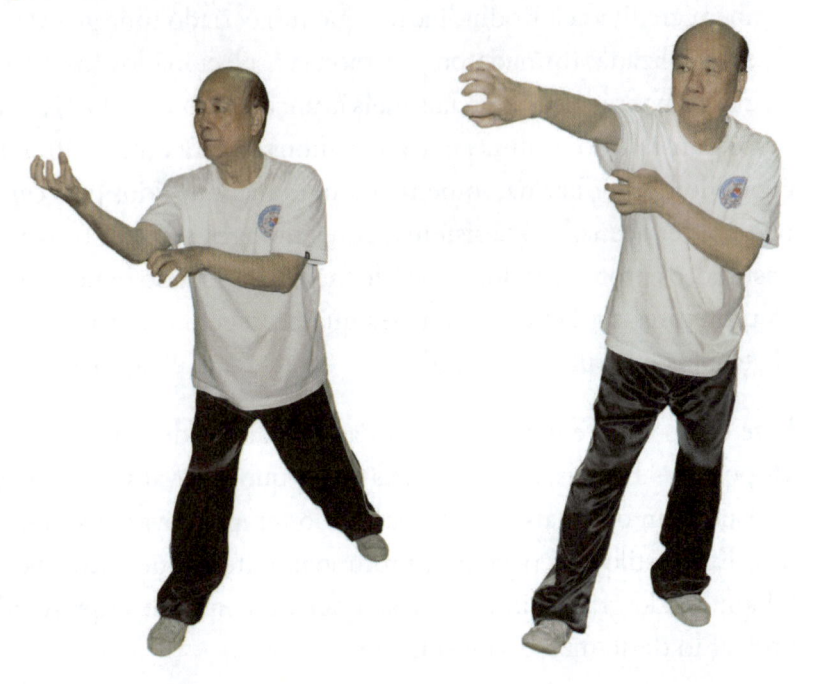

Este estilo foi criado na Dinastia Song (960 a 1279 dC) por monge Li Quan (麗泉 ou 沥泉僧) a partir de um sistema originário do Shaolin e de um sistema de garra de águia já existente. Da mesma forma que outros estilos baseados em animais, os movimentos deste estilo foram inspirados na agilidade, força e precisão desse pássaro.

"Garra de Águia" possui uma grande diversidade de chutes, alguns bem característicos do estilo. Mas provavelmente o que mais o caracteriza são as várias técnicas de imobilizações, torções, estrangulamentos, deslocamento de articulações, etc. Há treinamentos específicos para o desenvolvimento de força nos braços e mãos e é também eficiente para combate com adversários maiores e mais fortes uma vez que visa pontos vulneráveis do corpo humano.

Mestre Chan ensina quatro katis de mão: *kaoshen, lianhua tiaojian, meihua* e *luohan* (靠山拳。蓮花跳涧拳。梅花拳。羅漢拳 respectivamente).

Luo Hap（六合拳）

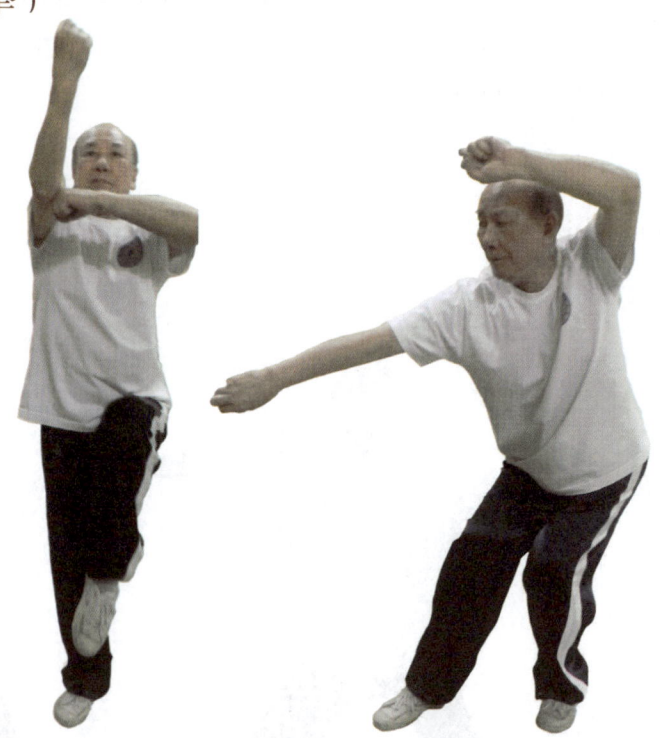

Criado dentro do mosteiro de Shaolin, o Luk Hap Kyun (Luo Hap) é também conhecido como "Seis Uniões" ou "Seis Harmonias".

Este conceito se aplica às seis articulações do corpo humano: articulação do pulso, cotovelo, ombro, tornozelo, joelho e quadril, enfatizando a importância do alinhamento perfeito destas articulações para que o golpe tenha máxima força, e também no sentido de que o ataque seja dirigido a uma destas articulações. Segundo uma outra explicação, as "seis harmonias" se referem a três sintonias externas - entre ombros e quadril, cotovelos e joelhos e entre as mãos e os pés e a três sintonias internas: coração com intenção, intenção com o qi e, por fim, o qi com a força.

E, com relação ao uso de energia interna neste estilo, diz-se que:

"Os olhos acompanham a mente, a mente acompanha o Chi, o Chi acompanha o corpo, o corpo acompanha as mãos. As mãos acompanham os pés, e os pés acompanham os quadris."

Luo Hap caracteriza-se pelo uso de movimentos fortes, com pisões, em que se alterna técnicas de chutes e socos, com uma ampla gama de movimentos de ataque e contra-ataque.

Tam Tui (潭腿)

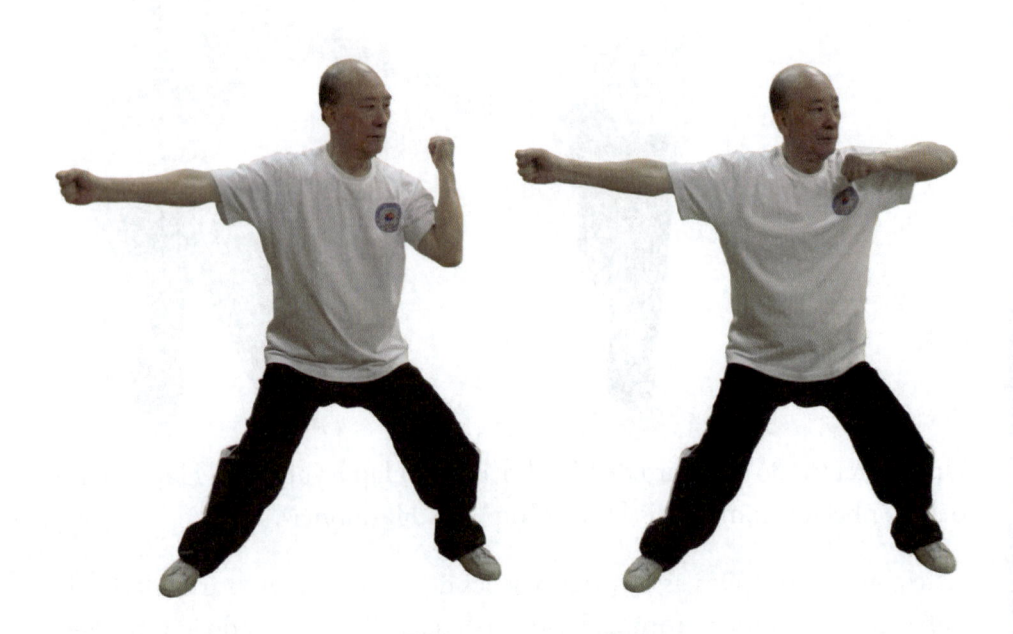

É bastante conhecido, proveniente do norte da China. Apesar de ser um estilo próprio, tem várias versões provavelmente por ter sido incorporado por vários outros estilos, dentre os quais o Shao Lin do Norte.

Há várias versões que explicam a origem do Tam Tui, que remonta ao século XVII. Originalmente o estilo era dividido em um grande conjunto de rotinas, mas atualmente é dividido em dois grupos, um com dez movimentos e o outro com doze movimentos. O kati com dez movimentos muito provavelmente se originou da etnia Hui (回族 muçulmana), tendo sofrido influência de artes marciais praticadas por monges budistas da província de Shangdong.

Pelo fato de Tam Tui enfatizar as técnicas básicas de Kung Fu, tais como socos e chutes básicos, equilíbrio, força e flexibilidade, o praticante poderá ter uma sólida base para o aprendizado de katis mais avançados de outros estilos. Dentre as suas características pode-se citar o deslocamento linear, a técnica de desferir dois socos simultaneamente com potência máxima (para tanto o corpo assume uma postura lateral) bem como desferir chutes baixos, na altura do joelho do adversário (kati de 12 movimentos) e chutes de meia altura, na altura da virilha do adversário (kati de 10 movimentos).

O Tam Tui é bastante conhecido nas comunidades muçulmanas na China e guarda várias semelhanças com determinados estilos de artes marciais da etnia Hui (回族 muçulmana).

O Mestre Chan ensina tanto o kati de 10 movimentos quanto o de 12 movimentos.

Tcha Chuan (查拳)

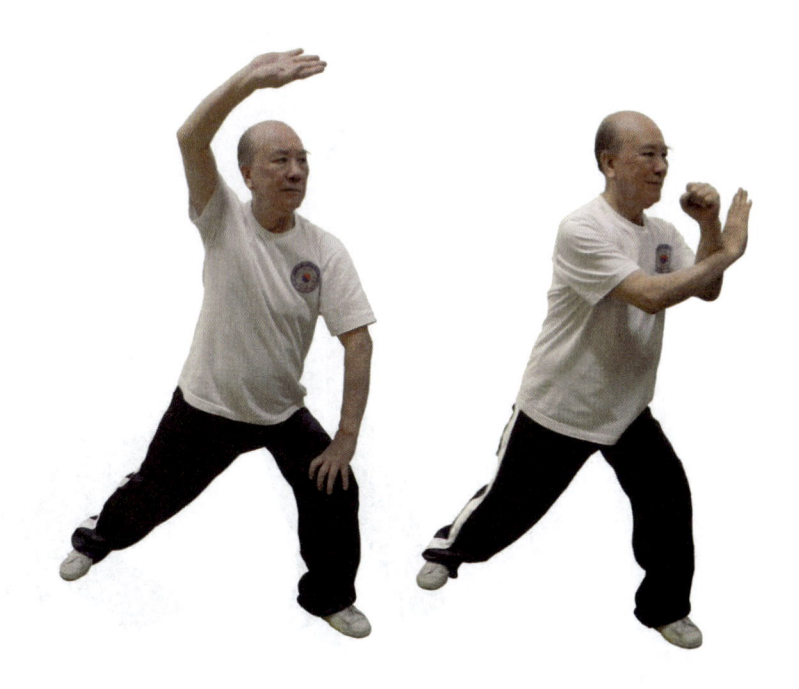

O Tcha Chuan é proveniente do Norte da China, na Província de Shandong (山東) com nítida influência de estilos marciais da etnia Hui (回族 muçulmana). É considerado também uma das principais fontes do Wushu moderno. Foi desenvolvido por dois mestres: Hua Zongqi (滑宗岐) e Cha Yuanyi (查尙乂 ou 查密尔) na Dinastia Tang (618-907 dC), porém os registros são imprecisos, alguns pesquisadores acham que foi fundado na Dinastia Qing.

Os movimentos deste estilo são graciosos, contínuos e rítmicos. Acentua o uso de ambas as mãos e pés ao mesmo tempo e diferentes técnicas são usadas para facilitar o uso de ataques contínuos.

O Mestre Chan ensina dois katis de mão de Tcha Chuan, que correspondem ao quarto e ao quinto da série de dez katis, mais o famoso bastão "pequena flor" (小花棍 - *xiaohua gun*).

Estilos Internos

Pa Kua (八卦掌)

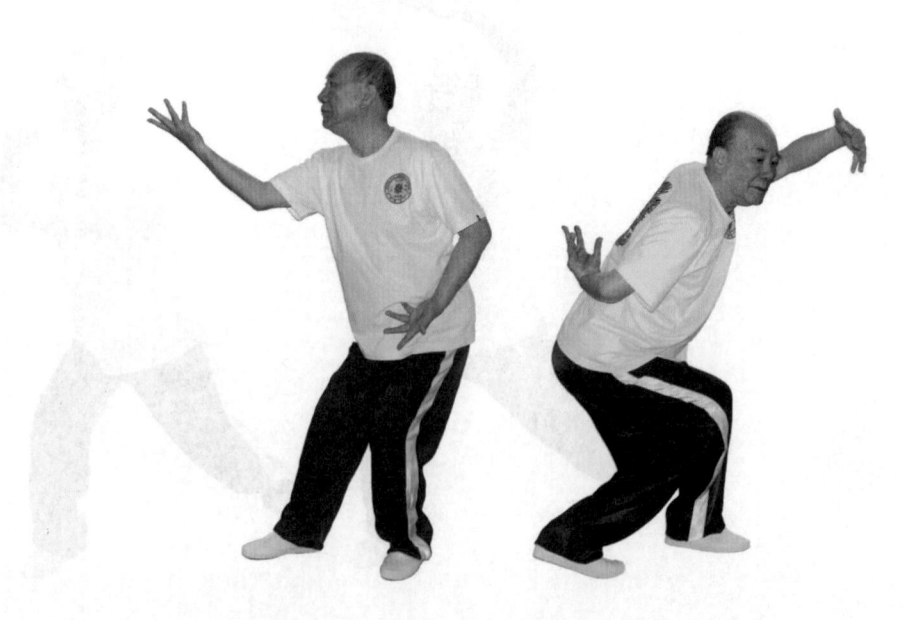

É difícil precisar a origem de Pa Kua. Uma das versões mais conhecidas é que ele foi criado pelo Mestre Dong Haichuan (董海川 1797-1882), profundo conhecedor do estilo Luo Han e que teria aprendido técnicas de combate com um monge eremita taoísta, em alguma montanha da China, durante a dinastia Qing (1644-1912).

Este estilo é também conhecido como a Palma dos Oito Trigramas, uma vez que o nome Pa Kua foi baseado em um dos livros mais famosos da China, o *I Ching, o Livro das Mutações*. Assim como o Tai Chi e o Hsing I é também classificado como um estilo interno por usar predominantemente a energia interna, Chi, em vez da força externa, muscular. É muito conhecido, está entre os três estilos internos mais famosos (Tai Chi Chuan, Pa Kua e Hsing I), e um dos mais difíceis de serem executados e extremamente eficiente como arte marcial.

No Pa Kua as palmas são frequentemente utilizadas para desequilibrar o adversário, assim como a movimentação dos pés. Faz uso de ataques de mão aberta, fechada, torções, rasteiras e projeções (quedas).

Há oito tipos de posição de palma e oito tipos de movimentações com os pés, cada uma associado a um trigrama do Pa Kua. Essa combinação de oito palmas e oito passos corresponde aos 64 hexagramas do *I Ching*. As mãos às vezes assumem a forma de garra do dragão, razão pela qual este estilo também é conhecido como o "Estilo do Dragão".

Na sequência de movimentos mais repetida nos katis o praticante descreve um círculo, através de oito passos. Esta técnica é muito útil no combate, pois desconcerta o adversário, podendo ser usado como defesa ou ataque.

Há cinco escolas de Pa Kua, todas derivadas de Dong Haichuan. A transmitida pelo Mestre Chan é a Cheng, ensinada pelo Mestre Cheng Ting Hua (程延華), professor do lendário Sun Lu Tang (孫祿堂). A escola Cheng possui cinco katis de mão e, dentre as armas, o facão, a faca rabo de peixe, a espada e a lança.

O Mestre Chan ensina cinco katis de mão (duas do estilo Sun e três do estilo Fu) - mais uma luta combinada - e armas, como a espada e o facão.

Aprendeu o estilo Sun de Yang Sheung Mo (厳尙武) e o estilo Fu de Fu Yonghui (傅永輝).

Hsing I (形意拳)

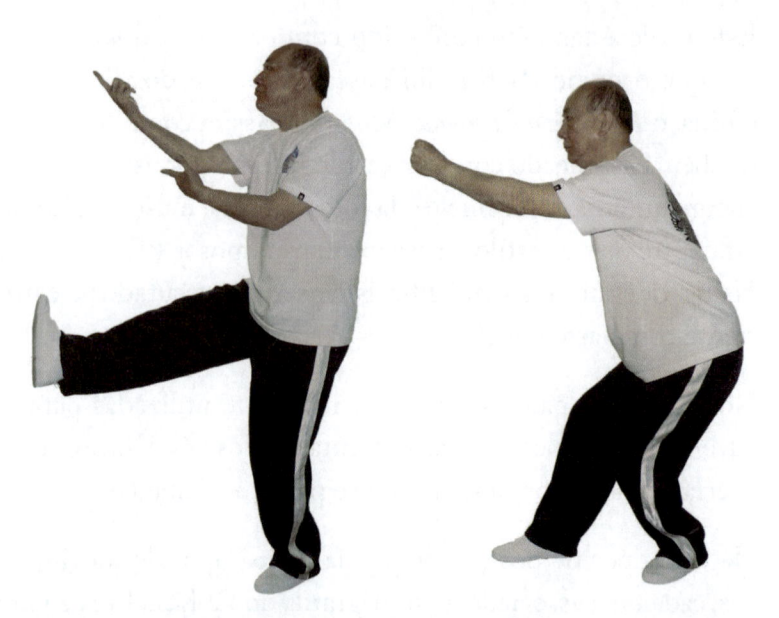

Criado por Ji Longfeng (姬隆風 ou 姬际可 ou 姬龙峰, 1602-1683), o Hsing I é um dos estilos mais famosos da China. Ji Longfeng, especialista nas técnicas de combate com a lança, criou um estilo próprio de combate usando somente as mãos e os pés, e o ensinou para algumas pessoas; porém Hsing I se tornou conhecido por meio de Guo Yunshen (郭雲深 1829-1900), mestre e herdeiro da sexta geração deste estilo, contemporâneo e conhecido do Dong Haichuan, fundador do estilo Pa Kua.

Este é um dos três estilos internos mais conhecidos de Kung Fu e, diferentemente do Pa Kua e Tai Chi, é bastante agressivo. A ênfase está na habilidade de gerar energia com o corpo inteiro e projetá-la em um único movimento explosivo a curta distância. Ao contrário do Tai Chi e Pa Kua, dá-se ênfase na utilização do punho fechado.

A movimentação nos katis é predominantemente linear, o praticante movimenta-se coordenando o corpo como um conjunto único durante a execução dos katis. As mãos, os pés e o tronco se movimentam em conjunto. Neste estilo os chutes não são frequêntes e a sua técnica preconiza que o punho deve permanecer relaxado até o instante do impacto, quando, então, ele é subitamente cerrado e a energia explode no oponente. O ataque visa ser fulminante, o objetivo é que o primeiro golpe a atingir o adversário seja o decisivo.

Neste estilo despende-se muita energia, que deve ser reposta. Uma das maneiras de repor esta energia é através da prática das posturas de Zhàn Zhuāng, abordado adiante.

Pa Chi (八极拳)

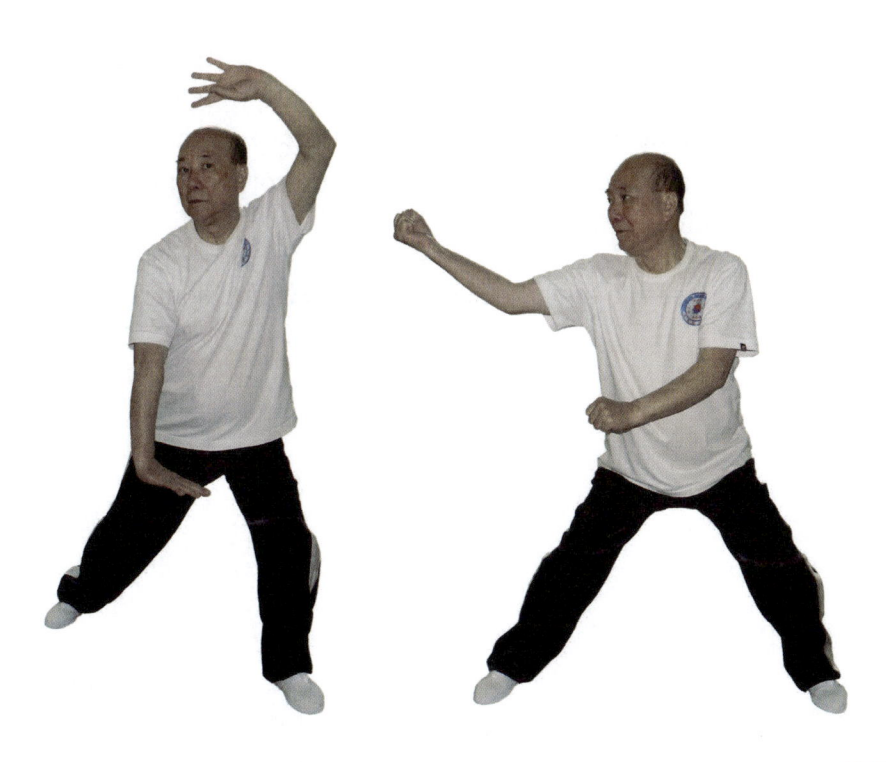

Pa Chi é proveniente do Norte da China e teria sido criado na Dinastia Ming ou Dinastia Qing. Não se pode afirmar categoricamente a época e o local de origem do estilo. Algumas fontes citam Wu Zhong (吳鉌) como o seu fundador. Atribui-se a Pa Chi a origem da região de cultura predominantemente da etnia Hui (回族 muçulmana), na Província de Hubei (河北).

Li Shuwen (李书文 1862-1934) foi um dos mestres mais famosos do estilo Pa Chi. Em 1925, o general Lee Kim Lam (李景林) o contratou como o instrutor principal do seu exército, e também aprendeu com ele o Pa Chi.

É considerado um estilo interno, por sinal o termo baji (Pa Chi) tem origem no clássico taoísta *I Ching*, significando literalmente "uma extensão das 8 direções ou extremos", no sentido de "incluir todas as coisas" ou "incluir o universo". O significado do nome deste estilo costuma ser interpretado de duas formas: o treinamento efetivo das oito partes do corpo (cabeça, ombros, cotovelos, mãos, quadris, joelhos, tornozelos e pés) bem como a execução das técnicas em oito direções diferentes.

É um estilo de curta distância, com golpes rápidos e ênfase no Fa Jin (projeção explosiva de energia interna). Caracteriza-se também por golpes que visam atingir as regiões baixa, média e alta do corpo humano, com foco nas áreas mais vulneráveis.

Mestre Chan ensina um kati de Pa Chi proveniente do famoso espadachim de estilo Wudang, Lee Kim Lam (李景林).

Tai Chi Chuan

Fotos de Armas de Tai Chi

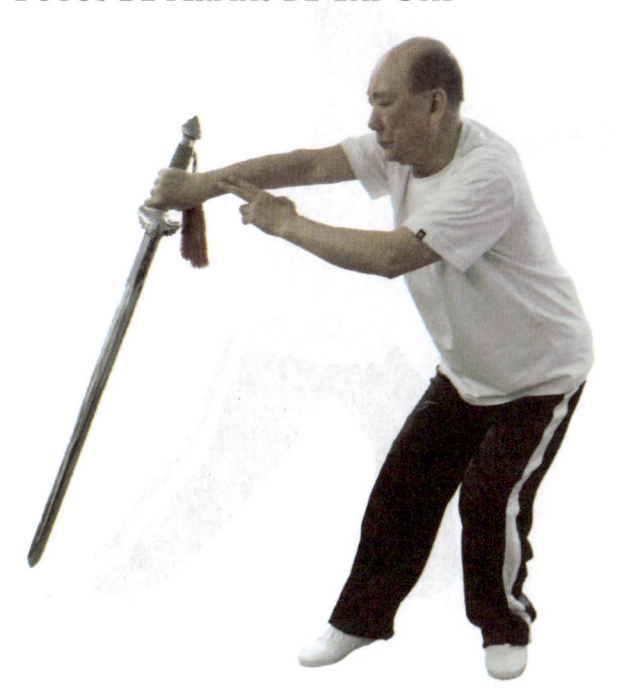

Espada Tai Chi

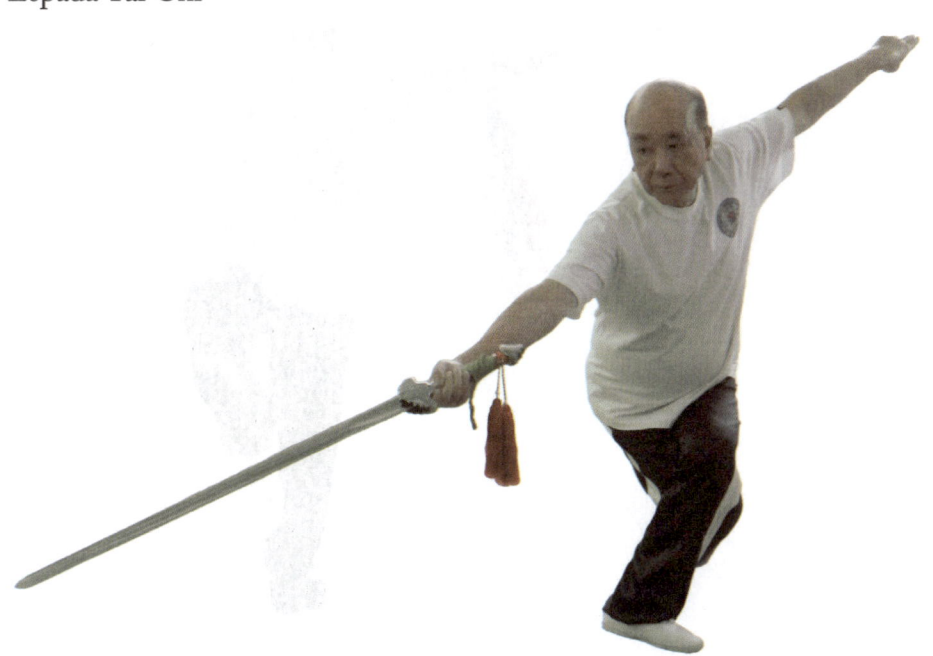

Grão Mestre Chan Kowk Wai

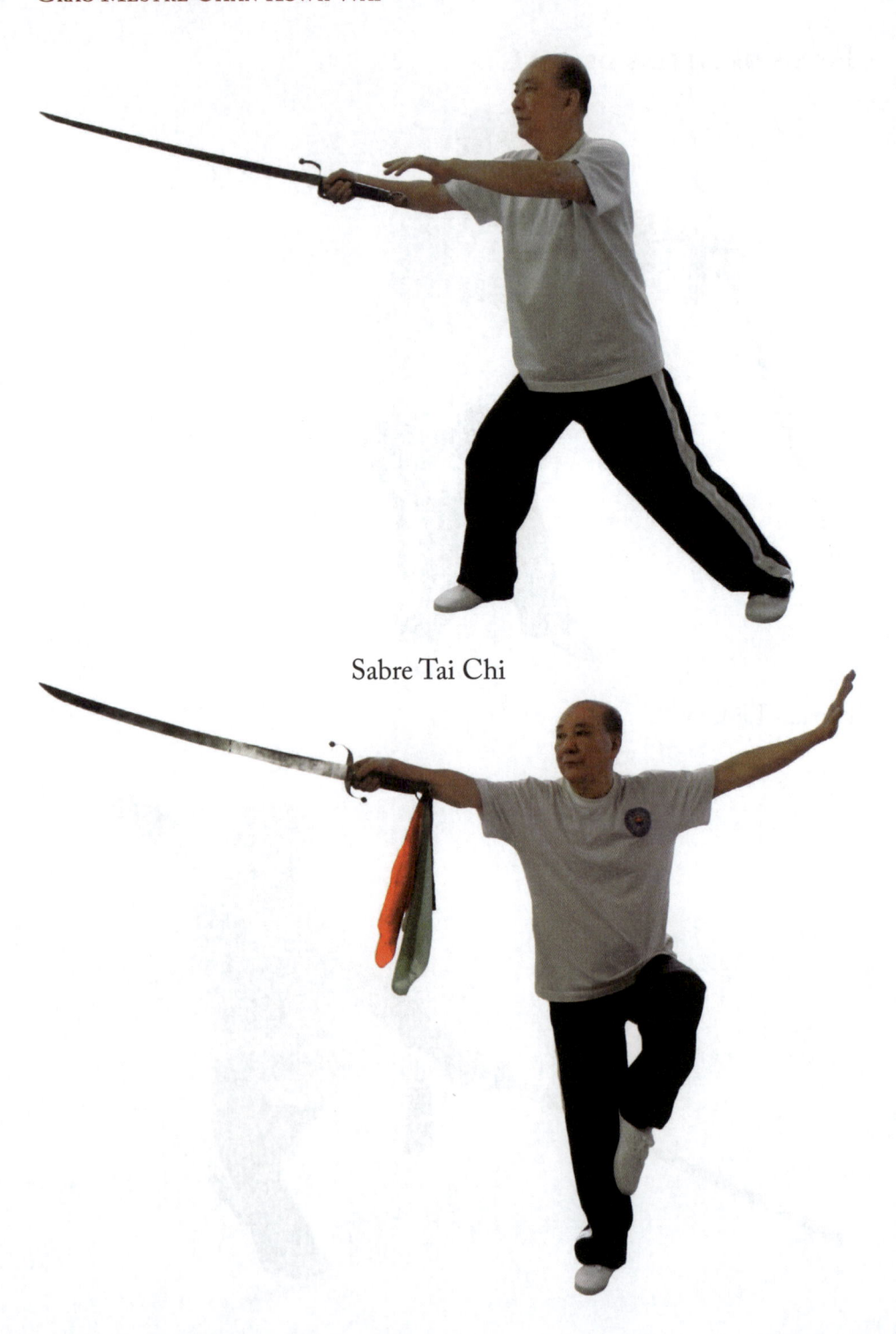

Sabre Tai Chi

Outros katis e técnicas

O Mestre Chan ensina também alguns katis especiais, bem como katis de estilos não relacionados anteriormente, tais como:

- Especiais de Shao Lin do Norte: Serpente, Bêbado, Macaco, Garça, Palma de Buda e Dezoito Movimentos
- Especiais de Choy Lee Fut: Palma de Buda e Bêbado
- Combinação de estilos internos: (Xixiang, 4 imagens-四象拳) e Liang Yi (二仪拳)
- Espada Wudang, bastão de mão esquerda, *túnica, corrente, entre tantos outros.*

5. CHI KUNG E ZÀNG ZHUÃNG

Chi Kung

O Chi Kung ou Qi Gong (Chinês Simplificado: 气功; pinyin: qìgōng) é uma das práticas de saúde mais antigas conhecidas na China. Há registro da sua prática que data 2700 aD, e foi incorporado por taoístas e budistas, tendo recebido influência das práticas indianas do Pranayama (ciência yogue do controle da respiração). Faz uso da combinação de respiração e movimento - as respirações variam em velocidade, profundidade e vigor, conforme a técnica empregada. O objetivo é cultivar o Chi ou Qi (氣, energia vital), aumentar a força, melhorar a saúde e conseguir maior longevidade.

Mestre Chan ensina um poderoso método de Chi Kung conhecido como Siu Cant Son (Pequeno Sino de Ouro). Trata-se de um Chi Kung marcial, cuja origem remonta ao Mosteiro Budista de Shao Lin do Norte, e que é constituído por 17 respirações. Por se tratar de um Chi Kung marcial visa, além do fortalecimento do corpo e dos órgãos internos, desenvolver a capacidade do praticante em absorver golpes e de suportar pesos enormes, sem sofrer quaisquer danos. Além disso, possibilita ao praticante aumentar a potência dos seus golpes. Vale notar que o Chi, desenvolvido por esta técnica, pode ser utilizado para vários fins, inclusive com o propósito de autocura e de curar outras pessoas.

É um método que pouquíssimos mestres ainda preservam e é também a base para treinamentos de quebramentos e de técnicas lendárias como a "palma de ferro" e a "camisa de ferro", também ensinadas pelo Mestre Chan. Para o treinamento de palma de ferro, utiliza-se um preparado constituído por dezenas de ingredientes que pouquíssimos mestres conhecem, talvez somente o Mestre Chan, nos dias de hoje.

Zhàn Zhuāng - 站桩

O Mestre Chan também ensina Zhan Zhuang. Trata-se de um treinamento cujo principal objetivo é o desenvolvimento da energia interna (Qi, Chi), chamada de energia vital pela medicina chinesa. Literalmente significa ficar em pé, como uma estaca. Trata-se de uma série de posturas fixas, de forma que o praticante fica em pé, imóvel, a respiração é natural e com a prática torna-se predominantemente abdominal e mais profunda. O corpo deve manter-se relaxado e a mente tranquila. No início, o praticante comumente consegue manter a postura só por apenas alguns minutos; com a prática, este tempo vai sendo aumentado progressivamente. É um exercício em que o dispêndio de energia muscular (externa) é muito pequeno.

O Zhan Zhuang pode ser feito tanto para fins terapêuticos como para fins marciais. Com relação ao aspecto terapêutico, é um potente exercício para autocura, estimulando o sistema circulatório, respiratório e nervoso, e que pode ser executado mesmo quando o praticante encontra-se debilitado. É também muito indicado para correção de desvios posturais. No aspecto marcial, possibilita o desenvolvimento da percepção, controle e emissão de energia (jin).

Apesar de externamente não se observar nenhum movimento por parte do praticante, internamente ocorre intensa atividade que abrange tanto músculos e tendões (muitos não utilizados em nosso dia a dia), como aspectos mais sutis em termos de circulação do sangue e da energia. O corpo todo é afetado, da cabeça aos pés.

Várias são as posturas de Zhan Zhuang, as mais conhecidas são:

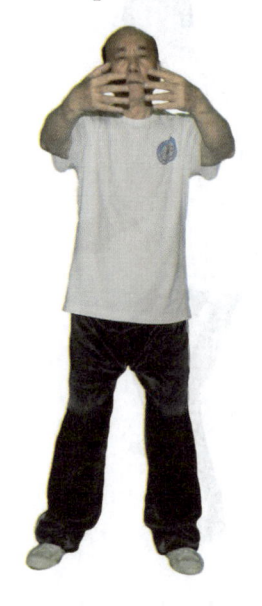

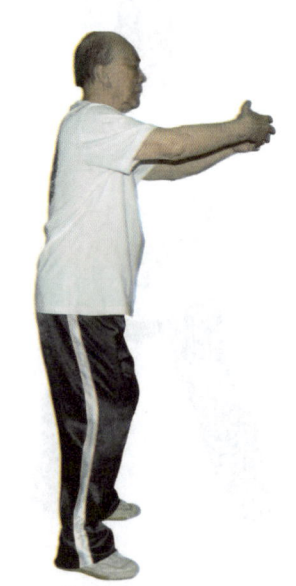

Postura de Hún Yuán Zhuāng (浑元桩): conhecida como "Abraçar a Árvore" ou "Abraçar a Bola", é a mais difundida na China

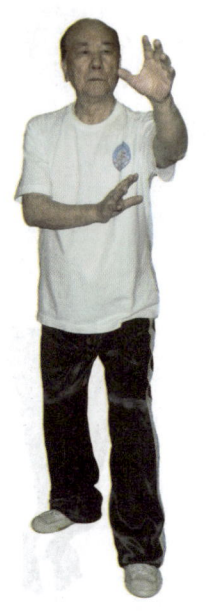

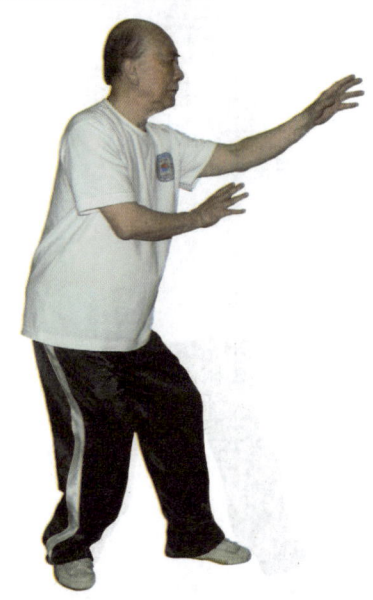

Postura de San Cái Zhuāng (三才桩 ou 三体式桩 - Sān Tǐ Shì Zhuāng): do estilo Xíng Yì Quán.

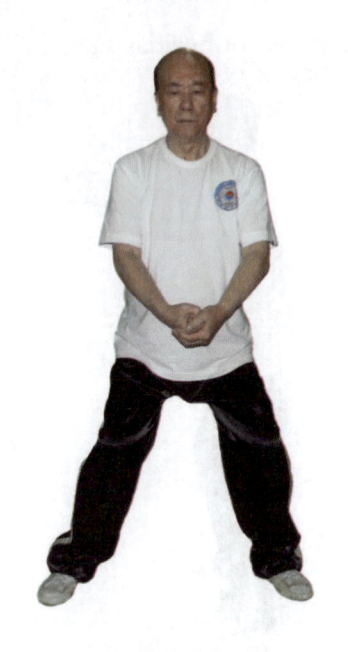

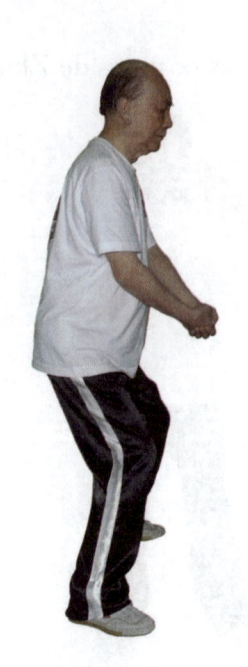

Posturas de Tai Ji (太極樁 - Taì Jí Zhuāng): do Estilo Taì Jí Quán

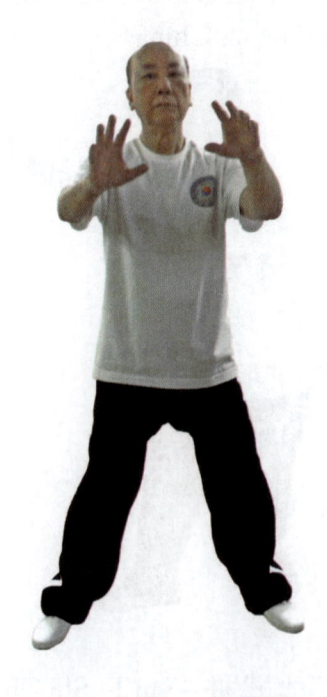

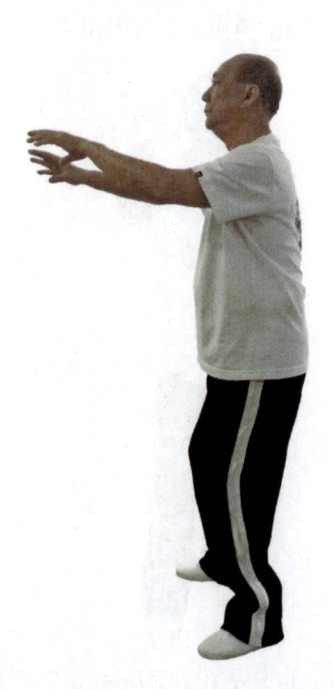

Posturas de Wu Ji (無極樁 - Wú Jí Zhuāng): do Estilo Taì Jí Quán

TAI CHI CHUAN

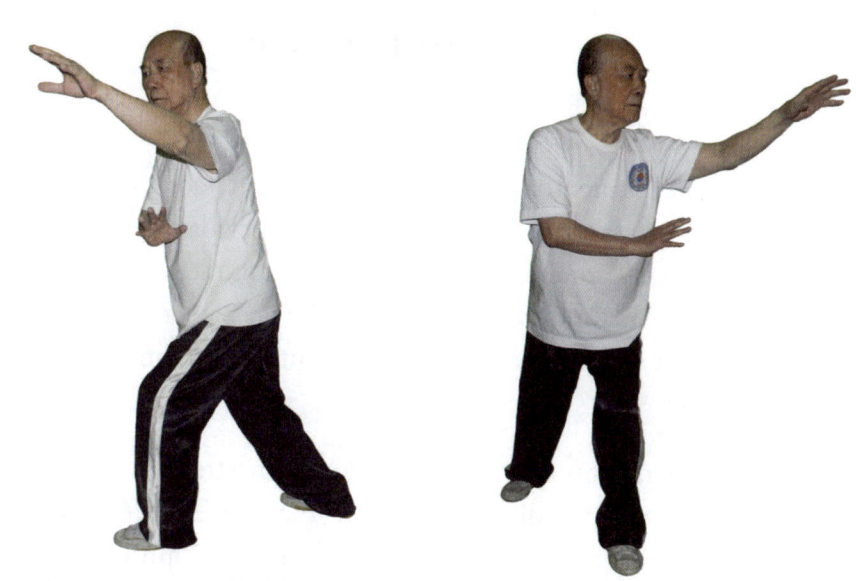

Postura de Ba Gua (八卦桩 - Bāguà Zhuāng): do estilo Bāguà Zhǎng

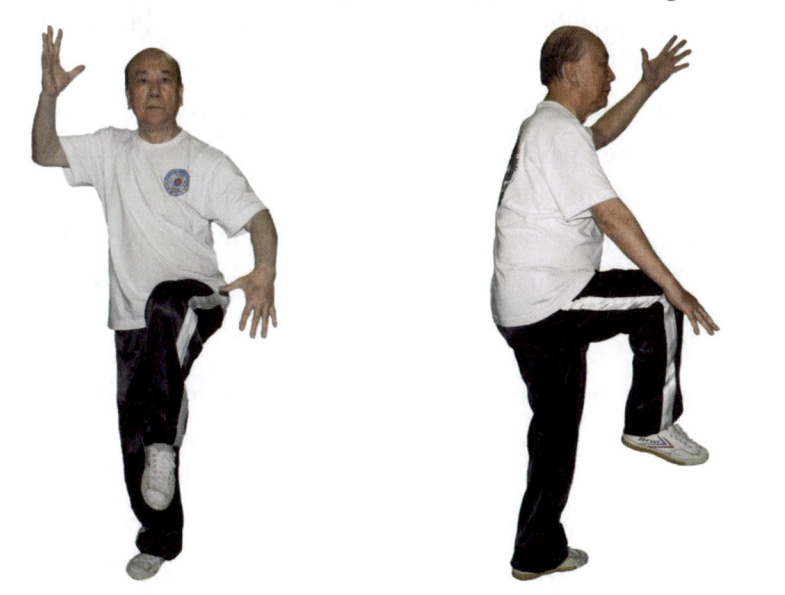

Postura de Jīn Jī Dú Lì Zhuāng (金雞獨立桩), conhecida como "Faisão Dourado apoiando-se em um pé".

Mestre Chan Kowk Wai tem enfatizado nas suas aulas aos alunos iniciantes especialmente as Posturas de Abraçar a Árvore, Tai Ji e San Cái.

6. A ARTE DE CURAR

Como dito anteriormente, o Kung Fu não se limita aos aspectos marciais, há grande ênfase na manutenção da saúde e longevidade. Dentro da tradição do Kung Fu era comum os mestres praticarem métodos de cura. Fiel a esta tradição, e ainda muito jovem, Mestre Chan passou a exercitar vários métodos de cura sendo considerado atualmente como um mestre também na arte de curar.

Além dos ensinamentos que eram passados de mestre para mestre, ele teve a boa fortuna de ter aprendido com Mestre Yan You Chin (甄耀超), mestre que teve enorme importância em sua vida. Yan You Chin lhe ensinou não somente o estilo Fat Sam de Choy-Li-Fut, mas também o introduziu nos princípios e segredos da medicina tradicional chinesa. Na verdade, muito embora Yan You Chin tenha sido um verdadeiro mestre de Choy-Li-Fat, ele optou por ter pouquíssimos alunos e preferiu exercer a medicina, profissão na qual, tal como seu pai Yan Yin So (甄炎初), alcançou elevada reputação. Além do conhecimento de medicina tradicional chinesa, o treinamento em artes marciais durante tantos anos possibilitou que Mestre Chan desenvolvesse profundamente a sua energia interna. A mesma energia utilizada para fins marciais pode, também, ser utilizada para a cura.

Some-se a isto o talento natural que lhe propiciou desenvolver e aperfeiçoar novos métodos de curar. O fato de ter crescido em um mundo de artes marciais também lhe propiciou muitas oportunidades. Na época em que Mestre Chan aprendeu com seus mestres era muito comum a luta (treinos livres) entre os alunos. E, durante a luta era comum alguém se machucar, ocasião em que frequentemente ele era chamado para "consertar" o que preciso fosse. Em certa ocasião, na academia, durante a prática de um treino livre um aluno teve a clavícula completamente deslocada. A dor era intensa e ele respirava com dificuldade. O outro aluno, responsável pelo golpe, foi chamar o Mestre Chan em seu escritório, no andar superior da academia. Ao se aproximar do aluno ferido Mestre Chan relaxou... já que se tratava apenas de uma clavícula deslocada e não deve ter demorado mais que um minuto para colocá-la no lugar, como se fosse algo corriqueiro e banal, sem dar maior importância ao acontecido.

Em seguida comentou brincando que quando ele tirava livre com seus colegas de treino, gostava de usar o mesmo golpe usado pelo aluno que foi chamá-lo e que, com frequência, a clavícula do oponente era deslocada. Então era comum também ele se encarregar de fazer o necessário "conserto". Contou que, após várias aplicações bem sucedidas deste golpe, o seu professor o havia proibido de usá-lo novamente.

Quando o Mestre Chan cura, muitas vezes ele faz uso de sua energia interna. Dependendo do caso, uma grande quantidade de energia é utilizada, energia esta que precisa ser posteriormente reposta. Recentemente um membro da Pró-Vida, Rogério, teve uma parada cardíaca em um evento no Clube de Campo Pró-Vida e ficou cerca de 5 minutos inconsciente, apesar das tentativas dos presentes que o rodeavam e, sem sucesso, tentavam reanimá-lo. A situação era preocupante, pois a cada momento aumentava a chance de dano cerebral. Mestre Chan foi chamado e pressionou determinado ponto, fazendo com que os batimentos cardíacos voltassem imediatamente. A pessoa subitamente "acordou" e sentou-se sozinha, sendo levada em seguida ao hospital. Em casos como este, além do conhecimento de medicina tradicional, a utilização de energia interna é fundamental.

Mestre Chan diz que nem tudo pode ser curado, mas aquilo que pode ser curado, normalmente ele consegue fazê-lo. Assim, inúmeras pessoas em todos esses anos têm sido ajudadas por ele, muitas já desenganadas pela medicina oficial. E, dentre estas pessoas, várias tiveram a vida completamente mudada. Para ilustrar estes casos, transcrevemos a seguir o depoimento de Júlia Bárány, que conta o ocorrido com seu filho, Tobias, e o depoimento do Marcos Giacometti Machado, que testemunhou o ocorrido com Rogério.

Grão Mestre Chan Kowk Wai

Processo de cura de Tobias Bárány Bartolomei
Depoimento da Júlia Bárány

Tobias começou a praticar artes marciais mal tirou as fraldas, aos dois anos de idade.

Acompanhava os irmãos às aulas de judô na academia da Pró-Vida, e sempre queria ir junto com eles para o tatame. A condição do professor era ele tirar as fraldas. Então, quando isto aconteceu, ganhou um kimono, o menor que havia na loja, e foi todo feliz praticar judô.

Não demorou muito, foi fazer Kung Fu também, imitando os irmãos e assim conheceu o Mestre Chan.

Em 1999, aos 18 anos de idade, tirou carta de motorista.

Em dezembro de 1999 passávamos férias no clube, quando, no dia 26 de dezembro, Tobias saiu do clube dirigindo o carro da mãe com 4 amigos dentro, e ocorreu o acidente na estradinha de volta de Salto de Itu, batida lateral com um carro que vinha pela pista contrária. O motorista desse carro faleceu na hora.

Dois amigos faleceram, dois ficaram com alguns arranhões, e o Tobias, com lesão cerebral do lado direito, afetando o lado esquerdo do corpo, com hemiparesia.

Ficou 10 dias em coma, respirando por aparelhos. No décimo dia, o médico disse que, se o Tobias não saísse do coma, então, no dia seguinte seria feita uma traqueostomia, e com isso seria muito mais difícil a recuperação. Conversei com ele naquela tarde, durante a visita à UTI, conversei com o eu dele, pois ele estava em coma, explicando-lhe que seria bom ele decidir se ia ou ficava, antes que o furassem, e que eu o apoiava na decisão que tomasse. No dia seguinte o médico veio me contar impressionado que naquela noite o Tobias arrancara os tubos e passara a respirar sozinho!

Decidido, filho, então vamos à luta pela recuperação!

O corpinho judiado, estropiado.... trabalheira para recuperar.

Durante a estada do Tobias na UTI, eu via o cômodo todo inundado de luz azul. A energia pulsava lá dentro, tanto é que um companheiro de leito, depois de 6 meses em coma, acordou durante a estada do Tobias na unidade. Amigos enviavam energia constantemente para o Tobias e para mim, e sobrou para quem estava por perto.

Transferido para o quarto, permaneceu mais três meses no hospital de Sorocaba. Durante esse tempo, não tinha consciência do seu entorno, o olhar vidrado, alimentava-se pela sonda, pois não conseguia engolir sem misturar com o ar que ia para os pulmões; usava fraldas pois não tinha controle dos esfíncteres. Teve várias pneumonias: o guidão do carro havia comprimido intensamente o peito, esmagando o baço, que teve que ser retirado.

Durante o atendimento de emergência no Pronto Socorro, houve mau isolamento do bisturi elétrico, e formou-se uma ferida no cóccix que demorou muito para cicatrizar.

O peito dele foi aberto de cima a baixo. Até hoje está lá a cicatriz.

Durante a estada no hospital, ele se debatia do lado direito, que funcionava, numa ação reflexa por causa do lado esquerdo que estava paralisado. Nesse debater, ele tinha que ser vigiado e segurado para não perder as agulhas que pingavam soro em sua veia, junto com a medicação. Também a sonda alimentar tinha que ser vigiada porque ele procurava sempre arrancá-la.

Os cuidados em fisioterapia eram intensos no hospital e continuaram no hospital instalado em casa, com enfermeiro, cama hospitalar, suporte para sonda, etc., três meses depois.

Foi então que o Mestre Chan visitou seu aluno e disse que começaria a tratá-lo quando estivesse mais consciente.

Mais uns dois ou três meses, e o Tobias gradativamente foi despertando de volta para a vida.

Foi um segundo nascimento junto com todo o processo que decorre: aprender a engatinhar, a ficar em pé, a controlar seus esfíncteres, falar, mastigar, reconhecer os objetos, nomeá-los, situar-se no tempo e no espaço, reconhecer os amigos que o visitavam quase que diariamente, estimulando-o a viver.

Tudo exigia muito treino, pois o corpo já estava grande, quase de um adulto, e os movimentos tinham que ser de bebê, até chegar novamente ao de adulto.

Treinar a ficar em pé? Uma trabalheira só. As pernas gelatinas não o sustinham. Mas ele me chamava de intervalo em intervalo, para treinar de novo e de novo.

Tobias se recusava a sentar na cadeira de rodas porque não queria se acomodar. A força de vontade de caminhar o fazia me pedir que eu o levasse apoiado nas minhas costas, para que ele pudesse ensaiar atrás de mim a dar os passos.

De acordo com as orientações do Mestre Chan, quando o Tobias já havia recuperado um pouco dos movimentos, e já estava mais consciente do espaço e do tempo, levamo-lo para a consulta com o Mestre.

Os dedos do Mestre entravam no corpo do Tobias onde precisava ser estimulado. O Tobias urrava de dor, dizia que via estrelas, mas não esmorecia. No dia do tratamento, ele voltava para casa totalmente exausto, quase sem se mexer. Mas no dia seguinte, sempre acontecia um milagre! Algo que antes ele não conseguia fazer, de repente, conseguia!

Numa das sessões, ele entrou sendo carregado e saiu andando.

Outra vez foi notório: ele não conseguia pronunciar o "k", pois o aparelho fonador também foi afetado pela paralisia. O Mestre apertou, apertou, e depois pediu que o Tobias pronunciasse Coca-cola. E ele pronunciou!

O Mestre trabalhou bastante na marcha do Tobias. E depois da sessão mandava que ele desse voltas correndo, pela academia. E cada vez era mais rápido e eficiente.

Foram 16 sessões, ao final das quais o Mestre Chan falou: "agora treina!"

E o Tobias passou a frequentar a academia do Mestre Chan na rua João Moura. O Mestre sempre dava uma atenção especial, orientando-o nos exercícios, e o progresso foi acontecendo. De vez em quando, apertava de novo. E o Tobias se entregava confiante às mãos conhecedoras do Mestre, pois sabia que da dor vinha a cura.

Hoje o Tobias leva uma vida praticamente normal. Fez faculdade e pós-graduação depois do acidente. Trabalha em sonoplastia.

Ele não desistiu até hoje. Sempre que aparece uma nova oportunidade para melhorar, ele a agarra e pratica, pratica, até se assenhorar da técnica.

O Mestre Chan dizia que o Tobias conseguiu porque perseverou. Não desistiu. Não se entregou.

E o Mestre Chan é um exemplo de perseverança.

Sou eternamente grata ao Mestre Chan por ter ajudado meu filho.

Caso de cura de Rogério
Depoimento do Marcos Giacometti Machado

Em dezembro de 1981 foi apresentada uma peça teatral idealizada e dirigida pelo amigo do Mestre Chan e praticante de Kung Fu, Dr. Celso Charuri. A peça, protagonizada inteiramente por um conjunto de amigos era composta por vários elementos muito distintos e ao mesmo tempo interligados e integrados, como música clássica, rock'n roll, coral, balet, jogral, filosofia e Kung Fu, foi apresentada no Anhembi em São Paulo para mais de 5 mil pessoas. A apresentação foi um grande sucesso e permaneceu na memória de todos uma saudosa e terna lembrança.

Após 30 anos, alguns participantes do evento original se reuniram e resolveram montar a peça novamente. Foi assim que em 2011 todo o trabalho foi feito mais uma vez. Reunir voluntários para cada um dos papéis, recuperar as imagens do evento original, roteiro, músicas e coreografias.

O Mestre Chan reuniu pessoalmente os alunos que participariam com o Kung Fu, que treinaram muito e deram o máximo de si em colaboração ao evento e em relação ao respeito que o próprio Mestre Chan nutre pela amizade com o Dr. Celso.

A peça seria feita em um anfiteatro ao ar livre, onde estava sendo esperada a presença de mais de 15 mil pessoas. O Rogério estava colaborando ativamente como um dos organizadores desde o início, acompanhou todos os ensaios e atividades ao longo dos meses que antecederam o evento e cuidou da montagem final. Ele foi um dos responsáveis pela organização, infraestrutura, equipe de som, equipe de luzes, montagem do palco, cortinas, aluguel de equipamentos e todos os inúmeros detalhes que existem em um evento desse tipo.

No grande dia o clima estava ameno e os participantes estavam nervosos, ansiando pelo que iria se suceder. O gramado do anfiteatro estava tomado por milhares de pessoas. Mestre Chan chegou com seus familiares e convidados. A peça começou logo após o pôr do sol e tudo correu como planejado. O público aplaudiu em pé ao final, e o evento foi um sucesso.

Mas nem tudo transcorreu tão bem durante o processo. Justamente na semana da montagem do evento o clima mudou e choveu muito. Os ensaios finais iam até o amanhecer, a chuva causou algumas dificuldades adicionais e transtornos que foram sendo transpostos cada vez que surgiam, porém dois dias antes do grande dia a empresa que era responsável pela iluminação de palco teve que ser trocada em uma decisão de última hora. O Rogério estava comprometido de corpo e alma em todo o processo e praticamente não conseguia comer ou dormir a semana toda, frente ao volume de coisas a se fazer e aos problemas que estava enfrentando.

E foi assim, ao final da peça quando todos enfim puderam relaxar, confraternizar e estavam comemorando o sucesso resultante do trabalho em conjunto, que o Mestre Chan foi chamado com extrema urgência para o palco. Ao chegar viu o Rogério que estava desfalecido e sem respirar há algum tempo. Os amigos o rodeavam, tentavam fazer a sua ressuscitação com respiração artificial e massagem cardíaca sem sucesso.

Todos se afastaram imediatamente ao avistarem o Mestre Chan, abrindo passagem para que ele se aproximasse rapidamente. Ao chegar o Mestre Chan aplicou um único e convicto golpe em um ponto de pressão e o corpo do Rogério reagiu como se estivesse levando um choque elétrico de alta voltagem, voltando a si no mesmo instante. Em seguida o Mestre Chan exclamou – "Agora pode levá-lo ao hospital, ele não morre mais!". E foi o que aconteceu...

O Rogério passou por uma bateria de exames após esse incidente e nada foi detectado além de uma luxação no ombro, consequência da queda quando desfaleceu. Ele continua bem até hoje e ele e sua família são muito gratos ao Mestre Chan.

VII

SABEDORIA DOS MESTRES

COMPILAÇÃO DE ENSINAMENTOS DE GRANDES MESTRES

"A Essência do Conhecimento é:

uma vez adquirido, aplicá-lo."

Confúcio

1. TRATADO DO TAI CHI CHUAN

2. OS CLÁSSICOS DE TAI CHI CHUAN

3. INTROSPECÇÕES NA PRÁTICA DE TREZE POSTURAS

4. A CANÇÃO DAS TREZE POSTURAS

5. A CANÇÃO DE "TUI SHOU"

6. AS CINCO PALAVRAS CHAVES

Traduzir os Tratados e Clássicos de Tai Chi Chuan para o português representou um grande desafio.

Os antigos mestres escreviam suas experiências e percepções em versos, e a linguagem data de muitos séculos atrás. Eram escritos em chinês arcaico, as frases eram sucintas e objetivas.

Faz mais de 40 anos que aprendi a sequência solo do Tai Chi Chuan, ensinada pelo Mestre Chan. Aos trinta anos de idade comecei a fazer minhas primeiras incursões na leitura de Clássicos e Tratados escritos em chinês. Eram herméticos e místicos demais para a minha compreensão; eu não havia chegado ao nível de experiência necessária para entender os ensinamentos, e a linguagem antiga também não ajudava. Fechei os livros e desisti de ler.

Aos 60 anos de idade, um grande amigo meu, também aluno do Mestre Chan, o saudoso Abel Lee, doou-me a sua coleção de livros sobre o Tai Chi Chuan, escritos em francês e inglês. As frases traduzidas e vistas sob a ótica de outras culturas começaram a acrescentar algum sentido, antes incompreensíveis para mim.

Entretanto, o conhecimento só se consolida com a prática. Passados mais de cinco anos de prática quase diária, notei um pequeno progresso na minha percepção dos ensinamentos dos textos; a revelação dos conceitos contidos nas palavras e frases, antes nebulosas, ocorreu gradativamente na medida em que pude constatar e vivenciá-los na prática.

Certamente, os textos escritos pelos antigos mestres não se destinavam aos iniciantes da Arte de Tai Chi Chuan. Muitos dos ensinamentos continuam misteriosos mesmo para os praticantes veteranos com dezenas de anos de prática.

Junto com Marcos Ayuso, que aprende com Mestre Chan há trinta anos ininterruptos, assumimos o compromisso de desvendarmos os textos, fazendo a versão para o português. Depois de idas e vindas, de muitas tentativas para traduzir e selecionar as palavras mais adequadas para dar um sentido razoável ao leitor, Marcos comentou: "Edward, Eduardo.... Estive pensando que realmente para a maioria das frases a tradução deve se ater ao sentido original; para algumas frases mais 'exotéricas' acho que deveríamos tentar traduzir o mais próximo possível do original... nem que a tradução fique por demais literal... Agora, se o sentido já está meio obscuro no original, paciência, vai ficar obscuro em português também... reclamações com o autor do texto original..."

Relutamos muito em adicionar qualquer explicação pessoal na versão dos textos para o português, pois o leitor poderá ter fácil acesso a muitas interpretações de autores famosos e reconhecidos. A solução encontrada foi colocarmos apenas notas breves após as estrofes, quando as mesmas forem demasiadamente enigmáticas para a compreensão. Portanto, as notas que colocamos são de natureza explicativa e técnica, sem incorrer em interpretações pessoais dos textos.

Felizmente, com a difusão nos sites da internet, de livros e palestras da Arte do Tai Chi Chuan no mundo inteiro, muitas interpretações de autores renomados sobre Tratados e Clássicos estão disponíveis em várias línguas. O nosso objetivo é apenas fazer referência à existência desses textos, para despertar o interesse de quem queira se aprofundar no assunto.

Edward Ying e Marcos Ayuso

应劫枝　　喽哥. 阿意所

São Paulo, 2012

1. TRATADO DO TAI CHI CHUAN 太極拳論

Autoria atribuída a 張三丰 Chang San Feng (nascido em 09 de abril de 1247, final da Dinastia Song, e de acordo com a lenda viveu mais de 200 anos).

一舉動，週身俱要輕靈，尤須貫串。

Uma vez em movimento, cada parte do corpo deve ser leve e ágil, e estar conectada com as outras partes.

(Nota: cada parte do corpo deve estar conectada com as outras, assim como os elos de uma corrente.)

气宜鼓盪，神宜內斂。

O Chi deve estar cheio e estimulado, e o Shen (espírito) deve ser retido internamente.

(Nota: O Chi, que é gerado no Tan-Tien, deve encher o corpo inteiro da mesma forma que o ar enche um balão ou um tambor. Shen significa espírito de vitalidade. A concentração requer serenidade, e esta condição é necessária para que a sua intenção não seja revelada ao oponente.)

無使有缺陷處，無使有凸凹處，無使有斷續處 。

Nenhuma parte deve ser defectiva, nenhuma parte deve ser côncava ou convexa, nenhuma parte deve ser interrompida.

(Nota: A ênfase está na objetividade das posturas e eficácia dos movimentos. Os movimentos devem ser suaves e contínuos.)

其根在脚，發於腿，主宰於腰，形於手指，由 而腿而腰，總須完整一氣處 。向前退後，乃得機得勢處 。

A raiz está nos pés, a energia é emitida pelas pernas, controlada pela cintura e expressa pelos dedos das mãos. Dos pés até as pernas, e das pernas até a cintura, tudo deve estar integrado, através de um mesmo Chi.

Movendo-se para a frente e para trás, pode-se aproveitar a oportunidade de se conquistar uma posição mais vantajosa.

有不得機得勢處，身便散亂。其病必於腰腿求之。

Se a oportunidade de assumir uma posição mais vantajosa não for aproveitada, o corpo se descoordena. Para corrigir este erro, a solução será encontrada nas pernas e na cintura.

(Nota: a oportunidade está relacionada ao fator tempo, e a posição vantajosa, com a postura. Se o corpo se descoordena, o problema principal deve estar nas pernas e na cintura, que não se movem em unidade.)

上下前後左右皆然。凡此皆是意，不在外面。

Para cima e para baixo, para frente e para trás, esquerda e direita. É tudo a mesma coisa. Tudo isto é feito através da intenção (Yi), não externamente.

(Nota: em qualquer direção, seja para cima, para baixo, para frente ou para trás, para esquerda ou para direita, o princípio é igual; devemos atentar para a unidade de movimento das pernas e cintura, e isto está na intenção, não na forma externa.)

有上即有下，有前即有後，有左即有右。

Se há o em cima, há o embaixo; se há a frente, há o atrás; se há a esquerda, então há a direita.

(Nota: aqui está o conceito de Yin e Yang. Se há Yin, há Yang, e vice versa.)

如意要向上，即寓下意。若將物掀起，而加以挫之之意。斯其根自斷，乃壞之速而無疑。

Se a intenção (Yi) quer ir para cima, isto implica em se considerar o ir para baixo. Isto significa que para se erguer e derrubar um oponente, deve-se antes de mais nada considerar a raiz deste oponente. Quando a raiz do oponente é quebrada, é inevitável que ele seja rapidamente derrotado.

(Nota: a raiz do oponente está no apoio dos seus pés no chão. Para derrubar o oponente é preciso deslocá-lo do chão. Antes de erguê-lo, para cima, considere desnorteá-lo empurrando-o para baixo. Esta é uma técnica muito utilizada no "Tui Shou".)

虛實宜分清楚，一處有一處虛實，處處總此皆如是　。周身節節貫串，無令絲毫間斷耳。

Substancial e insubstancial devem ser claramente distinguidos. Cada parte do corpo tem um aspecto substancial e insubstancial. Todo o corpo e suas junções devem ser articuladas em conjunto, sem nenhuma desconexão.

2. OS CLÁSSICOS DE TAI CHI CHUAN　-　太極拳經

Autoria atribuída a 王宗岳 Wang Zongyue.

(Nota: 王宗岳 Wang Zongyue é uma personagem lendária, e não há registros históricos sobre a sua vida. Nascido mais de cem anos após Chang San Feng, na Dinastia Ming, ensinou sua Arte ao Jiang Fa 蔣發, que por sua vez ensinou ao Chen Wanting (陈王廷 ou 陈王庭; 1.580-1660, nona geração do estilo Chen) no vilarejo de Chenjiagou 陳家溝, na Província de Henan. Porém, esta história é imprecisa, e há dúvida sobre quem era o aluno e quem era o professor.

O estilo Yang, fundado por Yang Luchan 楊露禪 foi derivado do estilo Chen, algumas gerações depois.

A partir deste texto de Wang Zongyue, fixou-se a denominação de Tai Chi Chuan, ou Taijiquan, antes denominado por vários outros nomes, entre os quais Chuan Longo e Treze Posturas.)

太極者　，　無極而生　，　動静之機　，　陰陽之毋也　，　動之則分　，　静之則合.

Tai Chi nasce do Wu Ji, estado de movimento e repouso, é a mãe do Yin e do Yang. Quando em movimento se divide, unindo-se quando em repouso.

無過不及，隨屈就伸。

Sem excesso, sem deficiência. Seguindo o oponente se curva e em seguida se alonga.

(Nota: nenhuma parte da postura deve ser exagerada, não se deve se estender demais ou de menos, a fim de se manter equilibrado. Ao se retrair ou se estender, ao se encurvar ou se alongar, mantenha a elasticidade natural para restabelecer o equilíbrio.)

人剛我柔謂之走，我順人背謂之黏。

Quando o oponente é rígido, sou suave; isto se chama ceder. Quando sigo o oponente, isto se chama aderir.

(Nota: a palavra Tsou 走 literalmente significa "sair andando", mas aqui tem o sentido de não oferecer resistência, sendo traduzida como ceder. Entretanto, "sair andando" e "sem oferecer resistência" ainda não descrevem adequadamente o conceito: se o oponente ataca com rigidez, não se deve fugir, mas, antes, enfrentá-lo com suavidade de forma a neutralizar o seu golpe. A palavra Nien 黏 literalmente significa "colar", sendo traduzida como conectar. Dessa forma, é preciso estar continuamente conectado com o oponente a fim de sentir seus movimentos e mesmo as suas intenções.)

動急則急應，動緩則緩隨，雖變化萬端，而理爲一。

Quando o oponente se move rápido, eu me movo rápido; quando o oponente se move vagarosamente, então eu me movo vagarosamente. Apesar das variações serem inúmeras, o princípio é sempre o mesmo.

由着熟而漸悟懂勁，由懂勁而階及神明；然非用力之久，不能豁然通焉！

Após você ter dominado as técnicas, você poderá gradualmente compreender o que significa o "Entendimento do Jin". A partir do "Entendimento do Jin" você poderá gradualmente se aproximar da iluminação. Entretanto, sem uma grande dedicação ao estudo durante muito tempo, você não poderá chegar a este nível de entendimento.

(Nota: aqui, a palavra iluminação tem o sentido de revelação, do entendimento do Jin. O "entendimento de Jin", no início, é apenas uma vaga sensação; com muitos anos de prática, você vai refinando a sua percepção, de modo a controlar o seu Jin e o do oponente.

O "entendimento do Jin" pode ser adquirido com a prática do Tui Shou.)

虛領頂勁，氣沉丹田。

Uma energia insubstancial interna deve alcançar o topo da sua cabeça e mantê-la erguida. Deve-se imergir o Chi no Tan-Tien.

(Nota: deve-se erguer a cabeça como se a mesma fosse suspensa por um fio invisível.

Uma vez que Chi é energia, optou-se pelo uso do termo "imergir", pois o termo "afundar" (sink em inglês) pode transmitir a ideia de um objeto sólido.)

不偏不倚，忽隱忽現，左重則左虛，右重則右杳，仰之則彌高，俯之則彌深，進之則愈長，退之則愈促，一羽不能加，蠅蟲不能落。

Sem se inclinar, sem se apoiar. De repente desaparece, de repente aparece. Quando há pressão na esquerda, a esquerda se torna insubstancial; quando há pressão na direita, a direita se torna insubstancial. Olhando para cima parece ficar mais alto; olhando para baixo parece se aprofundar. Quando se avança, a distância deve se alongar; quando se recua, a distância deve ser exageradamente curta. "Uma pena não pode ser adicionada e uma mosca não pode pousar."

(Nota: A frase "sem se inclinar" tem o sentido de centrar, sem se pender.

A frase "Uma pena não pode ser adicionada e uma mosca não pode pousar" pode ser melhor elucidada por uma lenda segundo a qual Yang Chien-Hou, filho de Yang Luchan (fundador do Tai Chi Chuan - estilo Yang), era capaz de manter um pássaro na palma da mão, sem agarrá-lo. Toda vez que o pássaro tentava voar, ele afundava a palma, impedindo o pássaro de ganhar o impulso necessário para decolar.)

人不知我，我獨知人，英雄所向無敵，蓋皆由之而及也。

O oponente não me conhece, mas eu conheço o oponente. Por causa disto, um herói não encontra adversários a altura.

(Nota: O oponente não consegue detectar a minha intenção, mas posso antecipar a sua. Se dominar todos os princípios, você se torna inigualável.)

斯技旁門甚多，雖勢有區別，概不外乎壯欺弱，慢讓快耳，有力打無力，手慢讓手快，是皆先天自然之能，非關學力而有爲也。

Há muitos estilos de arte marcial. Apesar das posturas serem distintas, não passam de o forte vencer o fraco, o lento ceder ao mais rápido. Aquele com força vence o sem força, mãos lentas cedem às mãos rápidas. Tudo isto são habilidades inatas, porém nada tem a ver com a prática e conhecimento que precisam ser adquiridos.

(Nota: tanto a força muscular como a velocidade são fatores relacionados com a condição física da pessoa, e tendem a diminuir com o passar do tempo. A prática do Tai Chi Chuan leva ao desenvolvimento de Chi, Jin e Shen, que melhoram com a prática, independentemente da idade.)

察四兩撥千斤之句，顯非力勝，觀耄耋能禦衆之形，快何能爲。

Considere a frase: "com quatro gramas repele-se mil quilogramas de força". É evidente que não se pode conseguir isto com a força bruta. Veja, se um homem idoso ainda consegue se defender de vários oponentes, isto não pode ser somente uma questão de velocidade.

立如平準，活似車輪。

"Ficar em pé como o fiel de uma balança, mover-se com vivacidade como a roda de uma carroça."

偏沉則隨，雙重則滯。

Se você for substancial em um lado, você consegue ser flexível. Se você distribuir seu peso igualmente, então você está com peso duplo e estagnado.

(Nota: Na prática do Tai Chi Chuan, (também no Tui Shou e numa confrontação real), o peso não deve ser distribuído igualmente nas duas pernas (peso duplo); a distribuição do peso vai se alternando durante toda a prática, de forma que geralmente uma perna suporta maior parte do peso que a outra.)

每見數年純功，不能運化者，率自爲人制，雙重之病未悟耳。

Com frequência, mesmo após vários anos de dedicação ao treinamento, o praticante pode não conseguir neutralizar a ação do oponente e, consequentemente, ser controlado pelo oponente. A razão é que o conceito de peso duplo não foi corretamente observado.

欲避此病，須知陰陽，黏即是走，走即是黏，陰不離陽，陽不離陰，陰陽相濟，方爲懂勁。

Para evitar esta falha você deve distinguir o Yin e o Yang. Conectar significa ceder. Ceder significa conectar. Yin não está separado do Yang. Yang não está separado do Yin. Yin e Yang cooperam mutuamente; entender isto é entender Jin (Ton Jin).

(Nota: "Conectar significa ceder. Ceder significa conectar" ou em outras palavras "aderir/colar significa ceder e ceder significa aderir/colar" é um conceito que pode ser percebido através da prática de Tui Shou.)

懂勁後愈練愈精，默識揣摩，漸至從心所欲。

Após o entendimento do Jin, quanto mais se pratica, maior é o refinamento. Aprenda silenciosamente e depois pondere; gradualmente você se aproximará do controle conforme sua intenção.

本是捨己從人，多誤捨近求遠，所謂差之毫釐，謬以千里，學者不可不詳察焉。

Basicamente, desista de si mesmo e siga o oponente. Muitos não compreendem e menosprezam aquilo que está perto por algo que está longe. Isto significa que um pequeno erro de alguns milímetros pode causar uma variação de mil quilômetros. O aprendiz, portanto, deve analisar com exatidão.

(Nota: desista de si.... significa abdicar-se da sua ação e reagir conforme a ação do oponente; não tome iniciativa de ação.

Isto significa que um pequeno erro de alguns milímetros (no ponto de partida) pode causar uma variação de mil quilômetros (no ponto de chegada). Este é um ditado chinês muito conhecido.)

此論句句切要，並無一字敷功陪襯，非有夙慧，不易悟也，先師不肯妄傳，非獨擇人，亦恐枉費功夫耳。

Cada sentença neste texto é importante. Nem uma só palavra foi adicionada sem necessidade, ou para efeito decorativo. Sem um alto grau de sabedoria, você não será capaz de entender. Os antigos professores não quiseram ensinar indiscriminadamente, não apenas devido à dificuldade de escolher as pessoas certas, mas também porque receavam desperdiçar seu tempo e energia.

3. INTROSPECÇÕES NA PRÁTICA DAS TREZE POSTURAS
十三勢行功心解

Autor: 武禹襄　Wu Yu-hsing

(Nota: Wu Yu-hsing 武禹襄 (1812-1880), de família abastada e amante de artes marciais, adquiriu, inicialmente, os conhecimentos de Tai Chi Chuan do estilo tradicional de Chen Chanxing 陳長興, de forma indireta, através de Yang Luchan 楊露禪.

Conta-se que Yang era de família pobre; ele foi um dos dois meninos contratados como aprendiz e mandado para a vila de Chenjiagou, para a loja de remédios homeopáticos da família Wu. O chefe da família contratou Chen Changxing para lhe ensinar a Arte do Tai Chi Chuan. Quando Yang voltou para sua terra, já adulto, os irmãos Wu o procuraram para aprender a sua arte. Não satisfeito, Wu Yu-hsing viajou para Chenjiagou para aprender diretamente com Chen Changxing, mestre do Yang Luchan. Porém, antes de chegar ao destino, hospedou-se na vila de Zhaobao. O dono da hospedaria, visando ter um cliente cativo, recomendou-lhe procurar Chen Qingping 陳清萍 (1795-1868), da vila de Zhaobao, que havia desenvolvido um novo estilo Chen. Wu conversou com Chen Qingping, gostou do novo estilo e o aprendeu em poucos meses, pois já tinha uma boa base. Mais tarde, fundou o estilo Wu.

A autoria deste texto é duvidosa. Conta-se que a família Wu obteve a coletânea de anotações de Wang Zongyue 王宗岳, bastante rara na época e hoje desaparecida, de um estabelecimento comercial de sal; guardou-a para si como um tesouro inestimável, e a mostrou para pouquíssimas pessoas, entre as quais Yang Luchan. Wu Yu-hsing revisou o texto original várias vezes. Portanto, o texto atual é a sua última versão revisada.)

以心行氣，務令沉着，乃能收斂入骨，以氣運身，務力順遂，乃能便利從心。

Ao usar o Hsin (coração, mente) para transportar o Chi, a mente deve estar estável e calma; dessa forma o Chi poderá se condensar nos ossos. Ao circular o Chi por todo o corpo, (o Chi) deve ser suave e fluido, então ele poderá facilmente acompanhar a mente.

精神能提得起，則無遲重之虞，所謂頂頭懸也。

意氣須換得靈，乃有圓活之妙，所謂變轉虛實也。

Se o Espírito de Vitalidade (Jieng-Shen) for manifestado, então não haverá lentidão nem sensação de peso. Isto significa que a cabeça está suspensa. Yi (intenção) e Chi devem interagir com destreza. Então você terá conquistado a maravilhosa proeza da circularidade e vivacidade. Isto significa que a substancialidade e a insubstancialidade podem variar e se alternar.

發勁須沉着鬆淨，專注一方。立身須中正安舒，支撐八面。

Ao emitir Jin, permaneça calmo e relaxado, concentrado em uma só direção. Quando de pé, o corpo deve estar centrado, calmo e confortável, de forma que você estará apto a se movimentar nas oito direções.

行氣如九曲珠，無微不到，運勁如百練鋼，無堅不摧。

Transportar o Chi é como fazê-lo passar em uma "pérola de nove orifícios", sem resistência, penetrando em todos os pontos. Usar o Jin é como o aço que foi forjado centenas de vezes; não há nada sólido que não possa ser destruído.

(Nota: na língua chinesa a distinção de singular e plural é feita pelo seu contexto na frase, assim sobre o termo 九曲珠 acima citado, a tradução literal das palavras seria nove-tortuoso-pérola; não se sabe exatamente a mensagem que o autor quis transmitir através dessa metáfora.

Uns interpretam como: transportar o Chi é como fazê-lo passar por "uma pérola de nove orifícios tortuosos", onde a pérola seria o corpo, e nove orifícios seriam as nove articulações (pescoço, ombro, cotovelo, pulso, coluna, cintura, quadril, joelho e tornozelo).

Outros interpretam como: transportar o Chi é como fazê-lo passar por "um colar de nove pérolas", onde o colar seria o corpo, e nove pérolas seriam as nove articulações (pescoço, ombro, cotovelo, pulso, coluna, cintura, quadril, joelho e tornozelo). As pérolas são interligadas por uma linha, formando um colar, que não assume uma forma rígida e definitiva, portanto "tortuoso", podendo se estender ou contrair.)

形如搏兔之鶻，神似捕鼠之貓。靜如山岳，動若江河。

Na aparência é como uma águia apanhando uma lebre, o Espírito é como um gato apanhando um rato. Seja calmo como uma montanha, mova-se como um rio.

蓄勁如張弓，發勁如放箭，曲中求直，蓄而後發。

Acumule Jin como se puxasse um arco, emita Jin como se atirasse uma flecha. Encontre o reto na curva; acumule e então emita.

力由脊發，步隨身換。

A força é emitida da espinha; os passos mudam acompanhando o corpo.

收卽是放，放卽是收，斷而復連。

Recolher é soltar; soltar é recolher; quando o Jin for interrompido, ele deve ser imediatamente reconectado.

往復須有摺叠，進退須有轉換。

O mover-se para frente e para trás deve ter flexibilidade e mútuo entrelaçamento. O avançar e retrair deve ter rotação e variação.

極柔軟然後極堅剛。能呼吸然後能靈活。

(Primeiro) extremamente suave e, em seguida, extremamente rígido. Se você for capaz de respirar corretamente, então você poderá ser vívido e ágil.

氣以直養而無害，勁以曲蓄而有餘。

Cultivar o Chi diretamente, de forma natural, não provoca mal algum; o Jin é armazenado nas curvas e, assim, haverá reservas.

心爲令，氣爲旗，腰爲纛。先求開展，後求緊凑，乃可臻於縝密矣。

O Hsin (coração, mente) é aquele que dá a ordem; o Chi é a bandeira, e a cintura é a mensagem. Primeiramente procure se expandir (estender/abrir), depois procure se compactar (contrair/fechar), e então você se aproximará da perfeição.

又曰：先在心，後在身，腹鬆淨，氣斂入骨，神舒體靜，刻刻在心。切記一動無有不動，一靜無有不靜。

É também dito: primeiro está no Hsin (coração, mente), depois no corpo; o abdômen está relaxado e limpo (submerso), de forma que o

Chi possa se condensar nos ossos; o Espírito está confortável e o corpo está calmo; lembre-se disto sempre em seu coração. Lembre-se: quando uma parte se move, todas as partes se movem; quando uma parte está em repouso, todas as partes repousam.

又曰：彼不動，己不動；彼微動，己先動。似鬆未鬆，將展未展，勁斷意不斷。

É também dito: se o oponente não se move, eu também não me movo; se o oponente se mover sutilmente, eu me movo antes dele. Parece relaxado, mas não o é; parece estendido, mas não o é. O Jin pode ser interrompido, mas o Yi não pode sê-lo.

又曰：牽動往來，氣貼背，斂入脊骨，內固精神，外示安逸。邁步如猫行，運勁如抽絲。全身意在精神，不在氣；在氣則滯，有氣者無力；養氣者純剛。氣如車輪，腰似車軸。

É também dito: a mente dirige o Chi que flui para frente e para trás, aderindo-se nas costas e então condensando-se na espinha; fortaleça o Espírito de Vitalidade (Jieng-Shen) internamente e expresse paz e leveza externamente. Dê os passos como um gato; aplicar o Jin é como puxar o fio de seda de um casulo. Ao longo de todo o seu corpo, o seu Yi (intenção) está no Espírito de Vitalidade (Jieng-Shen), não no Chi. Se o Yi estiver concentrado no Chi, então haveria estagnação. Uma pessoa que concentre o Yi no Chi não tem Li (força); uma pessoa que cultive Chi desenvolve uma tenacidade tão forte quanto aço puro. O Chi é como a roda de uma carroça, a cintura é como o eixo.

4. A CANÇÃO DAS TREZE POSTURAS 十三勢総歌

Autor desconhecido, o texto é antigo e pode ter sido extraído da extinta coletânea de anotações do Wang Zongyue 王宗岳

十三総勢莫輕視，命意源頭在腰際。

A importância das treze posturas não deve ser menosprezada, toda ação origina-se da cintura.

變換虛實須留意，氣遍身軀不少滯。

Na variação e mudança entre o substancial e não substancial você deve estar consciente que o Chi circula por todo o corpo, sem a menor estagnação.

静中觸動動猶静，應敵變化示神奇。

Descubra o movimento na quietude, muito embora a quietude esteja presente mesmo no movimento. Varie sua resposta em relação ao oponente e mostre esta técnica maravilhosa.

勢勢存心揆用意，得來全不費功夫。

Preste atenção em cada postura e entenda seu propósito, dessa forma você praticará esta arte com o mínimo esforço.

刻刻留心在腰間，腹內鬆淨氣騰然。

Em todos os momentos preste atenção na sua cintura. Quando o abdômen estiver completamente relaxado, o Chi emergirá.

尾閭中正神貫頂，滿身輕利頂頭懸。

Quando o cóccix está ereto, o espírito de vitalidade (Shen - 神) atingirá o topo da cabeça. Quando a cabeça estiver suspensa (como se estivesse segurada por um fio), o corpo inteiro estará leve e relaxado.

仔細留心向推求，屈伸開合聽自由.

Esteja alerta e investigue o propósito (das Treze Posturas). Ao contrair--estender, abrir-fechar, faça tudo de forma natural.

入門引路須口授，功夫無息法自修.

Para ser introduzido no portal e ser conduzido pelo caminho, é necessário instrução oral de um mestre competente; através da prática incessante e dedicação o caminho pode ser trilhado.

若問體用何爲準，意氣君來骨肉臣。

A resposta para a pergunta: "qual é o critério padrão para a aplicação das Treze Posturas" é: Yi (mente) e Chi são os mestres, os ossos e músculos seguem o Yi e Chi.

詳推用意终何在，益壽延年不老春。

Investigue cuidadosamente qual é o principal propósito (das Treze Posturas): aumentar a longevidade e conservar a juventude.

歌兮歌兮百四十，字字真切意無遺

Nesta canção de 140 palavras (em chinês) cada palavra é genuína e verdadeira; o significado e propósito (das Treze Posturas) estão completamente explicados.

若不向此推求去，枉費功夫貽歎息。

Se a prática não for baseada nesta canção, você se arrependerá, pois seu tempo e energia terão sido gastos em vão.

5. A CANÇÃO DO TUI SHOU 打手歌

Autor desconhecido, o texto é antigo e pode ter sido extraído da extinta coletânea de anotações do Wang Zongyue王宗岳

掤搌擠按須認真，上下相隨人難進。

Esteja consciente a respeito das técnicas (portais) de Aparar (Péng), Aplainar/Deslizar (Lǚ), Pressionar (Jǐ) e Empurrar (Àn); movimentando-se para cima e para baixo, cada movimento deve ser seguido por outro; dessa forma, será difícil para o oponente encontrar uma brecha para penetrar em sua defesa.

任他巨力來打咱，牽動四兩撥千斤

Não importa se o oponente vem com enorme força para me atacar, eu uso apenas uma pequena força para desviar o oponente.

(Nota: a tradução literal da segunda frase seria "com quatro gramas repele-se mil quilogramas de força" referida no texto do Os clássicos de Tai Chi Chuan.)

引進落空合即出，沾連黏隨不丟頂

Direciono a sua força para o vazio e, em seguida, o ataco; Aderir-Conectar, Colar-Seguir, de maneira a não perdê-lo.

6. AS CINCO PALAVRAS CHAVES 五字訣

Autor: 李亦畬 Li I-yu (1833-1892)

(Li I-yu aprendeu o estilo Wu do seu tio materno Wu Yu-hsing (武禹襄 - 1812-1880) e mais tarde criou o seu próprio estilo Li.)

一曰心靜。心不靜則不專一，一舉手，前後左右，全無定向。起初舉動，未能由己，要悉心體認，隨人所動，隨屈就伸，不丟不頂，勿自伸縮，彼有力，我亦有力，我力在先，彼無力，我亦無力，我意仍在先。要刻刻留心，挨何處，心須用在何處，須向不丟不頂中討消息；從此做去，一年半載，便能施於身，此全是用意，不是用勁，久之則人為我制，我不為人制矣。

Primeiro ditado: Aquietar o Hsin (coração, mente)

Uma mente inquieta impede a concentração. Se a mente estiver inquieta, movimentos como levantar as mãos, avançar/recuar e atentar para esquerda/direita serão desprovidos de propósito.

No começo da prática, os movimentos não obedecem a mente. A mente deve reconhecer e experimentar o que se passa com o corpo. Esteja alerta, atento aos movimentos do seu oponente. Não resista ou perca contato com ele. Não tome a iniciativa de se estender ou contrair.

Se o oponente exerce força, antecipe-se a ele. Se ele não usa a força, também você não deve usar a força. Entretanto, o Yi (intenção) deve sempre se antecipar à intenção do oponente.

É preciso estar atento a cada movimento. A mente deve focar no ponto de contato com o oponente, de forma a não perdê-lo nem resistir a ele. Se isto for praticado entre seis meses e um ano, então será possível controlar todo o corpo. Tudo isto será conseguido através do uso do Yi (mente, intenção), não através do uso do Jin. Com os anos de prática será possível controlar o oponente.

二曰身靈，身滯則進退不能自如，故要身靈。舉手不可有呆像，彼之力方礙我皮毛，我之意已入彼骨裡。兩手支撐，一氣貫穿，左重則左虛，而右已去，右重則右虛，而左已去。氣如車輪，週身俱要相隨，有不相隨處，身便散亂，便不得力，其病於腰腿求之。先以心使身，從人不從己，後身能從心，由己仍從人，從己則滯，從人則活，能從人，手上便有分寸，秤彼勁之大小，分厘不錯，權彼來之長短，毫髮無差，前進後退，處處恰合，工彌久而技彌精。

Segundo ditado: O corpo deve ser ágil

Se o corpo estiver estagnado, então o mover-se para frente e para trás não obedecerá a sua vontade, por esta razão o corpo deve ser ágil. Quando você levantar as mãos, não deve fazê-lo de forma desajeitada. Assim que a força do oponente tocar a sua pele, o seu Yi (intenção) já deverá ter penetrado nos ossos de seu oponente.

As mãos são sustentadas e integradas com o Chi.

Se o lado esquerdo do seu corpo sente o peso (da ação) do seu adversário, indicando um ataque, então ele se torna insubstancial e o lado direito se torna substancial. O mesmo princípio aplica-se ao lado direito.

Chi é como a roda de uma carroça, que deve coordenar o movimento de cada parte do corpo. Se houver alguma parte que não estiver coordenada com as demais, então o corpo estará disperso, desordenado e você não conseguirá aplicar a força. Se esta deficiência ocorrer com você, então procure a solução na cintura e nas pernas.

Primeiro você deve usar a sua mente para controlar o seu corpo e, então, poderá seguir os movimentos do oponente, em vez de seguir a sua própria vontade. Somente dessa forma, você poderá seguir a sua vontade e também os movimentos do oponente.

Se você guiar-se somente pela própria vontade haverá estagnação; porém seguir os movimentos do oponente lhe dará vivacidade. Se você realmente seguir os movimentos do oponente, suas mãos poderão medir a força, direção e alcance de seus movimentos com precisão, sendo capaz de avançar e recuar conforme necessário. Quanto mais você praticar, mas refinada será a sua técnica.

三曰氣歛，氣勢散漫，便無含蓄，身易散亂，務使氣歛入骨，呼吸通靈，週身罔間，吸為蓄，呼為發，蓋吸則自然提得起，亦拏得人氣，呼則自然沉得下，亦放人得出，此是以意運氣，非以力運氣也。

Terceiro ditado: A condensação do Chi
Quando o Chi está disperso e difuso, ele não é armazenado, e os movimentos do corpo tornam-se não naturais e desordenados. É necessário condensar o Chi nos ossos, a respiração deve ser suave e fluida e deve percorrer todo o corpo, sem interrupções. Na inalação, é natural elevar o nível de energia e melhorar a percepção da energia do oponente, enquanto a expiração nos permite "afundar" a energia e desequilibrar o oponente. Assim, deve-se usar o Yi (intenção) para mover o Chi, em vez de usar o Li (força).

四曰勁整，一身之勁，練成一家，分清虛實，發勁要有根源，勁起於腳跟，主宰於腰，形於手指，發於脊背，又要提起全副精神，於彼勁將出未發之際，我勁已接入彼勁，恰好不後不先，如皮燃火，如泉湧出，前進後退，無絲毫散亂，曲中求直，蓄而後發，方能隨手奏效，此借力打人，四兩撥千斤也。

Quarto ditado: Integrar o Jin

O Jin do corpo deve ser completamente integrado, tornando-se uma unidade. Deve-se distinguir o substancial do insubstancial. O Jin se origina na sola dos pés, é controlado pela cintura, conduzido pela espinha, manifestando-se nas pontas dos dedos das mãos. A mente deve estar centrada. Quando o oponente está prestes a emitir o Jin, eu percebo e emito o Jin antes, como o jorro de uma nascente borbulhante.

No momento certo, nem antes nem depois, da mesma forma que o sentido do tato, imediatamente, perceba o fogo. Avance e recue sem mostrar dispersão. Procure a reta na curva. Armazene o Jin e então o emita. Se você observar isto, será capaz de agir com eficácia, e usar o próprio Li (força) do oponente para devolver a sua força; dessa forma com quatro gramas desvia-se mil quilos de força.

五曰神聚，上四者俱備，總歸神聚，神聚則一氣鼓鑄，練氣歸神，氣勢騰挪，精神貫注，開合有數，虛實清楚：左虛則右實，右虛則左實，虛非全然無力，氣勢要有騰挪；實非全然占煞，精神責貫注。力從人借，氣由脊發，胡能氣由脊發？氣向下沉，由兩肩收入脊骨，注於腰間，此氣之由上而下也，謂之合，由腰形於脊骨，布於兩膊，施於手指，此氣之由下而上也，謂之開。合便是收，開便是放；能懂得開合，便知陰陽，到此地步，工用一日，技精一日，漸至從心所欲，罔不如意矣。

Quinto ditado: Condensar o Shen (espírito)

Quando os quatro requisitos anteriores forem dominados, então o Shen (espírito) pode começar a ser condensado. Quando o Shen estiver condensado, o Chi pode ser unificado e distribuído por todo o corpo. O treinamento do Chi busca o Shen. O Chi aparenta vivacidade. O espírito de vitalidade deve ser condensado.

O abrir e o fechar têm um propósito. Insubstancial e substancial devem ser claramente distinguidos: se a esquerda é insubstancial, então a direita é substancial, se a direita é insubstancial, então a esquerda é substancial.

Insubstancial não significa ausência total de força (Li). O Chi aparenta vivacidade, sem demonstrar agressividade. O valor do espírito da vitalidade está na sua condensação.

Li (força) é obtida do oponente. O Chi é emitido da espinha. Como pode o Chi se originar da espinha? Quando o Chi se movimenta para baixo a partir dos ombros, condensando-se na espinha e se concentrando na cintura (Tan Tien); este processo (em que o Chi circula de cima para baixo) é chamado de "fechar". Quando o Chi se movimenta a partir da cintura, passando pela espinha e então se espalhando pelos ombros e dedos das mãos, este processo (em que o Chi circula de baixo para cima) é chamado de "abrir".

Fechar significa armazenar e abrir significa liberar. Se você for capaz de entender o significado do abrir e fechar, então entenderá o significado do Yin e Yang. Quando você chegar a este estágio a sua técnica se refinará a cada treino. E então gradualmente chegará ao ponto em que conseguirá atingir o que sua mente intencionar.

VIII

BIOGRAFIA DOS MESTRES

1. KU YU CHEUNG

2. YANG SHEUNG MO¹

3. CHAN KOWK WAI²

---

1 Biografias dos Mestres Ku Yu Cheung (ou Kuo Yu Chang) e Yang Sheung Mo (ou Yim Shan Wu), traduzidas do livro *Northern Shaolin Style, Shaolin Number 5, Martial Skill*, de Rick L. Wing - Jing Mo Association, San Francisco, California.
Rick L. Wing é aluno-sobrinho do Mestre Chan Kowk Wai, i.e., aluno do último discípulo do Mestre Yang Sheung Mo, Wong Jack Man.
Tradução por: Edward Ying
Revisão por: Mário Oliveira do Nascimento
São Paulo, setembro, 2012
2 Depoimento oral do Mestre Chan Kowk Wai
Transcrito por: Edward Ying
Revisão de português por: Mário Oliveira do Nascimento
São Paulo, ano 2012

1. KU YU CHEUNG 顧汝章 (1893-1952)

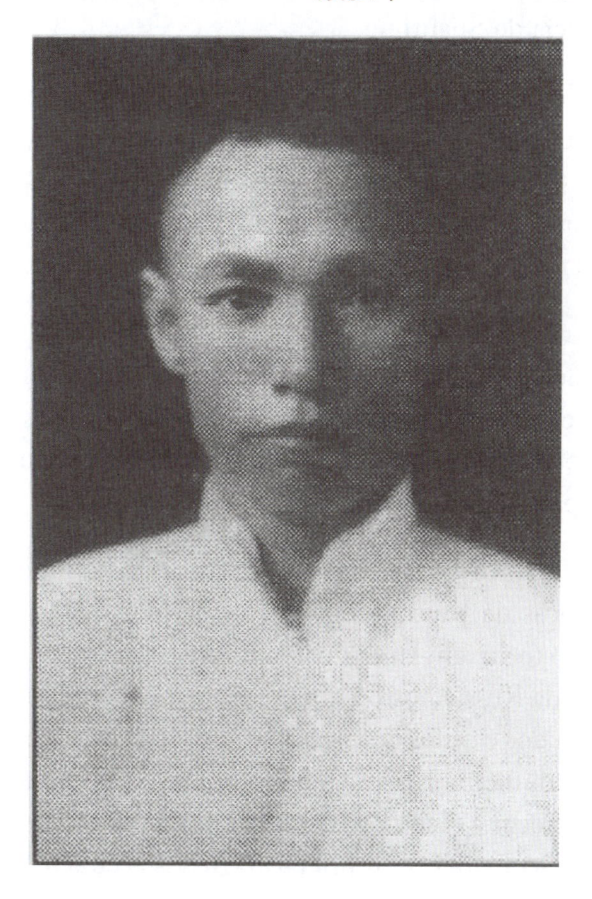

Nasceu em 1893 na província de Kiansu (Chiang Su), China. Durante a Dinastia Qing, seu pai atuava na área de segurança de transportes de valores; era hábil no estilo Tan Tui, em lutas a mão livre e arremesso de dardos. Ku Yu Cheung foi introduzido pelo seu pai nas Artes Marciais, com as dez séries de Tan Tui, e quando tinha catorze anos de idade, seu pai veio a falecer.

No leito da morte de seu pai, Ku Yu Cheung foi instruído a terminar os estudos acadêmicos e, só depois disso, procurar o seu amigo e colega em Artes Marciais **Yin Kai Yun** 嚴継薀 na Província de Shantung, para aprender a Arte do Shaolin do Norte. Ku Yu Cheung não esperou e deixou a escola dois anos depois. Aos dezesseis anos de idade, na companhia do seu primo, viajou para uma vila onde morava o amigo de seu pai, Yin Kai Yun, em Feicheng na Província de Shantung.

Este, ensinou Ku Yu Cheung com todo empenho, pois anos antes, o seu pai ajudara salvar a vida de Yin Kai Yun, quando ambos trabalhavam como chefes de grupo de proteção de transportes de valores em agências diferentes. Eram comuns emboscadas de assaltantes, e outros incidentes perigosos durante as viagens, e as agências socorriam-se mutuamente nessas ocasiões.

Durante onze anos, Ku Yu Cheung aprendeu e aperfeiçoou as dez séries de Tan Tui, aprendeu os dez katis de Shaolin do Norte, lanças, sabre, dardos, facas, e as técnicas de respiração Pequeno Sino de Ouro, as dezoito armas e a Palma de Ferro. Quando recebeu a notícia do falecimento da sua mãe, resolveu voltar para casa.

Em inícios de 1925, Ku Yu Cheung foi trabalhar como funcionário no ministério de finanças de Kwangtung e, nesse período, começou demonstrar habilidades que o tornaram lendário. No final do ano de 1925, um circo itinerante oriundo da Rússia postou um desafio para quem se arriscasse a levar três coices de um dos cavalos do circo. Caso sobrevivesse receberia uma elevada quantia em dinheiro. Ku Yu Cheung, então, aceitou o desafio sob uma única condição: trocar a recompensa em dinheiro por dar uma simples tapa com a palma da sua mão. Os proprietários russos aceitaram a sua condição e, frente a uma multidão de curiosos, o cavalo deu o primeiro coice no peito de Ku Yu Cheung. Este suportou também um segundo coice, e no terceiro ele foi ovacionado pela multidão. Ku Yu Cheung descansou então por mais de meia hora e, na volta, deu uma tapa na traseira do cavalo, que caiu morto.

O famoso mestre do estilo Garras de Águia, Lau Fat Ming, que testemunhou a autópsia, observou que não havia ferida externa no cavalo, mas internamente havia uma contusão grande na traseira e alguns órgãos internos foram bastante danificados.

Aquela foi a primeira vez que Ku Yu Cheung mostrou sua Palma de Ferro em frente a um grande público e, como consequência do evento, passou a ser apelidado de " Palma de Areia de Ferro-Ku Yu Cheung".

Sua fama se espalhou. Em 1926, foi contratado para o posto de instrutor chefe do instituto militar do governo. Foi lá que Ku Yu Cheung aprendeu a espada Wu Tang e Tai Chi Chuan estilo Yang de um dos mais famosos mestres de espada, general **Lee Kim Lam** 李景林 , que por sua vez aprendeu do **Yang Chien-Hou** 楊建侯 (filho de Yang Luchan, fundador do Tai Chi Chuan estilo Yang). Enquanto servia sob o general Lee, ele teve a oportunidade de se encontrar com o famoso mestre de estilos internos **Sun Lutang** 孫祿堂 , que foi o fundador do Tai Chi Chuan, estilo Sun. Com este aprendeu o estilo interno Hsin Yi e Tai Chi Chuan, no estilo Sun.

Em outubro de 1928, o governo organizou um torneio em Nanking para selecionar os mais proeminentes mestres e promover o conceito da prática de artes marciais para fortalecer a Nação. Ku Yu Cheung se classificou entre os quinze de topo. Após esse torneio, com uma reputação ainda maior, foi escolhido pelo governo, junto com mais outros quatro, para irem ao Sul da China com a finalidade de difundir os estilos das artes marciais do Norte. Esse grupo dirigiu-se para a Província de Kwangtung e se tornou conhecido como "Cinco Tigres do Norte".

Com o apoio do governo, foram fundadas duas escolas militares sob a responsabilidade de Wan Li Sheng, onde Ku Yu Cheung era instrutor junto com mais cinco mestres, todos eles escolhidos entre aqueles quinze de topo. Durante esse tempo, Ku Yu Cheung trocou experiências com os colegas e aprendeu com Wan Li Sheng - estilo Luo Hap e lança, e com Chen Chan Sheng a essência do estilo Ch´a.

Após seis meses, houve mudanças políticas e as academias da Província foram forçadas a fechar. Três meses depois, um discípulo achou uma área grande onde podiam treinar e com a ajuda de várias pessoas, foi formada a Kuangchou Escola de Artes Marciais, e Ku Yu Cheung foi escolhido como o mestre principal.

Perto da nova escola havia uma outra conduzida pelo famoso mestre Tam San do estilo sulista – Choi Li Fut. Os mestres de estilos sulistas eram muito orgulhosos e defendiam com ferocidade suas próprias artes marciais;

assim, foi considerada como sendo uma sensação daquela época quando Ku Yu Cheung e Tam San se tornaram bons amigos. Fizeram inclusive intercâmbio de treinamento de alunos mais adiantados. Esse fato mostra que Ku Yu Cheung, além de ter sido formidável na sua arte, era também uma pessoa aberta e de elevado caráter.

Havia quatro discípulos mais destacados do Ku Yu Cheung entre os quais **Yang Sheung Mo** 嚴尚武 (que mais tarde viria a se tornar mestre de **Chan Kowk Wai** 陳國偉), que ajudava na administração da escola. Eles coordenavam as atividades cotidianas da academia. No início de 1930, quando o Japão invadiu a região Norte da China, Ku Yu Cheung se dirigiu com os militares ao Norte para combater os japoneses. Mais tarde, alguns alunos montaram suas próprias escolas, e alguns se juntaram ao exército como instrutores. Somente um dos discípulos, entre os quatro, Lung Tzu Hsing permaneceu para cuidar das operações diárias da escola.

Em 1931, um dos discípulos do Ku Yu Cheung testemunhou a segunda ocorrência da morte de um outro cavalo russo em Kuangchou. Dessa vez a condição dos russos era que qualquer um que conseguisse chegar perto do cavalo, receberia uma recompensa de $ 200. Ku Yu Cheung aceitou o desafio; moveu-se aproximando-se do cavalo e, conforme ia chegando perto, tocou o cavalo de leve. Imediatamente o cavalo ficou imóvel e, no dia seguinte, estava morto. Na autópsia feita no cavalo constatou-se que seus órgãos internos estavam severamente injuriados. Esse evento, junto com o anterior de 1925, consolidou a reputação de Ku Yu Cheung como o homen que possuía a técnica de palma de ferro tão mortal que podia matar um cavalo.

Em 1932, o governante de Hopei, Ho Chien, contratou Ku Yu Cheung como instrutor principal da Academia da Província de Hopei.

Em 1934 Ku Yu Cheung retornou à Província de Kwangtung, e foi contratado como instrutor militar principal de Wu Shu para a Oitava Divisão do Exército. Como Ku Yu Cheung tinha muitas tarefas, entregou a condução da academia de Hopei nas mãos do **Yang Sheung Mo**.

Ku Yu Cheung renunciou o seu posto no início de 1940; estava cansado de dar aulas de artes marciais e retirou-se para Chu Tao Shan. Ele quase não foi mais visto publicamente. Mais tarde, ficou muito doente e morreu em 1952 com a idade de 59 anos.

Ku Yu Cheung era um expoente no estilo Shaolin do Norte e versado em todos os aspectos da Arte Marcial, mas era mais conhecido pela sua perícia em Chi Kung e sua "Palma de Areia de Ferro" mortal. Seus relacionamentos com os outros eram irrepreensíveis e não mostrava sinais externos de um mestre de grande realização.

2. YANG SHEUNG MO 嚴尙武 (1887-1971)

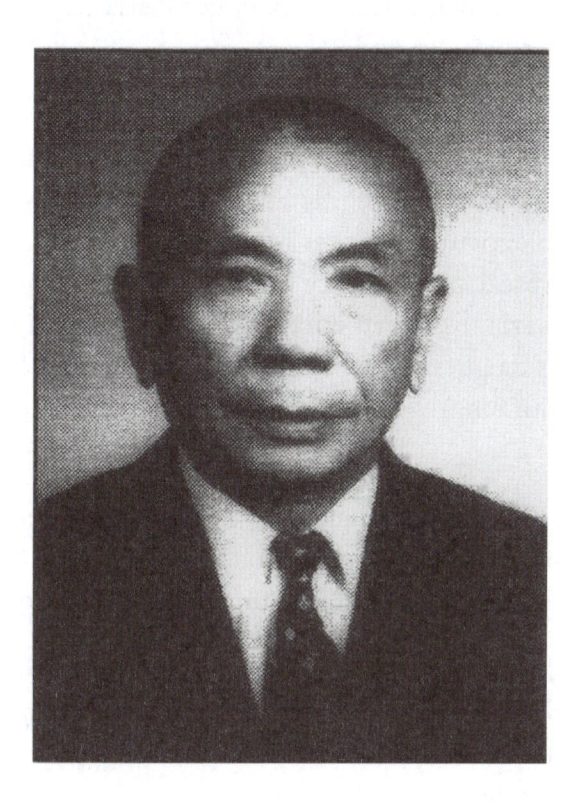

Nasceu em 1887 em Ching Hsi Hsien, província de Kwangsi.

Quando Yang Sheung Mo ouviu que Ku Yu Cheung, o famoso mestre que matou um cavalo com uma tapa da mão, estava em Kuangchou, ele pediu permissão do seu então mestre, Wan Li Sheng (um dos "Cinco Tigres do Norte"), para poder aprender com Ku Yu Cheung. Como Wan Li Sheng era muito amigo daquele, escreveu-lhe uma carta de apresentação. Antes de Yang Sheung Mo poder aprender com Ku Yu Cheung, ele teve que se submeter a uma prova de exame do governo.

Yang Sheung Mo já estava com quase quarenta anos de idade, quando começou a ter aulas com Ku Yu Cheung; era inclusive seis anos mais velho, e Ku Yu Cheung o considerava mais como um irmão do que como um aluno.

Yang Sheung Mo treinava firme e concentrou-se em Ch´a Chuan, Shaolin do Norte, Tai Chi Chuan e Luo Hap. E por causa da sua dedicação, ele dominava bem a arte desses estilos.

Em 1935, Yang Sheung Mo ensinava na área de Tai Sam, na Província de Kwangtung num local perto da praça do mercado. No início da Segunda Guerra Mundial no ano de 1939, ele foi para Nanning, Kwangsi. Não tendo habilidade em agricultura e nem nos negócios, ele foi para a escola de artes marciais do local, na esperança de ser contratado como um instrutor. A escola estava vazia. Resolveu então abrir a sua própria escola. Devido aos tempos duros da guerra, foi obrigado a fechá-la pouco tempo depois. Daí, conseguiu um emprego como guarda de segurança de uma agência de proteção.

Após a Segunda Guerra Mundial, Yang Sheung Mo deixou a agência de proteção e foi para a cidade de Kuangchou na Província de Kwangtung. Ele ensinava na praça do parque central e atraía muitos seguidores.

Em 1957, Yang Sheung Mo saiu do Kuangchou para Hong Kong, onde passou a ensinar junto com o seu colega Lung Tzu Hsiang. Como ambos haviam aprendido principalmente com Ku Yu Cheung, a especialidade deles era, evidentemente, Shaolin do Norte.

Lung Tzu Hsiang veio a falecer no próprio ano de 1957, de modo que Yang Sheung Mo mudou suas classes para a cobertura de um prédio. Como fonte de renda, Yang Sheung Mo cuidava também do tratamento de torções e deslocamentos ósseos, usando remédios homeopáticos e ervas medicinais. Todas as manhãs seus alunos praticavam os katis de Shaolin do Norte e armas brancas, enquanto ele praticava o Chi Kung. Na idade de 65 anos, ele continuava a praticar a técnica de "Cabeça de Ferro", com a cabeça apoiada no chão, sem o auxílio dos braços. Aos 72 anos de idade, ele ainda fazia seus exercícios de acrobacia.

Yang Sheung Mo acreditava no lema "ensinar Kung Fu é ensinar Kung Fu", o que mostra que ele era uma pessoa quieta e evitava publicidade. Ele nunca fez propaganda de que aprendeu do famoso mestre Ku Yu Cheung.

Em Dezembro de 1971, ele participou de uma demonstração de arte marcial e executou a arte de Hsing I. Muito aplaudido pelo público, ele repetiu a demonstração e se extenuou. Foi então levado ao hospital onde veio a falecer, em 12 de dezembro daquele ano, após mais de quarenta anos dedicados ao ensino de Kung Fu. Estava com 84 anos de idade.

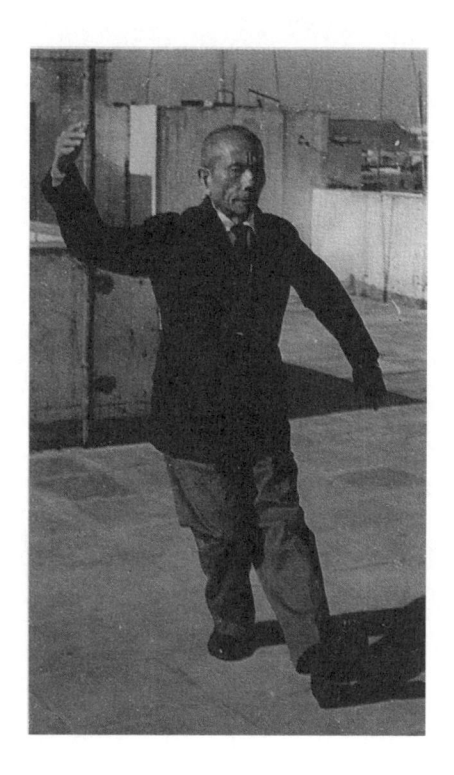

3. CHAN KOWK WAI

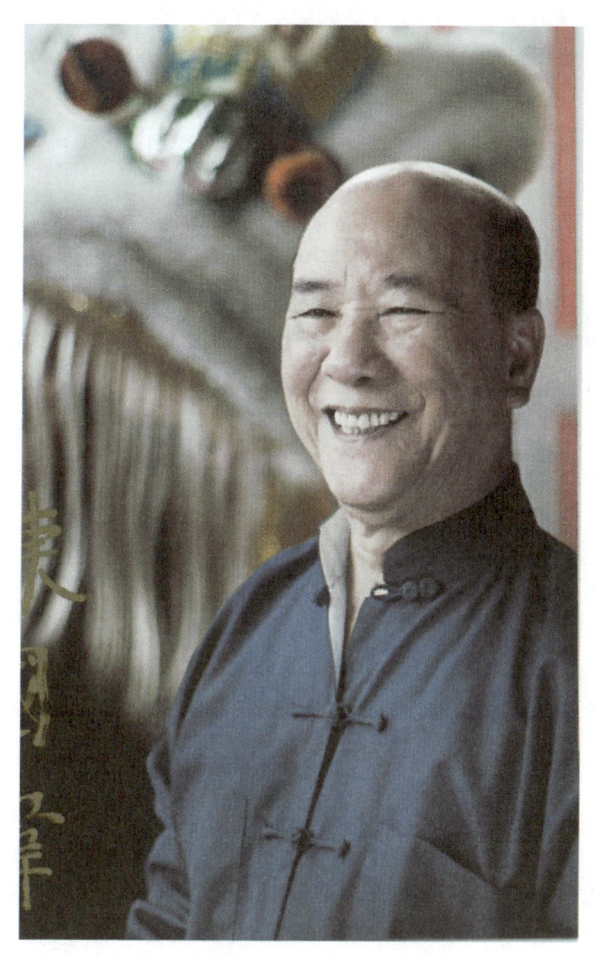

Mestre Chan Kowk Wai

Chan Kowk Wai 陳國偉 nasceu em 03 de abril de 1934, em uma vila de Tai Sam, província de Guangdon, ao sul da China.

Segundo filho homem de uma família de cinco irmãos, dois homens e três mulheres; único da família a emigrar para o Brasil.

Iniciou seu aprendizado aos quatro anos de idade, no estilo Choi Li Fut. Antes de ser aceito no treinamento, todo dia, por um bom tempo, ele se apoiava em caixotes, e pelo vidro da janela espiava o treinamento dos alunos. Depois, escondido imitava os seus movimentos, até o dia em que foi descoberto e levado à presença do professor. Este não o repreendeu e ainda achou que o menino levava jeito para a arte; depois de ver o que o pequeno Chan havia aprendido por espionagem, abriu exceção e o admitiu na academia. Foi assim que se iniciou a longa jornada do mestre Chan Kowk Wai nas Artes Marciais.

Eram tempos de guerra. Os soldados japoneses chegavam à vila onde o menino Chan morava, em incursões periódicas para roubar comida; o exército japonês estava sediado na Capital, não muito longe da região, e o povo fugia para as montanhas; esperava-se o dia que em que os invasores fossem embora para retornarem às suas casas, e juntar os destroços de saque, destruição, estupro... Eram tempos de horrores de guerra, de fugas, privações e mortes.

Seu pai havia emigrado para os Estados Unidos, quando ele tinha cinco anos de idade, para tentar uma vida melhor e, posteriormente, levar a família. Porém, com a invasão japonesa e a implosão da Segunda Guerra Mundial perdeu-se notícia do pai. Seu avô também havia emigrado para os Estados Unidos, antes do seu pai.

Dos quatro aos dezesseis anos aprendeu os estilos:

Em Tai Sam: **Choi Li Fut-Hung Sing** 蔡李佛-雄勝, começou com o aluno e depois com o próprio mestre **Yan You Chin** 甄耀超.

Luo Han 羅漢 com o mestre **Ma Kim Fong** 馬劍風.

Depois se mudou para a capital da Província, Guangzhou, onde aprendeu:

Garra de Águia 番子鷹爪, do mestre **Ching Jim Man** 張占文.

Pa Kua 八卦, do mestre **Fu Wing Fi** 傅永輝.

Em 1950, quando os comunistas tomaram o poder do país, saiu da China para Hong Kong, aos dezesseis anos. Foi o primeiro a sair; depois, separadamente, saíram os outros irmãos nos anos seguintes, até juntar todos em

Hong Kong, que era então uma colônia inglesa emprestada da China, concessão feita ainda na dinastia Qing.

Em Hong Kong, reencontrou o mestre **Ma Kim Fong** 馬劍風, e voltou a treinar o estilo **Luo Han** 羅漢.

Em 1957, **Yang Sheung Mo** 嚴尙武 saiu do Kuangchou para Hong Kong, e veio a morar vizinho à sua casa. Yang Sheung Mo era um mestre reconhecido na China e Chan Kowk Wai aprendeu com ele o estilo Shaolin do Norte e Tai Chi Chuan estilo tradicional Yang, as técnicas de Chi Kung e massagens terapêuticas. Com a sua dedicação, conquistou a confiança do mestre Yang, que o tornou seu herdeiro em Shaolin do Norte.

Por indicação do seu mestre Yang Sheung Mo, aprendeu outros estilos de Kung Fu com os mestres:

Ton Lon 七星螳螂, do mestre **Wong Hon Fan** 黃漢勛.

Voltou a treinar **Choi Li Fut-Hung Sing** 蔡李佛-雄勝, do mestre **Yan You Chin** 甄耀超, que também havia saído da China para Hong Kong.

Em abril de 1960 chegou ao Brasil. Naquele tempo era quase impossível obter visto em Hong Kong para ir aos Estados Unidos; ele desejava se juntar ao pai e continuar seus estudos acadêmicos, pois já havia cursado a Faculdade de Economia por dois anos. O seu pai havia recomendado: "Primeiro vai para o Brasil, do Brasil vai para os Estados Unidos, porque é mais fácil". Mas, conforme confessa Mestre Chan "eu cheguei aqui e já gostei, né!"

"Eu nunca tinha ouvido falar do Brasil antes. Sabia-se que havia muitos cantoneses e conterrâneos por aqui, mas não tinha conhecimento de parentes ou amigos vivendo no Brasil. Viajei sozinho de navio, partindo de Hong Kong. Foram 48 dias de viagem."

Mestre Chan chegou ao porto de Santos e foi recebido por um agente despachante, previamente contratado em Hong Kong, e que cuidara da sua documentação de entrada. O mesmo levou-o para São Paulo hospedando-o em sua casa; cinco dias após sua chegada, já estava trabalhando em uma pastelaria no bairro de São João Clímaco. Sua personalidade, trabalhadora, cativante e correta, permitiu que logo, logo fizesse muitos amigos.

Ainda conforme seu depoimento, trabalhou dois anos em pastelarias (havia muitas, necessitando de empregados) o que era comum ser o primeiro trabalho de muitos chineses, oriundos do Guangdong, que aqui chegavam e não falavam o idioma local. Era um começo de vida duro, com um salário baixo. Embora ganhando pouco, guardava o que ganhava e com sua poupança abriu um restaurante no bairro da Liberdade. Mais tarde, abriu um segundo em Pinheiros, no local onde hoje é a Sede da Academia Sino-Brasileira de Kung Fu.

Aqueles dois primeiros anos foram os únicos da sua vida como empregado.

Naquela época não se fazia empréstimos dos bancos. Reunia-se os amigos, entre 20 ou 30 pessoas de confiança mútua, e organizava-se consórcios entre si. Os colonos cantoneses organizavam muitos consórcios e mais tarde também era comum entre os taiwaneses. Como a grande maioria dos imigrantes fugiu da China comunista, com poucos recursos, era a forma de se obter capital para iniciar negócios próprios. Mestre Chan usou muito dos consórcios. Como ainda era solteiro, trabalhava muito, ganhava, guardava e pagava as mensalidades do consórcio. Com isso, montou restaurantes e pastelarias em sociedade com amigos, no Largo do Paissandu, na Estação Rodoviária do Tietê e na Av. Duque de Caxias. Trabalhava de dia nos negócios próprios e dava aulas à noite. Mestre Chan disse: "quando eu cheguei precisava trabalhar muito, ganhar dinheiro para fazer alguma coisa. Queria mudar a vida, melhorar, melhorar."

Quando o Mestre chegou, em 1960, ainda não ensinava o Kung Fu, pois trabalhava de dia e de noite. Porém, com pouco tempo no Brasil, já havia conquistado a reputação de Mestre em Kung Fu, participava de eventos festivos da colônia e fazia demonstrações de Arte Marcial. Ficou conhecido pelos colonos chineses e ganhou muitos amigos. Foi mais ou menos em início de 1963 que o Mestre começou a ensinar alguns alunos à noite em suas residências pois ainda não possuía academia. Era o começo.

Mestre Chan foi um dos pioneiros a ensinar e difundir o Kung-Fu no Brasil. Primeiro com as aulas particulares, depois simultaneamente na USP–Cidade Universitária, por aproximadamente sete anos, com turmas de muitos alunos.

Também passou um tempo dando aulas no Centro Cultural Chinês na Rua Conselheiro Furtado, Liberdade, usando a cobertura do prédio de quatro andares, tendo participado da sua fundação.

Em 1973 ele fundou a Academia Sino-Brasileira de Kung Fu, na Rua Vitorino Camilo, na Barra Funda. Aí permaneceu por dezoito anos, até o proprietário vender a casa para construção de um prédio de apartamentos. As aulas passaram a ser ministradas provisoriamente em uma Academia de Ginástica de um amigo, na Rua Cerro Corá, Lapa, por dois anos, enquanto ele transformava o seu restaurante da Rua João Moura, no bairro de Pinheiros, na atual Academia Sino-Brasileira de Kung Fu.

Por um período, deu ainda aulas de Tai Chi Chuan no Esporte Clube Pinheiros, SP; esta modalidade continua sendo ministrada, desde 1983 até hoje, por um discípulo seu.

Lembra Mestre Chan que no tempo da Academia na Barra Funda, havia um aluno seu que sempre falava na filosofia do antigo Egito; o mestre Chan o incentivava a abrir um curso. Esse aluno treinou com mestre Chan por cinco anos, e veio a fundar a instituição Pró-Vida. Hoje, esta é muito grande tendo filiais espalhadas por todo Brasil. Na instituição, foi organizada uma academia para o Mestre Chan ministrar aulas aos seus associados. Ele ainda permanece ensinando lá, três vezes por semana, desde 1981, já tendo ministrado aulas para cerca de 25 mil alunos.

Nem sempre o mestre Chan manteve o registro de seus alunos. Pela sua estimativa, já ministrou aulas para cerca de sessenta mil alunos. Formou muitos professores e, hoje, cerca de duzentos deles possuem academias espalhadas por todo Brasil e Exterior. Assim, existe, entre outras localidades, academias filiadas em João Pessoa, Belo Horizonte, Minas Gerais. Curitiba,

Florianópolis, Recife, Porto Alegre, Rio de Janeiro, Argentina (tem cerca de 20 academias), Uruguai, Chile, Estados Unidos, Canadá. Portugal, Espanha, Itália. Hungria e República Tcheca.

Pela sua contagem, já chegou à 5ª. geração de alunos; considerando-se o próprio Mestre Chan como a primeira geração, a contagem seria de seis gerações, e assim a segunda geração são os aluno que aprenderam diretamente com o mestre e a terceira geração, os alunos que aprenderam dos seus alunos, e assim por diante.

É constante o fluxo de alunos e professores de outros estados e do exterior que vêm à Academia para um período de reciclagem com o Mestre Chan. Por outro lado, é comum visitas do Mestre às Academias filiadas.

Breve Perfil

Em 1966, Mestre Chan casou-se com a Srta. Wai Ching, também nascida em Tai Sam, China. Todos os filhos nasceram no Brasil: Thomaz Chan, primogênito, e quatro filhas. Thomaz seguiu os passos do pai. Já é Mestre, tendo estudado Kung Fu/Wu Shu na China, e já possui sua própria e bem sucedida academia no bairro da Pompéia em SP. Possui um vasto currículo no âmbito das Artes Marciais. É Diretor Técnico da Confederação Brasileira de Kung Fu/Wu Shu. Rosa Chan, que também seguiu os passos do pai, é Professora da Academia Sino-Brasileira de Kung Fu, juntamente com seu marido, o Professor Paulo Luiz Wong.

Mestre Chan já é um orgulhoso bisavô.

Atuação

- Foi um dos fundadores da Federação Paulista de Kung Fu/Wu Shu.

- Primeiro presidente da Confederação Brasileira de Kung Fu/Wu Shu.

- Em 29/05/2004, o Mestre Chan Kowk Wai recebeu na cidade de Vancouver, no Canadá, no World Convention of Wu Shu & Kung Fu Masters of the Century, o título de mestre com 10º. Grau em Kung Fu. Esse é o mais alto grau concedido a um mestre. Para efeito de registro, em Maio de 2004 havia apenas cinco Mestres com o 10º grau em todo o mundo, sendo dois em Hong Kong, um no Canadá, um nos Estados Unidos e o Mestre Chan no Brasil.

- Mestre Chan Kowk Wai foi convidado pelo governo da República Popular da China, como representante da colônia chinesa no Brasil para a comemoração de 50 anos (1999) e 60 anos (2009) da Fundação da República, em Peijing. Foi recebido pelos respectivos presidentes da época, Jiang Zemin 江澤民 e Hu Jintao 胡錦涛.

- Mestre Chan foi homenageado com o título de Cidadão Paulistano.

- Foi homenageado com honra ao mérito pelos 200 anos de imigração dos chineses, no dia 7 de maio de 2012.

- É possuidor de muitas honrarias e diplomas de entidades de Artes Marciais, Câmara Municipal de São Paulo, Assembleia Legislativa do Estado, entre outras.

Presidente de Honra Vitalício 永远名誉会長 das seguintes Instituições:
- 巴西巴中工商文化总会 – Associação Geral Brasil China do Com. Ind. E Cultura.

- 巴西華人協會

- 香港中國武術協会, Hong Kong

- E Presidente de Honra do 廣東同鄉館

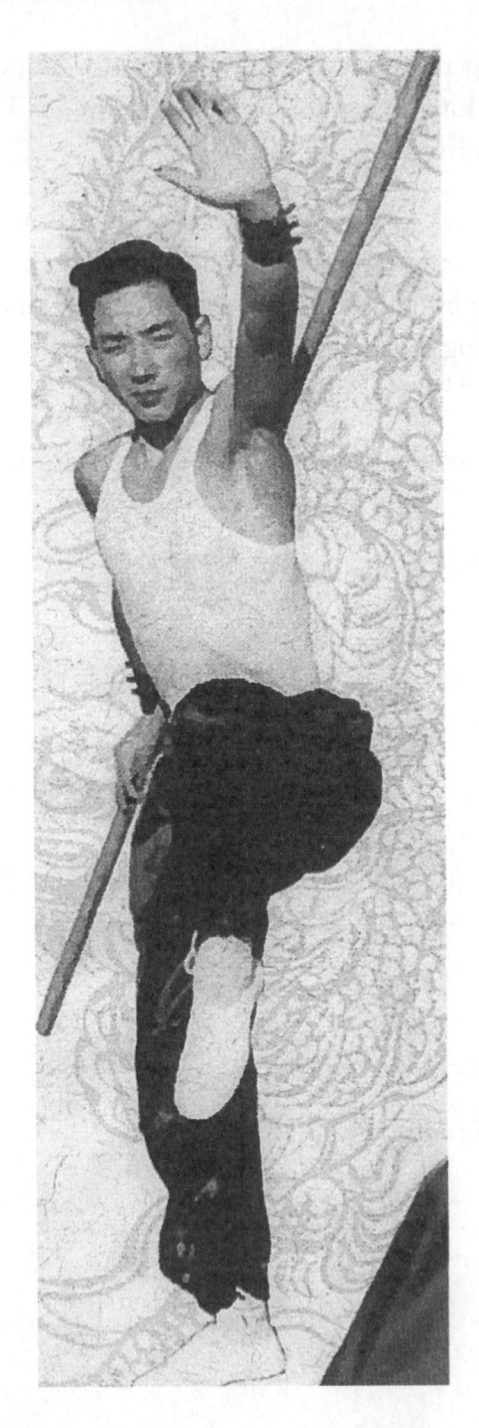

Mestre Chan Kowk Wai aos catorze anos de idade

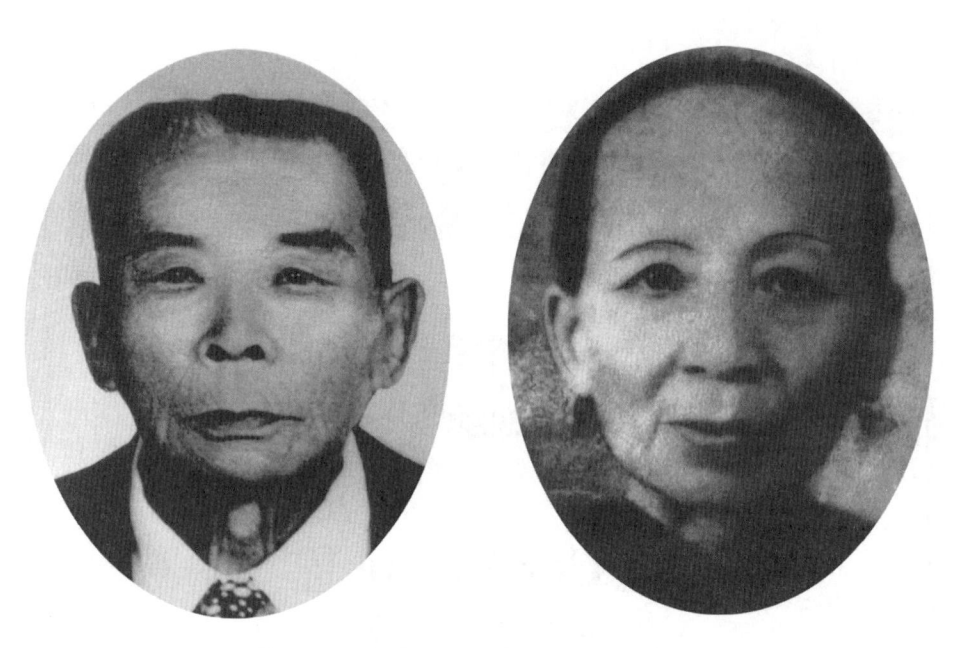

Os avós do Mestre Chan Kowk Wai

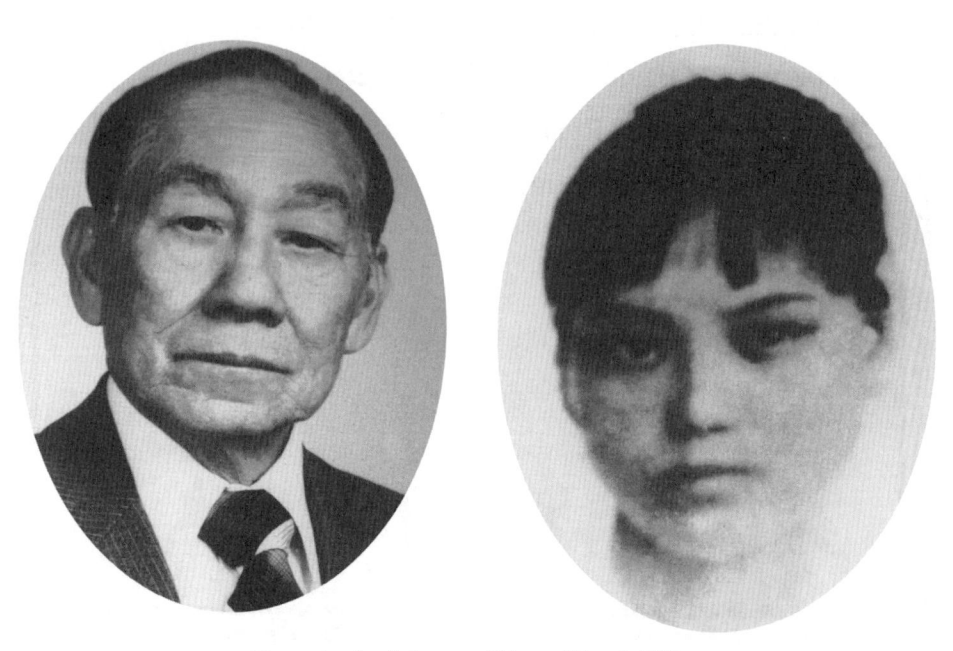

Os pais do Mestre Chan Kowk Wai

GRÃO MESTRE CHAN KOWK WAI

最高師範級十段功夫武術

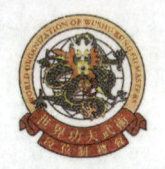

世界功夫武術段位制總會
WORLD ORGANIZATION OF WUSHU & KUNG FU MASTERS

證 Certificate 書

經總會評審授予
陳國偉君師範級十段

This is to certify that MR. CHAN KOWK WAI has participated in The World Organization of Wushu & Kung Fu Masters Evaluation, And was officially conferred The Level 10 degree.

President
Chan Sau Chung

Chairman
Peter Wong

May 29, 2004

COMO NASCEU ESTE LIVRO - PELOS ALUNOS DA ACADEMIA SINO-BRASILEIRA DE KUNG FU

Era Junho de 2012. Comentava-se com frequência na Academia Sino-Brasileira de Kung Fu (matriz) que, em abril de 2013, o Mestre Chan completaria 80 anos de idade, pelo calendário chinês. Em uma dessas ocasiões, uma aluna se dirigiu a Edward Ying e indagou: "Edward, na condição de aluno mais antigo do Mestre Chan, você tem alguma ideia de algo que poderia ser feito para marcar tão importante acontecimento?".

Esta indagação constituiu a semente deste livro. Tratava-se não somente de prestar uma justa homenagem a alguém que teve uma vida completamente dedicada à prática e ensinamento do Kung Fu, como também registrar – para a atual geração de praticantes e gerações futuras – uma parte valiosa de seus ensinamentos: o estilo Yang tradicional de Tai Chi Chuan.

Marcos Ayuso, outro aluno antigo que treina há 30 anos ininterruptos com Mestre Chan, logo aderiu a ideia do projeto. Os trabalhos iniciaram-se com a sequência de posturas e tradução para o português dos respectivos nomes. Em seguida, fez-se a versão para o português dos Tratados e Clássicos de Tai Chi Chuan a partir dos textos originais, em chinês. Entendemos que, embora a compreensão plena dos textos só possa ser atingida após muitos anos de prática e dedicação, tais textos constituem uma fonte de referência valiosa para o praticante.

O capítulo de Tui Shou foi incluído por solicitação do Mestre Chan. O texto do famoso mestre Ku Yu Cheung, de quem herdamos o estilo Yang, serviu de base para escrever o referido capítulo. Além disso, sob a orientação do Mestre Chan, Edward e Marcos incluíram outros capítulos em que foram abordados aspectos filosóficos do Tai Chi Chuan, suas origens, recomendações a serem observadas durante a prática, e outros itens, com o propósito de oferecer uma visão mais abrangente desta arte ao leitor. Adicionou-se também um capítulo que aborda os vários estilos de Kung Fu ensinados pelo Mestre Chan.

Dois outros alunos antigos também participaram na elaboração do texto: Louis Lieu, na transliteração de muitos termos técnicos e específicos, bem como na revisão do texto referente às posturas de Wu Ji (Chi) e de Abertura. E Mário Nascimento, que fez a revisão gramatical e revisão geral de todo o texto.

Por fim, colaboraram para a tomada de fotos do Mestre Chan os alunos Watson Aparecido Walter, Marcos Giacometti Machado, Charlie Tsai e Edward Ying. A maioria das fotos foi feita nas dependências da Sede Central da Pró-Vida, em São Paulo, local em que o Mestre Chan ensina há mais de 30 anos. Agradecimentos póstumos ao fotógrafo Berel Alterman, que veio a falecer durante a realização dos trabalhos.

Vale notar que a partir de 1950 o governo chinês iniciou a implementação do sistema denominado Pin Yin, que passou a reger a conversão oficial da escrita e pronúncia da língua chinesa para o alfabeto romano, em substituição ao sistema Wade-Giles, introduzido pelos ingleses. Apesar de o sistema oficial ser o Pin Yin, optamos por conservar nos textos alguns nomes de mestres renomados e alguns termos bastante conhecidos da maneira que foram transliterados e adotados ao longo do tempo.

Mestre Chan ensina há mais de 50 anos no Brasil, tendo formado cinco gerações de alunos. Coube à primeira geração, que teve o privilégio de aprender diretamente com o Mestre Chan, a oportunidade de contribuir com este projeto. Concluindo, esperamos que este livro que procura preservar parte importante do valioso legado do Grão Mestre Chan Kowk Wai, possa ser útil aos atuais praticantes de Tai Chi Chuan, bem como a futuras gerações de praticantes.

São Paulo, 2013

Academia Sino-Brasileira de Kung Fu

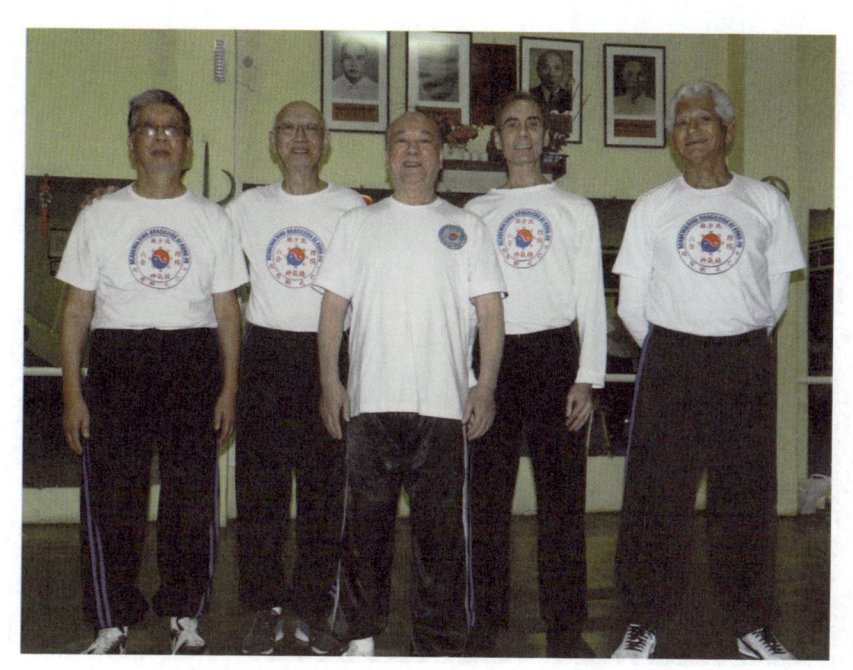

Mestre Chan com a Equipe de Redação

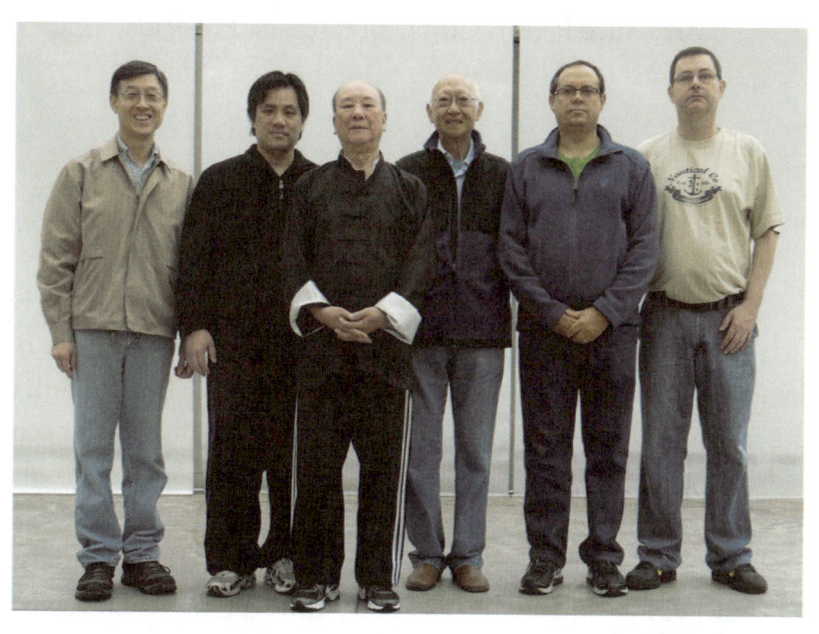

Mestre Chan com a Equipe de Fotografias

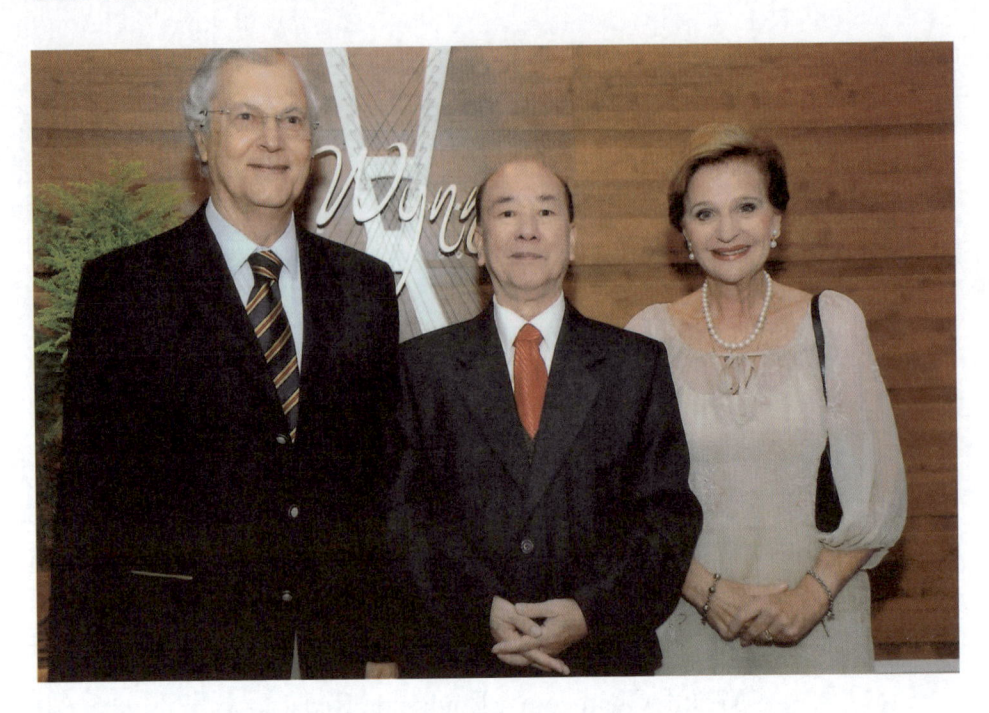

Mestre Chan Kowk Wai com o Sr. Nelson Machado Costa e sua esposa Sra. Alice Perego Costa, diretores da Pró-Vida

Conta o Mestre Chan que quando ensinava na Academia, na Barra Funda, havia um aluno seu que sempre falava da filosofia do antigo Egito e o mestre Chan o incentivava a abrir um curso. Esse aluno, Celso Charuri, veio a fundar a instituição Pró-Vida, que hoje tem filiais espalhadas por centenas de cidades no Brasil e de mais nove países. Mais tarde, foi organizada uma academia, nas dependências da Sede Central em São Paulo, para o Mestre Chan ministrar aulas de Kung Fu aos seus associados. Ele continua ensinando lá hoje, ininterruptamente desde 1981, tendo ministrado aulas para mais de 25 mil alunos.

REFERÊNCIAS BIBLIOGRÁFICAS

1. Cheng Man Ch´ing. *Cheng Tzu´s Thirteen Treatises on T´ai Chi Ch´uan (Treze tratados sobre Tai Chi Chuan, de Cheng Tzu)*, traduzido para o ingles por Benjamin Jeng Lo e Martin Inn, North Atlantic Books, Berkeley, California, 1985.

2. Chang San Feng. 張三丰(autoria atribuída). 太極拳論 (*Tratado de Tai Chi Chuan*) (Chang nasceu em 09 de abril de 1247, final da Dinastia Song e, de acordo com a lenda, viveu mais de 200 anos).

3. Huan Wen-shan. *Fundamentals of Tai Chi Ch´uan (Fundamentos do Tai Chi Chuan)*, South Sky Book Company, Hong Kong edição revista 1974.

4. Jou Tsung Hwa. *The Tao of Tai-Chi Chuan – Way to Rejuvenation (O Tao do Tai Chi Chuan – Caminho para o Rejuvenescimento)*, editado por Shoshana Shapiro, Ph. D., publicado por Tai Chi Foundation Jou, Tsung Hwa, Warwick, NY, EUA, quarta edição, novembro, 1985.

5. Klein, Bob. *Movements of Magic: The Spirit of T´ai-Chi-Ch´uan (Movimentos da Magia: O espírito de Tai Chi Chuan)*, 1a. ed. Newcastle Publishing Co., Inc. North Hollywood, California EUA, 1984.

6. Ku Yu Cheung. 顧汝章. 太極拳全一冊 (*Livro de Tai Chi Chuan*), revisto por: 唐啓賢,Distribuidor central: 廣州國術社 (Kuangchou Escola de Artes Marciais), Edição: 中華民國二十五年五月初版 (1a. Edição Maio de 1936).

7. Lao Tzu 老子. 道德經*(Tao Te Ching)* – existem muitas traduções e publicações deste texto milenar. Literalmente Tao Te Ching significa Livro ou Clássico do Caminho e da Virtude, e conforme a tradição foi escrito seis séculos a.C. O texto é fundamental no aspecto filosofal e religioso do Taoísmo, e teve também fortes influências no Confucionismo e Budismo Chinês.

8. Liang, Master T.T. *Tai Chi Ch'uan for Health and Self-Defense (Tai Chi Chuan para a Saúde e a Autodefesa)*, Editado por Paul B. Gallagher, Vintage Books Edition, da Random House, Inc., New York, Setembro 1977.

9. Li I-yu. 李亦畬. 五字訣*(As Cinco Palavras Chaves)* Li I-yu (1833-1892) aprendeu o estilo Wu do seu tio materno Wu Yu-hsing (武禹襄 - 1812-1880) e mais tarde criou o seu próprio estilo (Li).

10. Liu, Da. *T'ai Chi Ch'uan and Meditation (Tai Chi Chuan e Meditação)*, The Guernsey Press Co Ltd, Guernsey, Channel Islands, British Islands,1987.

11. Wang Zongyue. 王宗岳. (autoria atribuída) 太極拳經 (*Os clássicos de Tai Chi Chuan)*

12. 王宗岳Wang Zongyue é uma personagem lendária, e não há registros históricos sobre a sua vida. Nascido mais de cem anos após Chang San Feng, na Dinastia Ming.

13. ---------------- 十三勢総歌*(A Canção das Treze Posturas)* autor desconhecido, o texto é antigo e pode ter sido extraído da extinta coletânea de anotações do Wang Zongyue王宗岳

14. ---------------- 打手歌*(A Canção do Tui Shou)* autor desconhecido, o texto é antigo e pode ter sido extraído da extinta coletânea de anotações do Wang Zongyue王宗岳

15. Wing, Rick L. *Northern Shaolin Style, Shaolin Number 5, Martial Skill (O estilo shaolin do norte, shaolin número 5, habilidade marcial)*, Jing Mo Association, San Francisco, California, 2005.

Fonte para as biografias dos Mestres Ku Yu Cheung (ou Kuo Yu Chang) e Yang Sheung Mo (ou Yim Shan Wu).

16. Rick L. Wing é aluno-sobrinho do Mestre Chan Kowk Wai, i.e., aluno do último discípulo do Mestre Yang Sheung Mo, Wong Jack Man

17. Wu Yu-hsing. 武禹襄. (1812-1880) 十三勢行功心解*(Introspecções na Prática de Treze Posturas)*.

18. Yang Chengfu. (1883 - 1936) 楊澄甫. 楊式太極拳 *Tai Chi Chuan Estilo Yang (* versão original) Depoimento oral transcrito pelos seus alunos: 傅鍾文, 周元龍, 顧留馨, 張鴻逵 e 陳微明, Edição太平書局Hong Kong, julho de 1968.

19. Yang Jwing-Ming. *Advanced Yang Style Tai Chi Chuan* Volume 1, "Tai Chi Theory and Tai Chi Jing" (*(Estilo Avançado Tai Chi Chuan* "Teoria de Tai Chi e Tai Chi Jing") 3ª. edição, Hong Kong, 1989.

20. ----------. *Advanced Yang Style Tai Chi Chuan*, Volume2, Martial Applications (Estilo Avançado Yang Tai Chi Chuan, Aplicações Marciais), 2ª. ed. Yang´s Martial Arts Association (YMAA) Jamaica Plain, Massachusetts, EUA.

21. ----------. *Yang Style – Tai Chi Chuan (Estilo Yang – Tai Chi Chuan),*Unique Publications, Inc., EUA, 1982.

Grande parte das perguntas representa as dúvidas mais frequentes para os iniciantes e foram compiladas do livro:

22. - 太極拳常識問答 - 張文元著 - 香港太平書局出版 Editora da Livraria Paz do Hong Kong, Hong Kong, 1963.

23. - 施調梅. 太極拳譜內外功研幾録 (*Anotações de estudos a respeito de treinos internos e externos do Tai Chi Chuan*) Editora 華新印書舘有限公司，Taipe, 1959.

24. - 太极拳述真 杨式 (*Estilo Yang*) 汪永泉讲授。 魏树人, 齐一, 整理 人民体育出版社 (Editora de Educação Física do Povo), 1995.

25. - 太极拳全书 (*Livro Completo de Tai Chi Chuan*) engloba os cinco estilos: Chen, Yang, Wu, Wu (Wu /Hao) e Sun, com os textos autorizados pelos herdeiros oficiais de cada estilo. 人民体育出版社 (Editora de Educação Física do Povo), Beijing, segunda edição 1995.

26. - *I Ching* 易經 autor inicial: a origem de 64 hexagramas é atribuída a Fu Hsi伏羲, o primeiro rei filósofo (meados de 2800 a. C.). Mais tarde

houve complementações na Dinastia Chou e também pelo Confúcio. De acordo com a Wikipédia- A enciclopédia Livre: no início o texto era usado como um livro de oráculo. Mais tarde, tanto o Taoísmo e Confucionismo o adotaram nas suas filosofias. Existem muitas traduções e publicações desse texto em diferentes línguas.

PARTE II

DE QI A JIN - 从气至劲，入太极拳之门
ADENTRANDO O PORTAL DE TAIJIQUAN

佛门虽大，不度无缘之人，太极拳之道，道传有心人.

"O portal de Buda é amplo, mas só o atravessa quem é dotado de Arte desse encontro"

ditado popular

"O Tao de Taijiquan, cujo caminho é revelado a quem o procura com empenho."

周宗桦, Jou Tsung Hwa

1. **NOTAS INTRODUTÓRIAS**

2. **RESPIRAR NATURALMENTE NA EXECUÇÃO DA SEQUÊNCIA**

太极拳- 呼吸自然

3. **O QUE É QI E QIGONG -** 什么是气与气功

4. **O QUE É NEIGONG -** 什么是内功

5. **O QUE É NEIJIN E JIN -** 什么是内劲与劲

6. **ANEXO : ILUSTRAÇÕES DE MERIDIANOS E PONTOS DE ACUNPUNTURA**

REFERÊNCIAS BIBLIOGRÁFICAS

1. NOTAS INTRODUTÓRIAS

| Qi (气) Qigong (气功) | → | Neigong (內功) | → | Neijin (內勁) e Jin (勁) |

Essa seria a sequência lógica e natural de evolução da habilidade de um praticante de Taijiquan – partindo **de Qi e** chegar **a Jin**.

Após o longo tempo de aprendizado das formas, posturas, e a sequência de movimentos que compõe o Taijiquan, o praticante que não se contenta em estacionar nesse estágio, e almeja atingir outros patamares mais avançados dessa Arte, vai precisar primeiro adquirir as noções de Qi, e depois começar tateando o que seria chamado de Qigong.

Porém, para a grande maioria de praticantes de Taijiquan, não há realmente a necessidade de se aprofundar demais nas teorias de Qigong, sejam taoístas ou da Antiga Medicina, que são difíceis de entender e um tanto místicas, bastaria o conhecimento básico suficiente para poder entrar diretamente nas práticas de Neigong do Taijiquan; em outras palavras, o Neigong é o Qigong aplicado especificamente em estilos de Artes Marciais internos, Neijia Quan, tais como Taijiquan, Bagua e Hsing-I. Por outro lado, orientação e acompanhamento por um mestre é sempre recomendável, para evitar desvios. Por fim, a medição da potência de seu Jin é a indicação do seu estado de desenvolvimento interno de Neigong.

Assim, com a evolução conforme sequenciada acima, parece ser uma tarefa bem simples, porém para se passar de uma etapa à seguinte demandaria muito tempo de treino e dedicação. A primeira etapa é a de sentir o Qi, talvez a mais difícil de todas, que com raríssima exceção pode acontecer de imediato, ou seja, em pouco tempo de aprendizagem. Mas para a grande maioria das pessoas é normal levar muitos e muitos meses e anos para adquirir essa sensação de Qi no corpo.

A distância entre Qigong e Neigong é relativamente próxima. Porém, de Neigong para Jin, isto é, conseguir emitir o Jin, Fa Jin, representa outro longo percurso.

Toda a jornada de Qi para Jin deve ser percorrida naturalmente, não há atalhos, senão com dedicação e fé; com perseverança você poderá um dia alcançar o objetivo. É como afirmava o filósofo Mêncius: "Procurar sempre, mas sem obsessão" - 勿忘勿助, e um dia o Neigong alcança você.

As palavras Qi, Qigong, Neigong, Jin são repletas de mistério, representam conceitos quase que impossíveis de serem definidos e descritos com simplicidade. A palavra Qi 气 era escrita de outra forma 炁 na Antiguidade.

Em torno de uns cinco mil anos atrás, quando surgiram as técnicas de Respiração para Saúde, não havia a fixação da palavra Ar, como o elemento principal no ato de Respirar (tanto que naquela época, o Ar não fazia parte dos Cinco Elementos Essenciais: Metal/Madeira/Água/Terra/Fogo; a palavra AR (de ar atmosférico) somente surgiu milhares de anos depois, talvez na Dinastia Ming, conforme alguns historiadores). Nos antigos textos, não havia a referência precisa de pulmões como os órgãos principais de Respiração, mas em compensação, sempre houve o conceito de Dan Tián, no baixo abdômen, que era identificado como órgão principal no treinamento de Qi, ou seja, Qigong.

Os pulmões, sabemos hoje que são os órgãos principais na Respiração, mas não eram identificados na Antiguidade como órgãos principais dessa função e também no processo de treinamento de Qi. Acreditava-se que o processo de treinamento de Qi ocorre no Dan tiàn inferior que, por sua vez, não é propriamente um órgão físico, apenas um conceito. Além disso, o Dan tiàn inferior, ao contrário do que a maioria dos leigos pensa, também não é um ponto de acupuntura localizado no sistema meridiano da medicina chinesa, é uma região virtual atrás do Meridiano de Concepção 任脈, dois a três dedos abaixo do alinhamento horizontal do umbigo com o 命门 Ming mén, Portal da Vida.

Podemos assim deduzir que o Qi do Ar (空气-Ar Atmosférico) não é o mesmo Qi-气 do Qigong, podemos talvez nos permitir apenas afirmar que o Ar Atmosférico 空气 é um dos elementos componentes no treinamento de Qigong-Respiração, mas num conceito mais amplo de Qigong sua importância é relativa (isto é, não é a mais preponderante, diante de outros fatores).

Mais ainda, a palavra Qigong é um neologismo surgido na segunda metade do século passado, uma nova moda da época, na China, difundiu-se em outras partes do mundo, e causou muita repercussão. Alguns mestres de Qi, na Medicina Tradicional e de Kung Fu, daquela época, impulsionados pelo modismo e aspectos comerciais, exploravam a ignorância generalizada com apelos de efeitos milagrosos da prática dessa filosofia, (ainda que tenha trazido novos ares, não conseguiu se sustentar até a atualidade). A palavra Qigong era uma nova terminologia, porém toda sua fundamentação teórica válida é a mesma de cinco mil anos atrás, conhecida como práticas e exercícios para Cultivar a Saúde.

Porém, a nomenclatura em si - a palavra Qigong - sobreviveu até os dias de hoje, pois literalmente significa "Treinamento de Qi", portanto uma definição bastante adequada.

Por outro lado, a palavra Neigong sempre existiu no Kung Fu, para diferenciar de Wàigong dos estilos externos. A palavra Jin também é antiga, anterior ao termo Qigong moderno, e já era mencionada ou referenciada no século XIX.

Consciente das limitações pessoais de conhecimento teórico e prático, para descrever as noções de Qi, Qigong, Neigong e Jin, mas por outro lado, sem uma tentativa de definição, embora longe de ser exata e científica, mas ao menos coerente e lógica no conjunto, quanto ao sentido das palavras e das experiências, não haveria como continuar com a nossa divagação. E na tentativa de poder elucidar nossas dúvidas, as noções colocadas nos textos deste capítulo são definições e explanações colecionadas de autores e mestres esclarecidos, do passado e do presente, e de suas experiências relatadas em livros, textos, artigos e depoimentos relacionados aos tópicos do presente assunto, quais sejam:

O que é Qi e Qigong

O que é Neigong

O que é Neijin e Jin

Daí caberia aqui reforçar a ressalva de que não há definições ou interpretações pessoais, relativas ou próprias da autoria deste capítulo. As únicas criatividades possíveis na exposição residam, talvez, em ter dado um formato mais didático de apresentação, sobre um assunto interessante, mas complexo e desafiante de expressar; e na ordenação dos tópicos, permitindo ao leitor estabelecer, experimentar e vivenciar por si a percepção da inter-relação dos requisitos descritos, dos entrelaçamentos e vínculos do Corpo e Mente.

Neste capítulo, os assuntos colocados são de conteúdo mais avançado, que não foram apresentados, por não serem oportunos, na primeira edição. Pela estatística, leva-se de cinco a dez anos para se atingir o nível intermediário de evolução de Taijiquan. Ao invés de continuar praticando o exercício apenas no aspecto físico, quando o praticante reunir as pré-condições para avançar a patamares de intermediário e mais adiante, é necessário adentrar os aspectos internos da Arte, trazendo para si maiores benefícios ao Corpo e à Mente. O Grão Mestre Chan Kwok Wai permitiu a inclusão deste novo capítulo na segunda edição do livro, na expectativa de que seja benefical aos seus alunos.

Edward Ying, São Paulo, maio de 2019.

2. RESPIRAR NATURALMENTE NA EXECUÇÃO DA SEQUÊNCIA

太极拳 - 呼吸自然

As Formas de Respiração

As formas mais comuns de Respiração são:

Respiração torácica e peitoral – nesta forma, o movimento do diafragma é descendente e as costelas sobem, ao inspirarmos o Ar, fazendo com que haja aumento do volume da caixa torácica e forçando o Ar a entrar nos pulmões. Com a expiração ocorre o inverso, o diafragma e os músculos intercostais relaxam, subindo o diafragma e baixando as costelas. Isso faz com que haja diminuição do volume da caixa torácica, forçando o Ar a sair dos pulmões.

Respiração abdominal – é a respiração observada nos recém-nascidos. Adotada pelos praticantes de Kung Fu. Caracteriza-se externamente pelo movimento de expansão e retração da região abdominal, e nesse aspecto apresenta duas variedades, a forma **direta e a reversa**.

Dizem que a forma direta é a adotada por praticantes de Kung Fu dos monges budistas, em estilos externos. E a forma reversa é a mais indicada pelos taoístas, principalmente aplicada em estilos de Kung Fu interno: inspira-se com nariz, a ponta da língua encostada na região posterior da gengiva superior, o abdômen se retrai leve e naturalmente, expira-se com o nariz (ou com a boca), a língua se desgruda da gengiva (quando se expira com a boca), e o abdômen se expande leve e naturalmente.

Respiração Sonora HENG e HA (哼哈) – utiliza a emissão de som do nariz e da boca como forma de reforço na Respiração, fazendo o barulho de HENG (inspirar) e HA (expirar).

Respiração Fetal – é a Respiração com Dan tìan "丹田呼吸", ou umbilical como a de feto ou recém-nascidos. O feto respira pelo cordão umbilical que, saindo do útero materno, é cortado e o bebê passa a respirar pelo nariz e pela boca.

É a respiração encontrada em Meditação profunda, com frequências abaixo de Alpha.

As tartarugas são animais considerados símbolos de longevidade na China. Na observação de tartarugas em hibernação no inverno, biólogos descobriram que elas respiram com o pequeno intestino: as tartarugas em hibernação usam a respiração fetal. Conforme pesquisas, animais que hibernam, em relação a outros na mesma faixa de peso, têm uma vida muitas vezes mais longa.

Respirar Naturalmente

Via de regra, se torácica/peitoral, abdominal direta ou reversa, Heng e Ha, ou fetal, o mais importante a observar na Respiração, durante a sua prática de Taijiquan, é a naturalidade, **Respirar Naturalmente** antes de tudo, não forçada (deve ser calma, profunda, longa, suave, uniforme e fina) não se deve prender a inspiração ou reter a expiração, e quando o seu Kung Fu tiver atingido um estágio mais avançado e hábil, a sua respiração também irá se ajustando para um modo equilibrado, do contrário seria prejudicial e sem benefício à saúde.

Essa tem sido a recomendação dos antigos mestres e também enfatizada pelo Grão mestre **Chan Kowk Wai** aos seus alunos.

Um principiante, no estágio inicial de aprendizagem tem a sua atenção presa e voltada para as regras básicas dos katis, nas mudanças de posturas, direções e sequência de movimentos, e respirar de forma natural seria o mais adequado a fazer. Neste estágio, não há ainda muita consciência quanto ao ajustamento da Respiração, e uma mente calma e um corpo relaxado seria o mais importante para poder focar na correção das posturas, imprimir certa agilidade e eliminar a rigidez do corpo.

Todas as formas de Respiração citadas acima são naturais, a diferença talvez esteja na sua predominância durante a atividade física envolvida no momento específico. Por exemplo, após uma corrida de atletismo, ou de futebol, ou na execução de um kati do Shaolin do Norte, sua respiração natural é peitoral e torácica. Entretanto, se você adota uma postura em estado de meditação, você provavelmente pratica a respiração abdominal, se não fetal, mas no mínimo estaria mais para abdominal do que torácica.

Os cantores adotam a respiração abdominal. Se você participa de uma conversa animada em grupo, falando alto e dando gargalhadas, você poderia estar exercendo a forma de respiração similar a Heng e Ha. As menos frequentes observadas nos adultos são a respiração abdominal reversa e a fetal.

A execução da sequência de Taijiquan de 118 posturas pode ser rápida (entre 10 a 15 minutos) ou lenta (acima de 40 minutos). Na prática rápida, a respiração é mais para torácica (entre 10 a 20 ciclos de inspiração/expiração por minuto), já na lenta (na faixa de 5 ciclos por minuto ou menos) sua respiração torna-se abdominal. Este ajustamento automático da forma de respiração, em função da atividade e de sua intensidade, ocorre instintiva e naturalmente, não tem o que pensar ou processar na mente.

A regra principal a observar no Taijiquan, independentemente da forma de respiração adotada durante a prática, é sempre **Respirar Naturalmente**.

Com bastante tempo de prática da sequência, em algum momento ou estágio de treinamento, o praticante passa a procurar obter o sentido afinado da localização e trajeto do Qi, de JIN, da centralização correta do peso e do relaxamento mais completo de seu corpo, quando então é preciso que o movimento da sequência seja executado com bastante lentidão, para poder conseguir captar essas sensações. Tal é a lentidão do movimento, que a respiração poderá não conseguir acompanhar o ritmo, e parecer deixar de ser Natural. Então é necessário adicionar mais um ciclo de respiração (ou seja, chamado de uma "pequena respiração"), para poder continuar com a sintonização da respiração e movimento; toda vez que a respiração não conseguir acompanhar o movimento, tente adotar um ciclo de pequena respiração adicional. Importante observar que prender a respiração é um desvio prejudicial à saúde.

Algumas Observações:

1. A ponta da língua encostada atrás da gengiva superior ao inspirar ajuda a manter a Inspiração/Respiração pelo nariz, ao invés de pela boca.

A recomendação geral é inspirar pela narina, e expirar pela boca ou nariz. Inspirar pela boca nunca é recomendado.

2. A Respiração Abdominal Reversa pode parecer não muito natural no início, mas pode-se praticá-la isoladamente, sentado no ônibus ou à frente de TV, ou numa fila de espera, sem "stress", com suavidade e no devido tempo, a sua mente e seu corpo começa a aceitá-la como natural.

A Respiração Abdominal reversa, na verdade, é a forma mais lógica e coerente com os requisitos básicos que fundamentam o Taijiquan, e o principal deles é o conceito de "afundar o Qi no Dan tìan" 气沉丹田.

A ideia aqui não é que devemos aplicar a Respiração Reversa em tudo que fizermos, ao longo do nosso dia a dia, mas a de adotar naturalmente esta forma de Respiração durante a prática da sequência.

3. Tanto a forma de Respiração, quanto as técnicas de Respiração/Movimento Combinados não são **objetivos** finais de Taijiquan, são **meios**. São aplicáveis e importantes em determinados estágios de treinamento, na evolução da sua Prática.

Não é a Respiração que se impõe ao Taijiquan, a Respiração nunca pode ser considerada a causa, mas o efeito da sua vontade – YI.

No texto "Introspecções na Prática de Treze Posturas" da autoria de Wu Yu-hsing, há uma citação, "... se a sua atenção está no Qi (aqui Qi de Respiração) os seus movimentos se tornariam estagnantes ..."

Portanto, depois de as Respirações serem dominadas e incorporadas como naturais, não se deve mais ater-se em demasia às suas técnicas durante a execução da sequência (com o risco de deixarem de ser naturais), devem ser "esquecidas", ou "relegadas" ao segundo plano.

Há uma colocação, não ortodoxa, mas muito interessante a considerar:

"O verdadeiro significado da Respiração é esquecer a sua existência."

4. Respiração e Qi são conceitos independentes. O conceito de Qi é abordado em tópico separado.

O Qi do Taijiquan não é (**somente**) o Ar que se respira pela boca e nariz por meio de pulmões.

3. O QUE É QI, E QIGONG

Noções básicas - O que é Qi, Existe Qi?

Desde a Antiguidade, seja na Medicina Tradicional, na Arte Marcial, nas Religiões e na Ciência Moderna, todos reconhecem a existência do fenômeno Qi. Nos experimentos científicos constata-se a existência desse fenômeno. No entanto, a Ciência Moderna ainda não é capaz de identificar sua Natureza. Uns dizem que o fenômeno está ligado ao sistema nervoso, outros, que é uma vibração eletromagnética, uma energia interna, etc.

Ao longo de cinco mil anos de cultura e evolução, a palavra Qi na China foi incorporando novos conceitos, e foi sendo composta, formando novas palavras, resultando em tantos outros significados e tão abrangentes como o Ar da Atmosfera, a disposição de espírito, o humor, o comportamento, etc., que para se referir ao Qi propriamente dito, isto é, o Qi do corpo humano, precisamos especificar se estamos falando de Qi do Qigong de origem Taoísta, Qi da Medicina Tradicional Chinesa ou Qi de Kung Fu, inclusive se especificamente de Taijiquan.

Qi no Taoísmo

A palavra Qi 气 de cinco mil anos atrás era escrita como 炁, referia-se aos **Exercícios de Respiração para Cultivo da Saúde**, (também denominado de **Qigong** na linguagem moderna, a partir da segunda metade do século XX, após os anos 1960) não há uma interpretação com definição clara, mesmo até hoje não se encontra uma correspondência precisa e científica se aquela denominação Qi tratava de uma matéria ou de uma energia[1].

Os taoístas classificam o Qi em **pré-natal** (先天之气) e **pós-natal** (後天之气).

O **Qi pré-natal** (元气 ou 原气), aquele adquirido na concepção, antes de nascimento, é chamado de Qi vital, e está relacionado intimamente com o Dan tian no baixo abdômen; é cultivado no Dan tian, e ao término do exercício de treinamento a ele retorna. O **Qi pós-natal** corresponderia ao Qi após o nascimento.

---

1 Como **matéria**, no entendimento de Taoístas, um elemento básico, minúsculo, que dá origem a todas as matérias do universo. Já como **energia** é uma abordagem mais moderna de autores contemporâneos.
O corpo humano é composto de várias formas e níveis de energia. Na ciência moderna pode se detectar campos eletromagnéticos no corpo, ondas no cérebro, e fotos de aura.

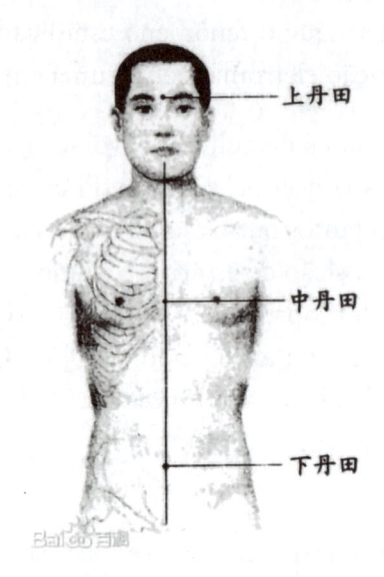

丹田 Os três Dan Tiàn´s:
Superior, do Meio e o Inferior. São localizados internamente, não superficiais.
Superior – entre as sobrancelhas / Meio – entre os mamilos e
Inferior– uns três dedos abaixo do umbigo, onde se cultiva o Qi pré-natal.

Definiu-se também 真气 = **Qi verdadeiro** = Qi pré-natal + Qi pós-natal

Os taoístas classificavam as "energias" humanas em 精,气,神 (精=Essência da Vida, 气 Qi = Energia Vital e 神 Espírito = disposição de espírito, presença de espírito) que talvez correspondam às energias denominadas na ciência ocidental de: Física, Biológica e Psíquica.

Qi na Medicina Tradicional Chinesa

Qi é o que impulsiona a circulação sanguínea interna do corpo; Qi e sangue, juntos, percorrem o corpo humano pelos meridianos, os quais estão intimamente relacionados com os órgãos internos. Portanto, a prática de exercícios físicos é importante para o condicionamento de circulação de Qi e Sangue.

Separa-se também o Qi pré-natal e o Qi pós-natal, identifica-se ainda Qi de nutrição (idem, considerado pós-natal) do sistema digestivo, que vem dos alimentos, o Qi de defesa do organismo contra doenças, do sistema imunológico.

O Qi pré-natal, igualmente definido no taoísmo, é o Qi adquirido na concepção antes do nascimento. Porém, o **Qi pós-natal (宗气)** é definido, diferentemente dos taoístas, sendo como a soma dos Qi´s, isto é, o Ar que respiramos pelos pulmões e o Qi do sistema de digestão[1].

人体正气示意图 Tabela de Qi no Corpo Humano na Medicina Tradicional Chinesa

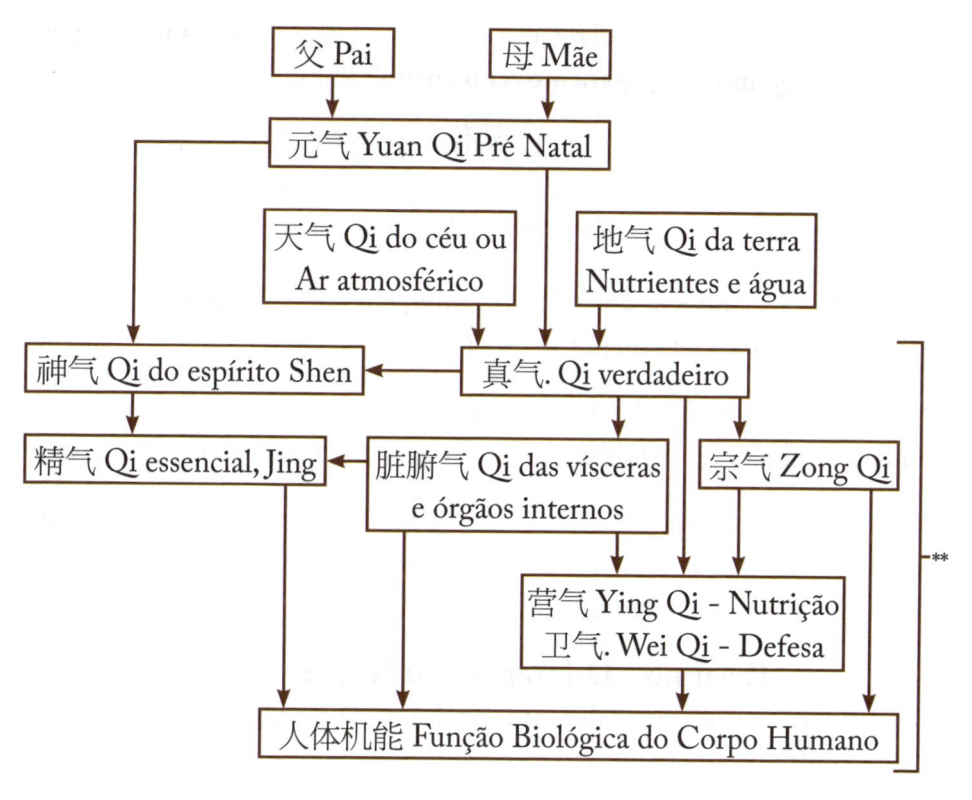

```
        父 Pai         母 Mãe
           ↓             ↓
         元气 Yuan Qi Pré Natal
    ↓                    ↓
  天气 Qi do céu ou   地气 Qi da terra
  Ar atmosférico      Nutrientes e água
           ↓             ↓
 神气 Qi do espírito Shen ← 真气. Qi verdadeiro
 精气 Qi essencial, Jing ← 脏腑气 Qi das vísceras   宗气 Zong Qi
                          e órgãos internos
                              ↓
                         营气 Ying Qi - Nutrição
                         卫气. Wei Qi - Defesa
                              ↓
                人体机能 Função Biológica do Corpo Humano
```

** Qi, 经气 Jing Qi, que flui nos Meridianos

---

1 Qi pré-natal =元气=原气 ; o Qi pré-natal se origina entre os rins (Ming Mèn), passa pelos 三焦Sanjiao (3 queimadores, ou três aquecedores) e percorre o corpo.
Qi pós-natal = 宗气=Ar puro da atmosfera proveniente de respiração pulmonar + Qi ou gás proveniente ou produzido no estômago e baço.
氣，气字，一个米，米，食也，我们可以从食物方面来养气
Outra versão de escrita da palavra Qi 氣, contém a palavra 米, arroz, portanto, como arroz é alimento, induz-se o poder de cultivar o Qi através de alimento.

Qi no Taijiquan

O Taijiquan surgiu milhares de anos após os fundamentos de Qigong e Medicina Tradicional Chinesa, absorveu muito desses conhecimentos milenares no aspecto de Saúde, e apresenta uma abordagem renovadora no conceito de Qi, com os aspectos trazidos pelas técnicas de Arte Marcial.

Qual é o conceito de Qi no Taijiquan?

No Taijiquan, as Teorias e Tratados Clássicos citam **"Usar a mente para conduzir o Qi, usar o Qi para mover o corpo"** 以心行气，以气运身.

Pode-se deduzir então que Qi, no Taijiquan é a origem do Movimento. Quando se tem o Yi, chega-se ao Qi, quando se chega ao Qi, chega-se à força (movimento). Daí o Qi é a causa (Força Motriz) do Movimento, e não o efeito.

Pode se afirmar também que o Qi do Taijiquan não é (**somente**) o Ar que se respira pela boca e nariz por meio de pulmões.

O Qi no corpo é invisível, não se consegue perceber por tato, mas é de fundamental influência no Taijiquan: o seu acionamento ativa o corpo inteiro.

O acionamento ou movimentação de Qi no Taijiquan deve ser contínuo, sem pontos de interrupção. Ao passo que o acionamento de Qi no Qigong pode ser pontual ou localizado.[1]

Resumo - Diferenças de Noções de Qi

As diferenças mais preponderantes na definição de Qi, no Taoísmo, Medicina Tradicional e Taijiquan são:

- Na Teoria Taoísta, o Qi pré-natal se origina e retorna ao Dan tìan, após o exercício.

O Qi do Qigong não é a causa de Movimento.

A característica de "Transmissão de Energia, ou Quantidade de Movimen-

---

[1] 太极拳的中气=傳统医学的宗气
No Taijiquan tem o termo denominado de 中气 = Qi do meio, cujo significado é o mesmo de 宗气 da Medicina Tradicional.

to" pode estar presente em Qigong´s com exercícios de movimentos, não sendo aplicável a exercícios de posturas estáticas.

O objetivo de treinamento de Qi do Qigong é focar sua atenção na saúde do corpo, através de exercícios específicos de Respiração, não há nenhuma atenção específica ou dirigida às Artes de Defesa e Ataque.

- Na Medicina Tradicional, não há menção de retorno de Qi ao Dan tìan.

Há a afirmação de que os meridianos são os principais canais de circulação do Qi, fluindo junto com o sangue.

- Na Teoria de Taijiquan, há o afundar o Qi no Dan Tìan, há a emissão de Qi, mas não há o retorno de Qi ao Dan tìan após o exercício.

É uma característica de Qi de Taijiquan a "Transmissão de Energia, ou Quantidade de Movimento".

O Qi de Taijiquan foca sua atenção nas técnicas e aplicações de Taijiquan – Arte Marcial, e para tanto, seus praticantes dedicam longos tempos de treino no Zhàn Zhuang, no Dao Yin, no Tui Shou, etc., para alcançar o Jin, através de Yi e Qi.

Apesar das descrições dadas, no fim das contas, continuamos com a pergunta, o que é Qi? Talvez a melhor resposta é dizer que o Qi não pode ser descrito com palavras, só pode ser sentido na prática, no exercício de Qigong, ou no Taijiquan e em alguns estilos internos de Kung Fu.

Talvez possamos ainda considerar a impossibilidade de descrever satisfatoriamente o Qi, se o definirmos como uma percepção de sentido corporal ou psíquico. Seria como o paladar de um vinho, mais fácil provar o seu gosto do que descrevê-lo.

Noções Básicas - O que é Qigong?
O Qigong da Antiguidade e no Taoísmo

O Qigong na Antiguidade tinha a prática, mas não tinha o nome (fazendo um paralelo, Taijiquan não nasceu com o nome de Taijiquan; e recorrendo ainda à afirmação de Lao Tsé, ele dizia que o Tao que pode ser nomeado, não é o verdadeiro Tao.); mais tarde, uma parte de exercícios era denominada de 舞 que literalmente significava Dança.

O termo Qigong provavelmente surgiu na dinastia Song ou na dinastia anterior, mas era pouco adotado e referenciado. Depois da revolução na China, após os anos 1960, surgiu um livro como guia para cura através de Qigong, o livro foi muito difundido, traduzido para vários idiomas, e assim consolidou-se o nome de Qigong.

No Qigong taoísta, o fundamento de treinamento é:

練气化精，練精化炁，練炁化神，練神還虛

ou seja, "Treinar a Respiração para convertê-la em Essência da Vida, converter a Essência da Vida em Qi, Treinar o Qi para convertê-lo em Espírito (ter disposição/presença de espírito), e treinar o Espírito para convertê-lo em Vazio."

O Qigong da Antiguidade tinha o propósito de cultivar a Saúde e a Vida, e o princípio está no cultivar o Qi. O "Treinamento do Qi" é umas das heranças culturais mais preciosas da Antiga China.

É necessário reforçar aqui que o Qi de Qigong é o **Qi pré-natal** (元气 ou 原 气)

Há registros da Antiguidade referente a técnicas de 導引 | **(Dao Yin)**, 呼吸吐納 **Respiração e Tu Na**. E o Qigong consistia nos três Condicionamentos:

1. Condicionamento do Corpo 調身

    A postura do corpo de acordo com os requisitos de Treinamento.

2. Condicionamento da Respiração 調息

Respiração harmoniosa, com suavidade e fluidez, natural ou seguir os requisitos específicos do exercício.

3. Condicionamento da Mente 調心

Tai Chi Chuan

Concentrar a mente, a intenção, e disposição de espírito.

吐纳 **Tu Na** nos leva à ideia de **Tu** 吐 expelir o ar viciado e **Na** 纳 aspirar o ar limpo e fresco.

導引 - a essência do **Dao Yin** está no movimento adicionado de 調息 – Condicionamento da Respiração, se apenas tivesse o movimento do corpo e de membros-pernas e braços, sem combinar 呼吸吐纳, **Respiração e Tu Na**, o resultado certamente seria aquém do esperado. O Treinamento de **Dao Yin** combinado com **Respiração e Tu Na**, consiste basicamente no movimento antecedente, inspirar, e no movimento consequente, expirar. A velocidade de respiração deve ser mais lenta que o normal, e o mais importante é não ter a mente ocupada e dispersa com distrações. A mente e a atenção 心神 devem focar o interior do corpo, assim produzindo os efeitos de fluxo de Qi, e de treino de Qi.

Qual é a diferença de Dao Yin com esporte e ginástica?

A técnica de Dao Yin deve ser explicada como método de "usar o movimento do corpo e de seus membros induzindo a condução de fluxo de energia Qi e de corrente sanguínea". Em outras palavras, Dao Yin tem como objetivo principal induzir o fluxo de energia Qi.

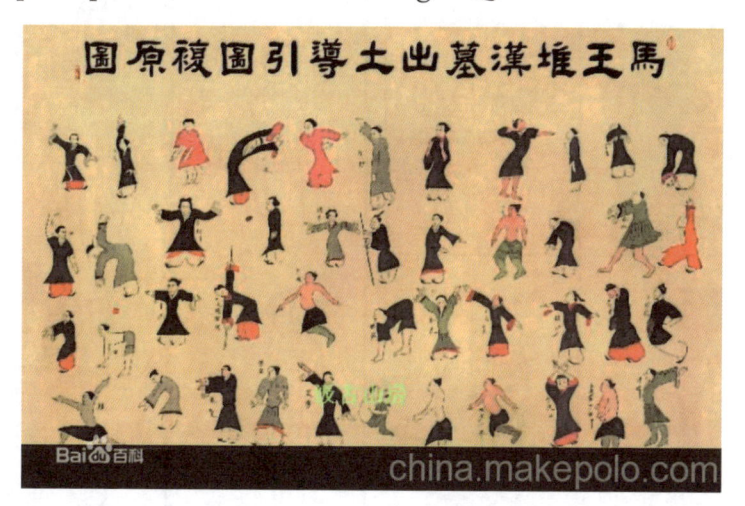

黄帝内经导引术 O mais antigo registro gráfico de Dao Yin
Descoberto na escavação do túmulo na Província de Hunan em 1972

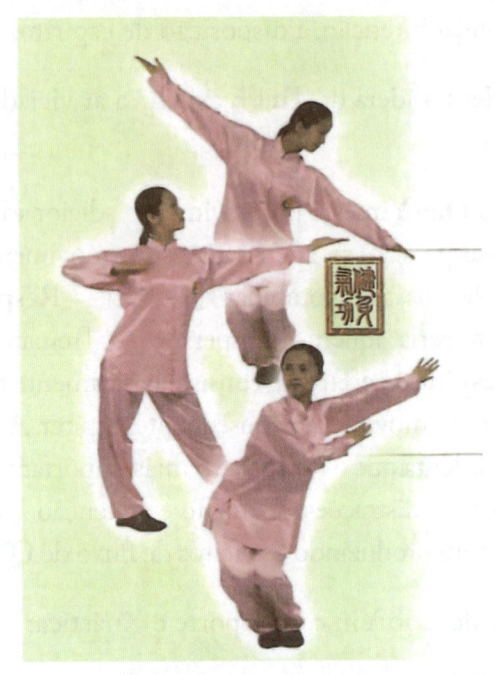

健身气功 **(Exercícios para Cultivar a Saúde):** 八段锦，六字诀，五禽戏，易筋经. Exercícios de Qigong – Dao Yin - para saúde física: Baduanjin, As seis palavras Chaves, Exercício de Cinco Animais, Yijin Jin do Shaolin.

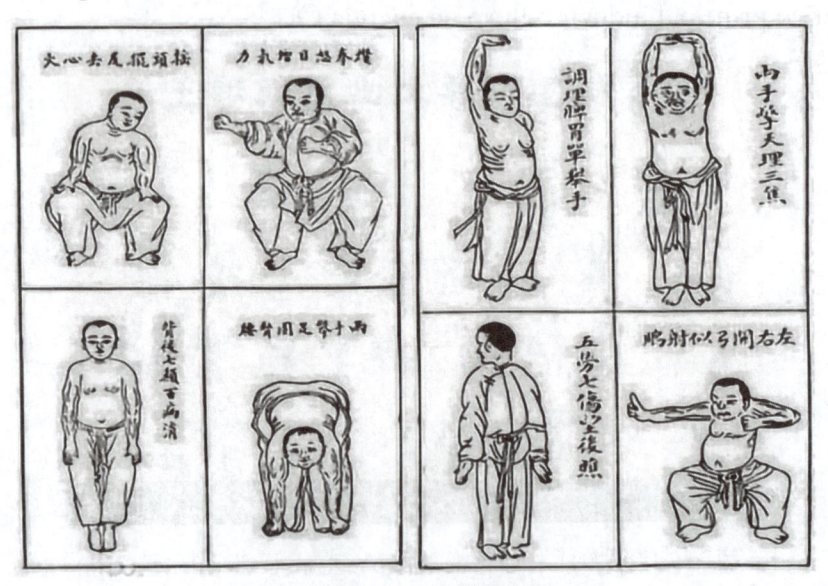

中国古代健身法—八段锦 Baduanjin

Tai Chi Chuan

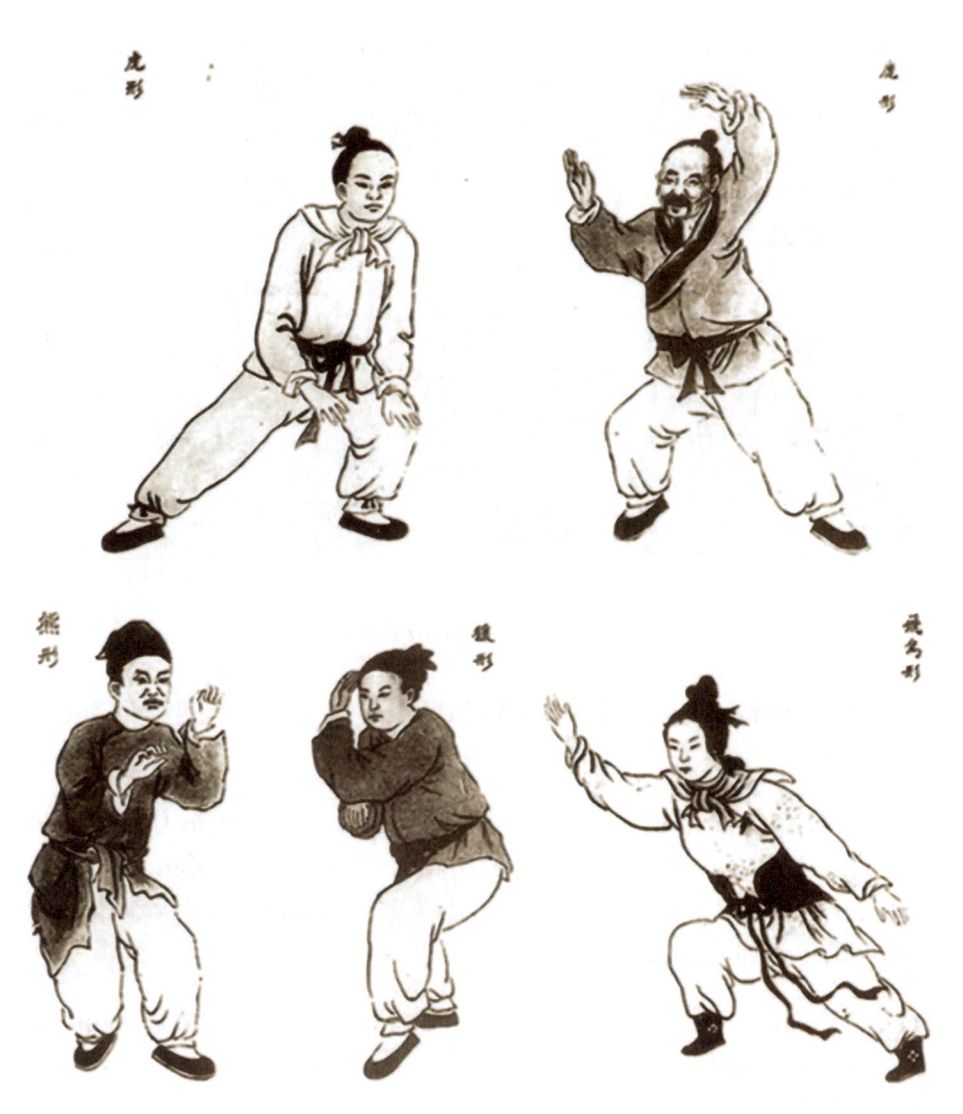

五禽戏 — Exercício de Cinco Animais
Veado, Tigre, Urso, Macaco, Pássaro

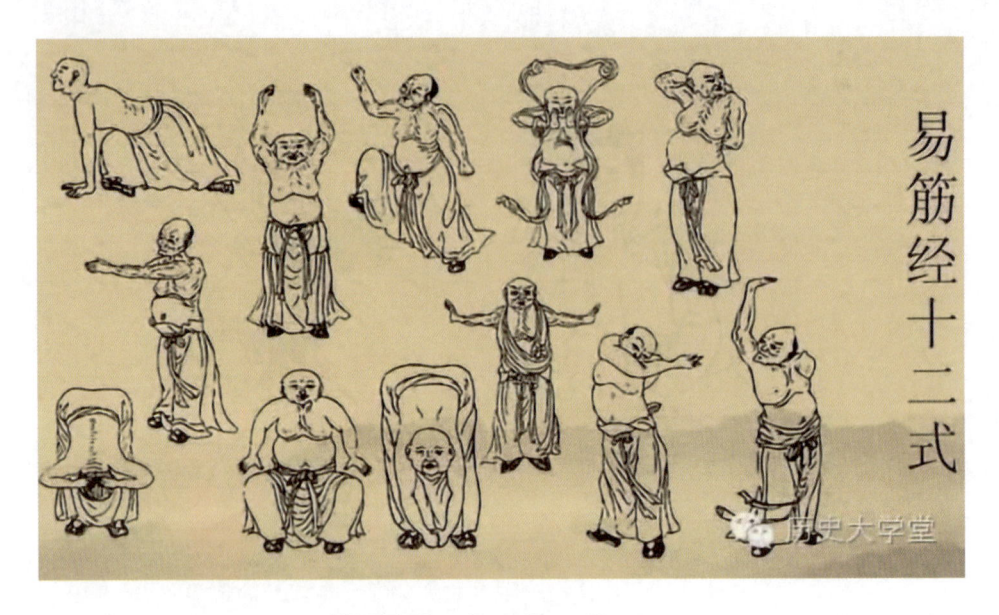

易筋经 Yijin Jin – Doze Posturas

養生 **(Exercícios para Cultivar a Vida)** ：靜坐，導引，運動，瑜伽，武術，修道

Para Cultivo da Vida, Atividades como: Sentar em silêncio (Meditação), Dao Yin, Exercícios físicos, Wu Shu, Praticar Tao, Praticar Zen, etc., fazem parte do vasto escopo de treinamento do Qigong, quando se trata de "alteração do nível de Energia".

Há os Qigong's "duros" como o executado no "Pequeno sino de Ouro" do Shaolin e de muitas Artes Marciais Externos, e os Qigong's suaves para cultivo da Saúde.

No Taoísmo é bastante conhecida a técnica de Qigong para Desbloqueios de Circulação de Energia, chamada de Pequena Circulação e Grande Circulação.

O que é **Pequena Circulação** 小周天? Simplificando, desbloquear os dois meridianos extraordinários 任督二脉 (Meridianos de Concepção e Governador) através de Qi, chama-se Pequena Circulação.

A **grande Circulação** 大周天 vem após o desbloqueio da pequena circulação, que além de percorrer os 任督 isto é, os 2 meridianos extraordinários principais, o Qi flui também através dos demais meridianos.

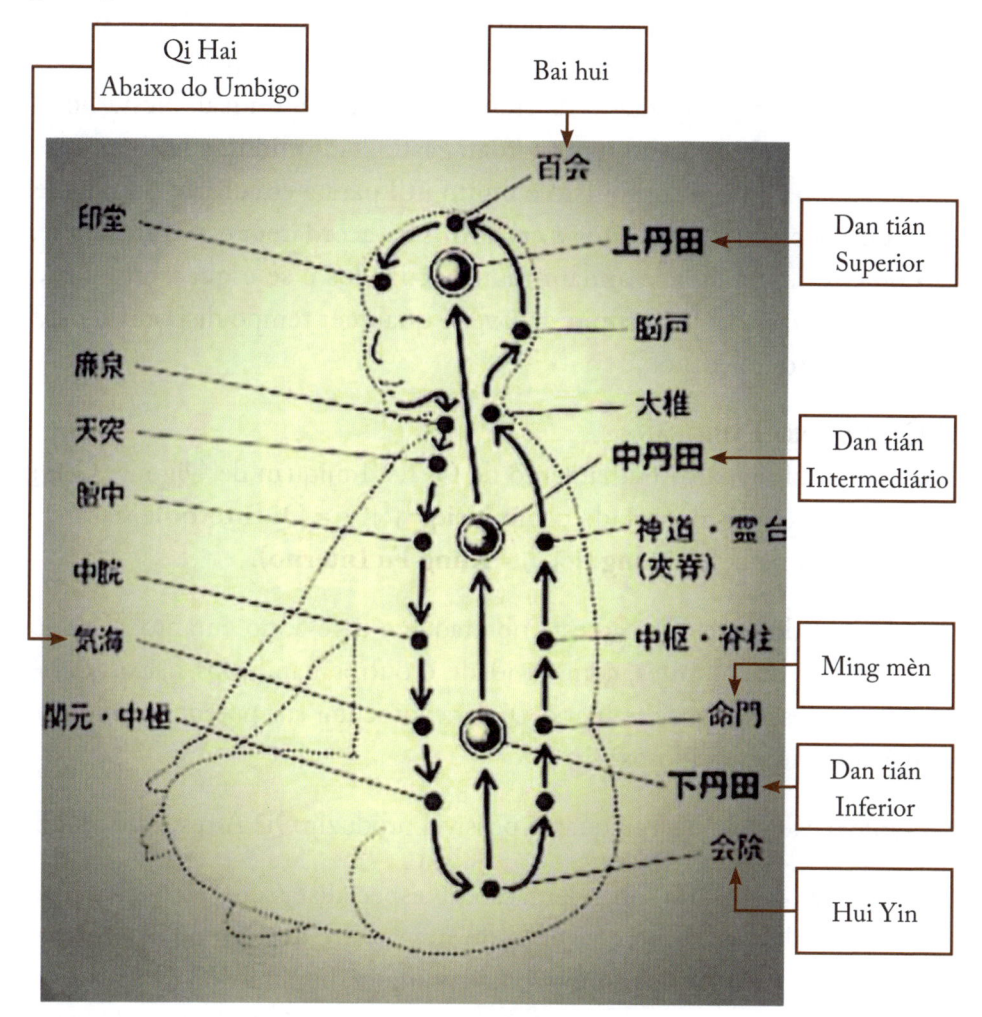

Pequena Circulação 小周天

Em relação ao movimento do corpo, há o Qigong sem Movimento (Estático) e o Qigong com Movimento (Dinâmico).

Em relação à postura, há o exercício de Qigong executado de pé, sentado ou deitado.

Há também o Qigong, praticado ao acordar do sono - 睡功，臥中導引- **Dao Yin Deitado**. De manhã, ao acordar, não se apresse a levantar; esta hora pertence ao reino do silêncio e da paz, o corpo está no estado relaxado e em descanso, a sincronia com o ambiente, meio externo é perfeita, o Qi do corpo se manifesta respondendo à mais simples das intenções (Yi ´s), o resultado de treinamento de Qi é ideal. Nesta hora, pode se espreguiçar; assim que acordar, gaste 2 a 3 minutos na cama, esticando ao máximo o corpo. Isto é muito útil para a circulação do sangue e para desobstruir o Qi. Gatos e cachorros ao acordarem espreguiçam-se, os homens da atualidade andam muito ocupados e se esqueceram desse movimento básico. Em resumo, aproveite qualquer tempo disponível para o treinamento do corpo.

O Qigong no Taijiquan

Não é usual designar o treinamento de Qi no Taijiquan de Qigong. O Qi de Taijiquan é mais conhecido como **Neiqi (**內气 = **Qi Interno)**e seu treinamento chama-se **Neigong (**內功 = **Kung Fu Interno).**

A aplicação de Arte Marcial está no ataque e defesa, no entanto, o corpo humano tem seus limites, como a idade e outros handicaps físicos, daí é uma das necessidades de treinar o Qi para aumentar sua potência e eficácia, principalmente para idosos.

Durante o exercício de Taijiquan é possível produzir Qi? A resposta é sim.

Experiências realizadas sob orientação de especialistas em Medicina, para observar as alterações internas, quando um mestre de Qigong se exercita, além de detectar o Ar de respiração nos pulmões, no intestino ocorre efetivamente uma movimentação, ou fluxo de Qi, porém não foi detectado qualquer sinal de movimento ou fluxo em outras partes do corpo. Portanto, pode se afirmar que no exercício, efetivamente existe Qi, sob duas formas: uma é o Ar de respiração dos pulmões, e a outra é o fluxo de Qi nos intestinos, no baixo abdômen, esse Qi também é chamado **Neiqi (**內气**)** ou Qi do Dan tìan 丹田之气. A sensação de Qi em outras partes do corpo é provavelmente devida ao longo tempo e dedicação de treino, sob a condução de Yi, por indução ou subconscientização a determinadas partes do corpo, produzindo uma mudança sutil de sensação (embora não detectada por medições).

Para cultivar o Qi do Taijiquan, há a recomendação de treinamento das 3 técnicas:

站桩 Zhàn Zhuang, de pé, Estático. (lembrar que há movimento na Quietude).

靜功 Gong Silêncioso, Estático. Variedades: de pé, sentado (meditação) ou deitado.

套路 Kati, como a própria sequência de Taijiquan (lembrar que há Quietude no Movimento).

No Taijiquan, as complementações com exercícios paralelos tais como **"Pequena Circulação" e "Grande Circulação", Zhàn Zhuang,** e outros katis como **"Baduanjin", "Exercício de cinco animais", Yijin Jing do Shaolin,** etc., é possível abreviar o tempo da trajetória para se chegar ao objetivo de sentir o Qi fluir sob seu comando Yi, Acumular, e Emitir o Qi. Observa-se que os exercícios citados, ou a própria sequência de Tajiquan são exercícios para desenvolvimento do Qigong.

Muita gente que tem treinado Qigong por longo tempo não tem experimentado sensações específicas outras senão a de o corpo ter ficado mais saudável; continua não tendo a noção de o que seja 气, e isto significa na verdade que a pessoa ainda não obteve o Qi "得气" (ou melhor "得炁").

Ativar o Neiqi através de Respiração na Sequência de Taijiquan

Como dito acima, o próprio.Kati, a sequência de Taijiquan é uma excelente técnica para o Qigong. **Ativar o Neiqi através de Respiração**, inalar/exalar o Qi (aqui Qi = Ar atmosférico); no Taijiquan além de inalar por nariz (como regra recomendada) e exalar pela boca ou nariz, adota-se ainda a técnica de respiração abdominal reversa, isto é, na inalação encolhe-se a barriga (para trás, contra 命门穴 **– Ming Mèn)**, e ao expirar é liberado o Qi de trás para frente, e a barriga se expande.

A Respiração de Taijiquan é igual ao do treinamento de Qi do Qigong, ou seja, através de Qi pós-natal treina-se o Qi pré-natal. Tratar o pré-natal e pós-natal da mesma forma. Na inalação (inspirar pelo nariz, com a ponta da língua encostada atrás da gengiva superior), o Qi pós-natal é descendente, e o Qi pré-natal é ascendente; na exalação (expirar pelo nariz ou boca), o Qi pós-natal sobe, e o Qi pré-natal desce. Com essa forma de respiração abdominal, observa-se a subida e descida do 中气 (中气 = Qi do meio, cujo significado é o mesmo de 宗气 da Medicina Tradicional), e somada essa técnica com a aplicação do conceito de **Abril e Fechar**, atinge-se o objetivo do treinamento de Qi.

Cada postura do Taijiquan é combinada com a Respiração, inspirar no Yin e expirar no Yang, um 纳 **Na** e um 吐 **Tu** (um Inalar e um Exalar). O praticante que adquiriu experiência nessa técnica, assim que inspira sente o Qi e sangue percorrer em direção ao coração/órgãos internos e ao 命门穴 **Ming Mèn**, e ao expirar sente o Qi e sangue percorrendo em direção aos extremos do corpo (dedos das mãos e dos pés).

Simplificando a técnica descrita acima, talvez seja de ajuda considerar a recomendação:

呼时先天气下沉，吸时先无气上升.

Ao expirar o Qi pré-natal deve ser descendente, ao inspirar o Qi pré-natal é ascendente.

E para assegurar mais ainda que o assunto fique bem claro, repete-se a descrição acima com outras palavras:

Quando se pensa (com Yi) no 命门穴 (portal da vida), o diafragma automaticamente sobe por si próprio, em sequência o umbigo é retraído para trás, parecendo colar ao 命门穴 (portal da vida), e isto se chama INSPIRAR. Após ter a sensação de umbigo colado ao 命门穴 (portal da vida), usar Yi para levar o 命门穴 a empurrar o umbigo de volta para frente, para que se separem e o umbigo voltar para o ponto inicial, isto se chama Expirar. Assim, um puxar e um empurrar, um retrair e um estender, como uma sanfona.

É dito que o Yi leva o Qi, e com Qi se move o corpo, à medida que a conscientização dessa prática se consolida, com tempo e dedicação, é possível o praticante ter a sensação de fluxo de Qi, isto é, sentir o Qi indo para baixo, até o baixo abdômen, contornando o 会阴 Hui Yin, ir para a planta do pé Yong Quan, para o polegar do pé; ou alternativamente o Qi subindo pelas costas, para os ombros, os braços e emitir a energia pela ponta dos dedos (essas descrições simplistas corresponderiam ao conceito de "**Pequena e Grande Circulação**").

Esse tipo de respiração é chamado de **Respiração Abdominal Reversa**. E é isto que consiste também no que se chama de **Respiração combinada com o Movimento** no Taijiquan, quando exercido em coordenação com os movimentos do Kati.

Do exposto acima, pode se afirmar:

TAIJIQUAN ATRIBUI MAIS IMPORTÂNCIA A
MING MÈN 命门, E QIGONG A DAN TIÁN 丹田.
No treinamento de Taijiquan, prestar bastante atenção aos efeitos de vínculo (com as demais partes do corpo) do Ming mèn, que é o centro de peso corporal, procurar permanecer centralizado o corpo, manter-se no meio, em equilíbrio, para fazer frente aos quatro lados, assim o Jin originado do Ming mèn e transmitido via coluna consegue desbloquear a sua emissão.

No movimento, Ming mèn é a origem da força, no Jin para frente, é o Ming mèn que o suporta por trás; na inspiração, ao "fechar" para acumular o Jin, Ming mèn é primeiro puxado para trás, e na emissão do Jin, Ming mèn é a origem da explosão, o Yi/Qi/Jin e o Abrir/Fechar de lá se brotam. Através de Ming mèn também se consegue ajustar o equilíbrio do corpo, por isso diz-se que depois de entender o Ming mèn é que se entende o Taijiquan.

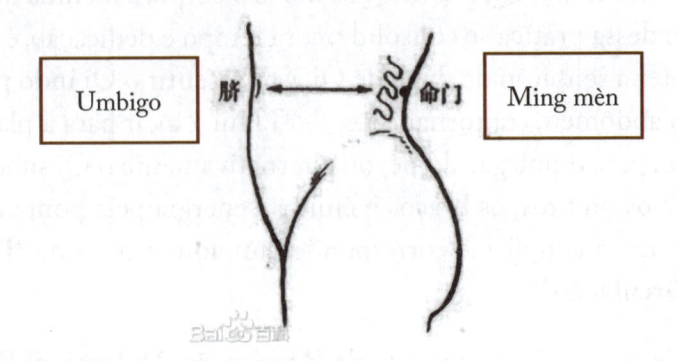

命门穴 Ming mèn situado atrás da cintura e no alinhamento horizontal com o umbigo

A Respiração abdominal reversa se origina da técnica de 吐纳 Tu Na, ela deve ser fina, suave, profunda, e longa. No início de aprendizagem de respiração abdominal reversa recomenda-se associar a respiração com a postura do kati; sempre lembrar-se de **respirar naturalmente**, nunca prender a respiração ou forçar a respiração profunda, caso contrário poderá trazer problemas à saúde.

4. O QUE É NEIGONG - 内功

Neiqi 内气, Neigong 内功, Neijin 内劲, Neili 内力

Com referência a literaturas em estilos internos de Kung Fu, ie 内家拳 Neijiaquan (Taijiquan, Bagua, Hsing I, etc.), frequentemente nos deparamos com os termos: Neiqi 内气, Neigong 内功, Neijin 内劲 e Neili 内力, às vezes são utilizados como sinônimos, outras vezes têm sentidos próprios distintos. Por outro lado, também não é nada fácil tentar entendê-los recorrendo a paralelos com os conceitos da física moderna para esclarecer o que é Força, Energia e Potência no Taijiquan, assim como o efeito alavanca, quantidade de movimento e transferência de energia.

Há algumas constatações interessantes: quem pratica Taijiquan potencialmente conheceria também o Qigong, porém o inverso não é necessariamente verdadeiro. Também pode se afirmar que quem tem Neigong, tem Qigong, mas o inverso nem sempre é verdadeiro, só se ele for ao mesmo tempo praticante de Neijiaquan.

内功的主要目的是养气和练气

O objetivo principal de Neigong 内功 **é treinar o Qi, e cultivar o Qi**

Neiqi (内气) é Qi interno, termo usado em Estilos Internos como o Taijiquan

Neiqi = Qi pré-natal.

Portanto, **Qigong visa treino de Qi**

Neigong visa treino de Neiqi

O Neigong engloba Neijin (vide no tópico seguinte)

O Neiqi não é algo separado ou um elemento independente dentro de você. O Qi de uma pessoa não é separado da energia do seu meio. A energia que vem da Terra preenche você de baixo para cima, do chão, e há uma energia correspondente que preenche você de cima para baixo, a energia que vem do céu – a energia do Ar. O seu meio ambiente (inclusive de outras pessoas ao seu redor) afeta você pela qualidade da sua Energia. O Neigong (Qigong no Taijiquan) é a habilidade de utilizar essa Energia, e desenvolver esta sensitividade para um novo sentido – o sentido da energia Qi.

Sob o ponto de vista de Cultivo da Saúde (portanto, excluindo os aspectos de Arte Marcial), o Neigong de Taijiquan ou Neijiaquan poderia muito bem ser encaixado como uma das técnicas de Qigong, eficaz para o treinamento de Qi.

Importante é deixar claro que o treinamento de Qi ou Neiqi não deve ser praticado aleatoriamente, sem acompanhamento de um mestre esclarecido. Conforme dito na Medicina Tradicional Chinesa, o Qi flui através de canais meridianos, passa por pontos principais de Acupuntura, e adicionado aos requisitos e recomendações de Taijiquan relativo ao Qi interno, da Teoria de Yin e Yang e no requisito de "Abrir e Fechar".

Há um antigo ditado, que diz: 练拳不练功，到老一塲空

"Quem pratica Quan (Kati) e não pratica Gong (Qigong, Waigong, Neigong), quando ficar velho nada (da sua dedicação) ficará retido."

Para chegar ao verdadeiro Kung Fu de Taijiquan, não basta treinar diligentemente apenas a sequência solo, é preciso aprender o Neigong.

No aspecto **Externo** do Taijiquan, isto é, sob a perspectiva de forma, da postura, do sequencial de movimentos do corpo, há muitas escolas e estilos de Taijiquan, como Chen, Yang, Sun, Wu, etc. e suas ramificações. Porém, no Neigong, aspecto interno do Taijiquan, não há talvez tanta distinção de escolas, pois sendo **Interno**, a habilidade pertence a quem pratica, e não depende tanto do estilo praticado. Obviamente, exceto alguma ênfase em determinadas técnicas específicas de cada escola, como efeito parafuso no estilo Chen, esticar o fio de seda no estilo Yang, etc.

王培生 老师 Mestre Wáng Péi Shēng (1919-2004, famoso mestre do estilo Wu) na entrevista a um jornalista do Jornal Chinês para edição em inglês, na década de 1980, disse o seguinte: "Afirmar que o Taijiquan é um exercício físico do corpo e dos membros, melhor seria dizer que é um treinamento de 心意 mente e intenção."

"De fato, é a confirmação de: 以心行意，以意导气，以气运身, a mente aciona o Yi, o Yi conduz o Qi, o Qi move o corpo; 意之所至，气即至焉 onde chegar o Yi, o Qi chega a seguir."

"No início é o movimento de Yi, seguido de movimento Interno, e o movimento consequente da Forma (Corpo), é o movimento Interno que leva ao movimento Externo da Forma, a Forma externa combinada com o movimento Interno, de dentro para fora, interno e externo unificados. Essa é a particularidade na regra de movimento do Taijiquan. O Interno indica Yi 意 e Qi 气; o externo, indica carne e osso 骨肉 (a Forma corporal), ou seja, as mudanças nas posturas do corpo e o estender e distender dos quatro membros."

Requisitos para alcançar NEIGONG

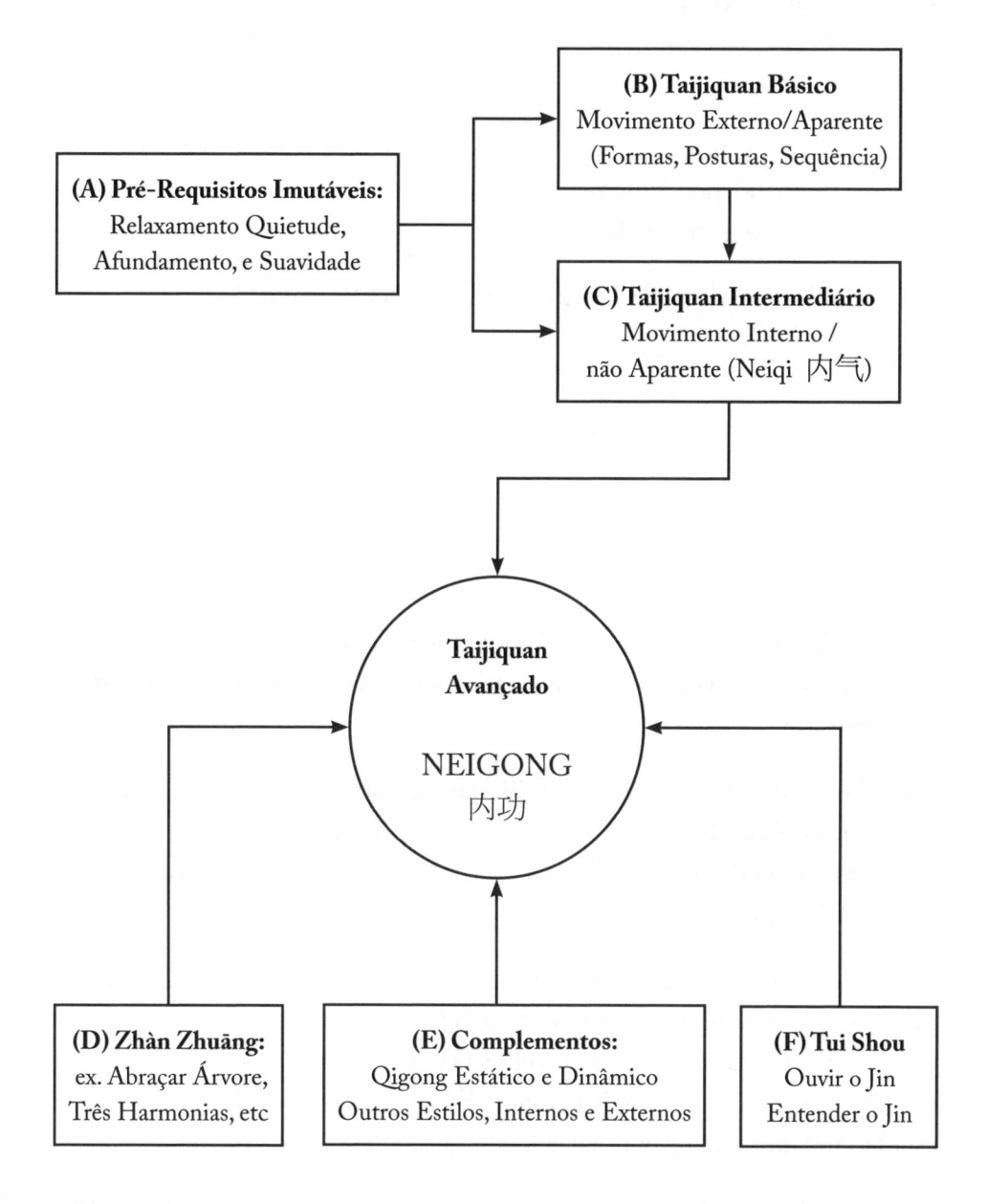

(A) Pré-Requisitos Imutáveis:
Relaxamento Quietude, Afundamento, e Suavidade

(B) Taijiquan Básico
Movimento Externo/Aparente
(Formas, Posturas, Sequência)

(C) Taijiquan Intermediário
Movimento Interno /
não Aparente (Neiqi 内气)

Taijiquan Avançado

NEIGONG
内功

(D) Zhàn Zhuāng:
ex. Abraçar Árvore,
Três Harmonias, etc

(E) Complementos:
Qigong Estático e Dinâmico
Outros Estilos, Internos e Externos

(F) Tui Shou
Ouvir o Jin
Entender o Jin

Nota: o diagrama não tem qualquer conotação de caráter "oficial", de estilo ou escola, trata-se apenas de uma liberdade criativa de apresentação do autor deste capítulo, para facilitar a exposição dos itens.

(A) Pré - Requisitos: Relaxamento, Quietude, Afundamento e Suavidade

São Essenciais: Relaxamento 松, Quietude 靜, Afundamento 沉, e Suavidade 柔.

Requisitos imutáveis que devem sempre estar presentes, para todos os níveis de praticantes, independentemente de sua proficiência e tempo de treino, desde os iniciantes aos mais habilidosos, na execução da sequência de Taijiquan:

- Quietude do Corpo, da Mente e da Intenção/Vontade (Yi).

- Relaxamentos localizados e do corpo como um todo.

- O Afundamento vem do Relaxamento, o relaxamento é a causa e o afundamento é o efeito.

- Com Relaxamento e Afundamento obtém-se a Suavidade 柔 (dos movimentos).

吴图南 Wú Tú Nán (1885-1983) um dos mais conceituados e longevos mestres, do estilo Wu, comentava assim sobre **Relaxamento 松 e Afundamento 沉:**

"O velho mestre Wú me disse: o Taijiquan se resume em duas palavras 'Relaxamento' e 'Afundamento'. Agora, o que significa Relaxamento? Acho que você está querendo me dificultar as coisas. Quer dizer não usar força bruta? Errado. Ficar mais leve? Errado.

Ele colocou então o seu antebraço cruzado com o meu e disse: **Relaxe!** Eu mantive o meu antebraço levemente colado e apoiado ao seu; e ele diz que está errado, e para me mostrar, o velho Wú colou o seu antebraço por cima do meu, e senti um peso muito grande. Eu disse: Por que o braço do mestre está tão pesado? Ele respondeu, é assim que se relaxa totalmente.

Fiquei perplexo, seu braço estava tão pesado, e ainda afirma que está completamente relaxado? De novo, ele me deixou colar no seu antebraço e repetiu: **Relaxe!** Eu não apliquei nenhuma força, sentindo a minha mão e braço extremamente leves, e achei que devo ter relaxado. O velho Wú então disse: mantenha assim, não mexe! e retraiu o seu antebraço; e o meu antebraço manteve-se suspenso no ar. Ele me perguntou: é assim que você acha que é o Relaxamento? Se estivesse com a mão relaxada, como ela poderia estar suspensa no ar? Mais uma vez, ele primeiro deixou sua mão encostada na minha, e depois deixou que eu retirasse a minha, imediatamente o seu antebraço caiu pesadamente para baixo. Então, ele me disse: isto é estar relaxado, quando sua mão fica suspensa no ar, é por que seu ombro está usando força para sustentá-la. Como um lampejo de raio, entendi. O que achava que era Relaxamento, inclusive quando praticava o Taijiquan, não era Relaxamento, era Tensão e Inelasticidade.

Wú Tú Nán disse ainda: quando se chega ao **Relaxamento** de verdade, suas mãos, seus pés parecem mais pesados, isto devido aos seus pesos próprios. Se você não exercer nenhuma força para sustentá-los, eles se **Afundam**. Nessa hora você sente a liberdade, leveza e agilidade do seu corpo."

(B) Taijiquan Básico:

Requisitos para Taijiquan Básico:

1. Enquadramento nos dez requisitos do estilo Yang (descritos na Parte I do livro):

虛領頂勁 Uma energia insubstancial interna deve alcançar o topo da sua cabeça e mantê-la erguida

含胸拔背 Desafogar o peito e erguer (internamente) as costas

松腰 Relaxar a cintura

分虛实 Distinguir o Substancial e o Insubstancial

沉肩坠肘 Relaxar (Esvaziar) os ombros e abaixar (afrouxar) os cotovelos

用意不用力 Usar Yi (Intenção) e não usar Li (Força)

上下相隨 O alto e o baixo interligados

內外相合 Integrar o interno e o externo

相连不断 Contínuo sem Interrupção

动中求静 Procurar Quietude no Movimento

2. Forma correta de Movimento do corpo e dos quatro membros.

3. Forma correta de usar cada parte do corpo, sob as condições básicas de Relaxamento e Afundamento, como pré-requisitos para emitir Jin.

4. São condições necessárias Leveza e Suavidade, sem as quais não se conseguirá emitir satisfatoriamente o Jin Integrado (整劲).

5. 积柔成刚 Acumular Suavidade "Softness" e transformá-la em Dureza "Strength or hard".

(C) Taijiquan Intermediário

Não há uma demarcação, delineadora e nítida entre Taijiquan Básico e Intermediário, a passagem de uma etapa para a seguinte ocorre naturalmente, é um processo que, conforme o praticante, dependendo de suas motivações para o treinamento, e da sua dedicação e empenho, pode demorar muito ou até de nunca acontecer.

A diferença observada de uma etapa para outra está no conjunto de características, identificáveis na execução da sequência solo de Taijiquan aos olhos de um mestre (ou de um praticante de nível mais adiantado), ou na sua prática no Tui Shou, perceptível ao seu parceiro pelo tato.

Um dos sinais de evidência de passagem para o início de uma nova etapa é a sensação de Qi. No início a sensação é tênue, vem e vai, dependendo da pessoa, pode ser como um fluxo de energia, um aquecimento localizado, um pequeno tremor, um formigamento, etc.

Para que o praticante possa tentar controlar o seu Qi e usufruir dos benefícios dos Aspectos Internos de Taijiquan, recomenda-se a observância dos **Fundamentos**, tão importantes quanto os requisitos para o Taijiquan Básico, **Essenciais**, porém não limitados, conforme listados nos sub-itens a seguir:

气沉丹田 Afundar o Qi no Dan tían

Esta expressão clássica é de origem taoísta, não foi criada pelo Taijiquan.

气沉丹田, refere-se ao 炁 Qi pré-natal e não ao 气 Qi pós-natal, este é impossível de alcançar/atingir o baixo abdômen.[1]

气沉丹田 significa que o Qi interno sob a condução de Yi 意 afunde continuamente para baixo, para a região do Dan tian, no entanto, não se deve interpretar erroneamente o afundar de estufar e pressionar o Dan tian com força, o processo deve ser natural. Conforme observado acima é impossível sob o ponto de vista biofísico, afundar o 气, ou seja, Qi pós-natal (Ar de Respiração) no Dan tian, por isso o correto seria escrever 炁 (Qi pré-natal), isto é, 炁沉丹田.

Porém, acredita-se que a descrição ainda mais correta de todas seria 意守丹田, isto é, exercer o Yi, o de manter a conscientização de Qi no Dan tian.[2]

阴阳学说在太极拳中的应用
Teoria de Yin e Yang aplicada no Taijiquan

Na Teoria de Yin e Yang aplicada ao Taijiquan, o movimento é Yang, a quietude é Yin. Não existe o Yang absoluto nem o Yin absoluto, Yin e Yang coexistem e se complementam.

No Taijiquan, com exceção das posturas de abertura no início, de conclusão no final, e as de "Horse Stance" = Postura de Cavaleiro, que tem o peso do corpo distribuído igualmente nos dois pés, em todas as demais posturas o peso é distribuído desigualmente, sendo designadas como a perna substancial (sólida) ou a insubstancial (falsa).

---

1 Há ainda a recomendação, isto é, apenas para constatação da existência em algumas teorias, de fechar/levantar levemente o ânus, pois isto causaria o cóccis ir mais para frente, ajustando a postura de achatar a cintura e assentar os quadris.
No Qigong Tradicional enfatiza-se Dan tìan, como fonte, origem de Qi. No Taijiquan, no aspecto marcial, enfatiza-se mais o Ming Mèn, situado no Meridiano de Governador **Dū Mài**, também chamado de Dan tìan trazeiro, como a origem de Qi.
2 Num artigo interessante definiu-se o Qi interno como = sentido (sensorial) + a faculdade de controle + sangue ou secreção interna.

Diz-se então que **no chão ou no piso, os pés se dividem em substancial e insubstancial, durante a execução do Taijiquan.** 分虚实

Aqui o substancial é Yin, o insubstancial Yang.

A impossibilidade de existir o Yang ou Yin absolutos, resultou em textos que constatam essa contradição:

"Procurar Quietude no Movimento, e procurar Movimento na Quietude."

"Procurar Strength na Suavidade, e Suavidade no Strength."

A ambiguidade do contraditório está presente nos movimentos de Taijiquan, e conforme o entendimento da maioria dos mestres, "Strength" é Yin, e Suavidade é Yang, ainda que haja pessoas que definam o contrário, trata-se de como nomear ou dar o nome, porém, em nada muda a essência do conceito de dualidade e de contradição.

A Respiração no Taijiquan se refere a armazenar/emitir, abrir/fechar, recolher/soltar. Inspirar é o processo de armazenar JIN, é Yin; Expirar é o processo de emitir o JIN, é Yang. Ou seja, é Qi em processo de encolher e expandir.

开合 O Abrir e Fechar ou 一开一合 Um abrir e um fechar

O abrir e Fechar no Taijiquan

Abrir (开)	Fechar (合)
estender	retrair
mover	aquietar
yang	yin
soltar	prender
esticar	recolher
expirar	inspirar
emitir	armazenar
avançar	recuar

陳鑫说 "学太极拳，学阴阳开合而已." 又说 "太极拳之道，开合二字尽之."

Chén Xīn disse: "Aprender Taijiquan, é aprender Yin e Yang, o Abrir e Fechar."

E também: "No Tao (caminho) do Taijiquan, as duas palavras Abrir e Fechar dizem (significam) tudo."[1]

李亦畬说 "懂得开合，便知阴阳"

Lǐ Yì Shē disse no seu texto, As Cinco Palavras Chaves: "Se você compreendeu o Abrir e Fechar, você entendeu o Yin e Yang."[2]

O significado de Abrir e Fechar (开合的涵义),
Exemplos de classificação:

a. Classificação pelo estender e retrair do corpo e dos membros:

- O corpo e os 4 membros se estenderem para fora é abrir, se retraírem para dentro é fechar.

- O tronco se esticando para cima e para baixo é abrir, o corpo e os 4 membros se recolhendo é fechar.

- Para cima é Yang, para baixo é Yin.

b. Classificação pelo Soltar e Prender o Neijin 内劲 (内气 = Neiqi)

- Neijin 内劲（内气 = Neiqi）de Dan tian para fora, movimentando na direção dos extremos dos 4 membros é abrir.

- Neijin 内劲（内气 = Neiqi）dos extremos dos 4 membros, movimentando para dentro, armazenando no Dan tian é fechar.

---

1 陳鑫 Chén Xīn 1849-1929, da oitava geração do estilo Chen, deixou escritos muitas teorias e práticas de Taijiquan, de enorme contribuição e relevância.
2 Lǐ Yì Shē 1833-1892, aprendeu o estilo Wu, e mais tarde fundou o próprio estilo Li.

- 蓄勁如張弓，发劲如放箭 armazenar energia é como abrir o arco, emitir o Jin é como soltar a flecha.

c. Classificação pelo sentido direto e reverso do Jin de "enrolar o fio de seda":

- 内劲 (Neijin) do dedão da mão (do pé) girando pela costa da mão (do pé), para o dedinho é sentido direto, e é classificado como abrir.

- 内劲 (Neijin) do dedão da mão (do pé) girando pela palma da mão (do pé), para o dedinho é sentido reverso, e é classificado como fechar.

d. Classificação pelo Yin Yang e mudanças de movimento e quietude:

Chén Xīn 陈鑫 disse: "Quando se move, nasce o Yang, corresponde a abrir, quando se aquieta, nasce o Yin, corresponde a fechar."

Em outras palavras, no treino do quan (拳), o começo de uma postura é abrir, o término dessa postura é fechar.

e. Classificação pela alternância de inspirar e expirar:

- 李亦畲「五字诀

  "吸为合，为蓄；呼为开，为发"，就是通常说的"合吸开呼".

Lǐ Yì Shē "Inspirar é fechar, é armazenar; expirar é abrir, é emitir" isto é o que significa quando se diz "Inalar no Fechar e Exaurir no Abrir".

- 升为吸，降为呼; 提为吸，沉为呼 ascender é inspirar, abaixar é expirar; suspender é inspirar, afundar é expirar.

- 拳势呼吸是指合，虚，蓄，收，化的动作为吸气，开，实， 发，放，打的动作为呼气.

Respiração combinada com Movimento significa: nos movimentos de fechar, de tornar insubstancial, armazenar, recolher, neutralizar é inspirar; nos movimentos de abrir, de tornar substancial, emitir, soltar, bater é expirar.

A ALTERNÂNCIA DE ABRIR E FECHAR (开合的转换)
APRESENTA ALGUMAS REGRAS FUNDAMENTAIS:

a. Nos movimentos de Taijiquan, o abrir e fechar são inter-relacionados, conforme afirmava Chén Xīn 陈鑫 "um abrir está ligado a um fechar, abrir e fechar se seguem um ao outro." "一开连一合，开合互相承".

b. Nas posturas de quan (拳), o estender e recolher das mãos e dos pés normalmente correspondem ao soltar e prender do Neiqi.

Chén Xīn 陈鑫 disse: "O Jin do corpo todo, quando emitido para fora, se origina do Dan tian, quando recolhido para dentro, é colhido no Dan tian." No entanto, uma pequena minoria de movimentos de estender e recolher não corresponde ao soltar e prender do Neiqi, como na postura de "双峰贯耳"式 (Acertar os ouvidos do oponente com os punhos), os dois punhos se fecham na frente e para cima, porém, o Neiqi sai do Dan tian, em direção aos punhos. Em outra postura "白鹅亮翅" (Grou branco estende as asas), pela forma externa, pode se considerar como "Abrir", porém, em relação ao Neiqi, também pode se considerar como "Fechar".

c. Ao iniciar o movimento de erguer um pé (passo para frente ou para trás) normalmente adota-se o Jin de "enrolar a seda" direto, isto é, abrir. Depois de tocar o pé no chão, adota-se o Jin de "enrolar a seda" reverso, isto é, fechar.

O braço, ao neutralizar, normalmente adota-se o Jin de "enrolar a seda" direto, isto é, abrir. Ou pode se adotar o Jin de "enrolar a seda" reverso, isto é, fechar.

No treinamento de Taijiquan, principalmente na prática de Tui Shou, a alternância de abrir e fechar é muito mais complexa. Durante o movimento de fechar para abrir, de repente pode se executar um pequeno círculo de Jin de fechar, para logo em seguida continuar com o abrir, isso se chama "abrir de novo no abrir". Da mesma forma, existe o "fechar de novo no fechar".

上分轻重，下分虚实 Em Cima há o leve e o Pesado, Embaixo há o Substancial e o Insubstancial

Leve e Pesado se refere normalmente aos membros superiores, e substancial e insubstancial se refere aos membros inferiores.

Mãos e Braços:

- Quando ambas as pernas sustentam o peso, a mão que sobe é leve, e a que desce é pesada, como na conclusão da postura "Grou Branco estende as asas", a mão esquerda embaixo é pesada, e a mão direita em cima é leve.

- Quando o peso está apoiado em uma das pernas, a mão (braço) oposta é a pesada.

Pernas e pés:

- Quando todo o peso, ou a maior parcela de peso está num dos pés (pernas), ele é substancial, e o outro pé (perna) insubstancial. A mão (braço) pesada, o mesmo lado do pé (perna) insubstancial; a mão (braço) leve, o mesmo lado do pé (perna) substancial.

Isto é tão natural quanto a realidade do nosso quotidiano. Quando nós caminhamos, ao erguer a perna esquerda, o braço esquerdo balança para trás, ao avançar o passo com a perna direita, o braço esquerdo levanta para cima. Instintivamente, caminhamos de acordo para a necessária manutenção de equilíbrio do corpo.

Na execução da sequência de Taijiquan, devemos ficar atentos à recomendação: "se o lado esquerdo é pesado, então o lado esquerdo deve ser insubstancial; se o lado direito é substancial, então o lado direito deve ser leve." Nessa afirmação, embora possa parecer incoerente à primeira análise, está corretíssima a lógica de autoria do antigo mestre. Ele escreveu a frase para quem já dominava a Arte de Taijiquan e não se preocupou com o que um leigo pudesse concluir.

Na verdade a afirmação faria todo sentido, se colocarmos nesses termos: "se o lado esquerdo (braço) é pesado, então o lado esquerdo (perna) deve ser insubstancial; se o lado direito (perna) é substancial, então o lado direito (braço) deve ser leve." Agora, a frase passa a ter sentido para nós, os leigos, e assim evita de entrarmos no indesejável desvio de treinamento.

以身領手 O corpo conduz a mão

O iniciante, que não tenha tido experiência anterior em artes marciais, em exercícios específicos como 站桩，e noções de 气 e meridianos, como seria o caso de grande maioria de pessoas, começa aprendendo a forma de Taijiquan 太极拳 por imitação de movimentos dos braços, pernas e sequência de passos, do mestre instrutor.

Após aprendida a sequência completa, percebe-se nos iniciantes que o movimento dos seus braços continua sendo executado/levado/conduzido pelo braço, e não pelo Yi e Qi, assim como o movimento dos pés, das pernas etc., impulsionados pelos próprios membros, ou seja, pelas próprias partes do corpo, como se elas fossem independentes, isto é, não integradas.

Neste estágio, o conceito de 一動俱動, "mexeu um mexeu o todo", não é ainda compreendido para ser aplicado. 以身領手, **O corpo conduz a mão**, significa que o movimento do braço não se inicia pelo braço em si, mas é conduzido pelo corpo, como um todo, em outras palavras, pelos pés, pernas, cintura, tronco, coluna e assim por diante. O pré-requisito para se chegar a 以身領手 (o corpo conduz a mão) ou aplicar tal conceito é ter todas as partes do corpo relaxadas, sem rigidez causada por tensões localizadas, de modo que as articulações estejam efetivamente interligadas através da intenção do movimento. Em outras palavras, o movimento é conduzido por Yi e Qi.

Zhèng Màn Quīng (鄭曼青 1901-1975) lembrava aos seus alunos, a fazer com que as mãos e a cabeça se moverem como partes do corpo e não independentemente.

身备五弓 Os Cinco Arcos do Corpo

A espinha dorsal é um arco.

Os braços são 2 arcos, assim como as 2 pernas são 2 arcos.

São extremos do arco do tronco: nuca e cóccix. Ming mèn é o centro do arco.

São extremos do arco do braço: ombro e mão. Cotovelo é o centro do arco.

São extremos do arco da perna: quadril e pé. Joelho é o centro do arco.

Metaforicamente, puxar o arco é como acumular a energia (Jìn 劲). O material de que é feito o arco deve possuir a propriedade elástica, assim o corpo, os braços e pernas, para terem a característica elástica, devem ser providos de 掤 do 掤劲 – **Bing Jin**

O corpo inteiro deve agir como uma Mola.

周身一家 O Corpo como uma Unidade

O corpo inteiro como uma unidade (na tradução literal ficaria: o corpo inteiro como uma família), significa que na execução da sequência, "Mexeu uma parte, mexeu o corpo todo". No Taijiquan não existe movimento isolado, localizado ou parcial. Não somente no erguer das mãos, ou no chute dos pés, mas inclusive numa respiração, num olhar e até mesmo em uma intenção Yi, qualquer movimento isolado leva ao movimento integrado do corpo inteiro. No exercício, membros superiores e inferiores devem ser coordenados, para que o movimento seja unificado e simultâneo.

節節貫串 – Todas as partes do corpo devem estar conectados no movimento.

É importante exercitar os nove grupos de juntas ósseas: o pescoço, ombros, cotovelos e pulsos, a espinha dorsal, cintura, quadris, joelhos e tornozelos. A cintura e a coluna vertebral são os elos centrais da interligação das partes. A cintura é o eixo para girar o corpo à direita ou à esquerda, e a coluna vertebral é a base para inclinar à frente ou para trás. A interligação e conexão das nove juntas libera a livre circulação de sangue e de Qi, através do corpo inteiro.

上下相隨 O EM CIMA E O EMBAIXO SE ACOMPANHAM

No exercício, membros superiores e inferiores devem ser coordenados, para que o movimento seja unificado e simultâneo.

內外相合 O INTERNO E O EXTERNO SE COMPLEMENTAM E SE HARMONIZAM

六合 (as Seis Harmonias)，外三合 e 內三合，as três harmonias externas:

a mão em harmonia com o pé, o ombro em harmonia com o quadril, o cotovelo em harmonia com o joelho.

As três harmonias internas: 神与意合，意与气合，气与力合 representam o inter-relacionamento de 神意气 (disposição de espírito, Yi e Qi) no treinamento de Neigong.

De forma geral, o treinamento de Neigong é a combinação dos três elementos, formando um conjunto integrado, e é imprescindível evitar pensar que o objetivo dessa combinação seja o Li.

"O Yi conduz o Qi, o Qi conduz o corpo", o Qi aqui não é o Qi de respiração, é igual ao Qi da circulação de sangue + Qi da medicina tradicional, é uma capacitação ou função biológica, um Qigong ainda não compreendido completamente pela ciência. Yi significa intenção, vontade, e o Shen 神 significa disposição de espírito, como energia no olhar. No treino de Taijiquan, é necessário que o Yi e Shen também se complementem 相合.

Cabe inserir uma descrição bastante esclarecedora sobre "**O corpo como uma Unidade**", mantendo o texto original em inglês:

...All parts of the body seem geared into each other through the gear mechanism located at the center of the body, two inches below the navel, called the Tan-tien.

...Thus your body and all its parts, the attention, momentum and breath are all connected and flowing together as one unit. It is impossible for you to distinguish one part from the other within yourself; they all seem to be elements of one common force – Qi (extraído do livro *Movements of Magic – The Spirit of T'ai-Chi-Ch'uan*, by Bob Klein)

伸筋拔骨 Alongar os tendões e Esticar os ossos

Muitos praticantes de Taijiquan não conseguiram ainda alcançar o Neigong, na sua grande maioria não entenderam a necessidade de alongar o corpo, ficaram apenas com a procura da sensação de "não usar força", sem dúvida, conseguiram a suavidade e flexibilidade relativa do corpo, entretanto, falta na execução o aspecto de "strength" dureza do Yang, perdendo-se no requisito de equilíbrio: suavidade e dureza.

Alongar os tendões e Esticar os ossos, estender o corpo e os quatro membros, contribui para a agilidade e a flexibilidade da cintura e das pernas.

O Yijin Jin do Shaolin 易筋 é uma das modalidades de Exercício de Qigong, que contribui igualmente para alongar os tendões, e desbloquear a circulação sanguínea.

身肢放长 - Alongar o corpo e os membros

Nos dez Requisitos do Estilo Yang, temos a recomendação de 虚領頂劲 (Uma energia insubstancial deve alcançar o topo da sua cabeça e mantê-la erguida) somado ao 气沉丹田 (Afundar o Qi no Dan tían) temos o efeito de duas forças atuando em sentidos opostos, fazendo o alongamento do corpo.

含胸拔背 (Desafogar o peito e erguer (internamente) as costas) + 沉肩坠肘 (Relaxar (Esvaziar) os ombros e abaixar (afrouxar) os cotovelos)

Desafogar o peito e esvaziar o ombro visa ao que o peito venha a sustentar o alongamento da coluna vertebral. Esvaziar os ombros e relaxar os cotovelos para baixo, assentar o pulso, visa ao alongamento do membro superior, braço, antebraço e mãos.

松腰圆裆，开胯屈膝

Relaxar a cintura e arredondar o "cavalo", abrir os quadris e afrouxar os joelhos, visa ao alongamento das pernas.

Ao alongar o corpo, os braços, pernas, cria-se uma situação de elasticidade, ou efeito mola que se transforma no 掤劲 – Bīng Jin, o Jin básico de Taijiquan, ao mesmo tempo levanta a disposição de espírito, e elimina o uso de força bruta, aumentando ainda mais as condições para o Relaxamento do corpo e dos membros.

Sabemos que no treinamento de Taijiquan, os músculos sob tensão podem atingir um determinado comprimento de extensão, cessada a causa, o músculo volta à sua situação anterior, e isto é o efeito elástico natural do músculo.

O exercício de contração e expansão muscular deve ajudar na circulação sanguínea das pequenas veias, na regeneração das células, fortalecimento muscular e absorção maior da taxa de oxigênio.

螺旋缠丝 Enrolar a seda, e Evolução Helicoidal

缠 – enrolar; 旋 – rotacionar; 螺 – Espiral, helicoidal, parafuso; 丝 – seda

陳鑫 – Chén Xīn disse: "拳—Quan, é a técnica de 缠 – enrolar a seda" e "Quem não entende o Jin de enrolar a seda, não entende o Taijiquan".

缠丝 – Silk Reeling, Enrolar a seda

"Silk Reeling" nos indica a ação de enrolar o fio de seda num carretel (ou também a de desenrolar). Se o fio não for puxado com suavidade, o movimento brusco pode causar o emaranhamento e quebra do fio. O movimento de enrolar o fio num carretel é circular e contínuo. Entretanto em posturas de conclusão ou de transição de movimentos, ocorre uma quebra de continuidade, e assim para poder manter a leve tensão no fio de seda (a seda tem a propriedade de ser extremamente elástica e resiliente = às características descritas do Jin 劲) deve ocorrer uma suave mudança de direção ou de sentido do movimento, movimento este em espiral, e então aqui entramos no conceito de 螺旋 – evolução Helicoidal, abaixo descrito.

螺旋缠丝劲 - Jin de evolução helicoidal de fio de seda

Durante a execução da sequência de Taijiquan, o praticante estaria aplicando constantemente o Jin de evolução helicoidal 螺旋缠丝劲, embora ele possa não estar plenamente consciente disso, mas de uma maneira ou outra, este Jin está contido nos seus movimentos. O Jin de evolução helicoidal é muito enfatizado no estilo Chen. No estilo Yang é designado como puxar o fio de seda 缠丝劲 – **Silk Reeling Jin**, conforme acima descrito, sem se reter muito no aspecto de rotação helicoidal como no estilo Chen, porém, enfatizando-se muito a suavidade, a não interrupção de movimentos, principalmente a transição das posturas.

经络 与穴 Meridianos e Pontos de Acunputura

Meridianos e Pontos de Acunpuntura, da Medicina Tradicional chinesa constituem um dos três pilares teóricos (os dois outros são: Yin e Yang do I Jing 易经, Dao Yin e Tu Na do Taoísmo 道家导引，吐纳) que fundamentam o Taijiquan, daí a importância de seu conhecimento.

Na descrição da Medicina Tradicional, o corpo humano possui doze (12) meridianos principais, 8 vasos ou meridianos extraordinários, entre os quais os Meridianos de Concepção e de Governador; ao longo desses meridianos e de outros existem centenas a milhares de pontos de acunpuntura.

O leitor é incentivado a conhecer a localização e a função biológica dos pontos mais importantes citados nas teorias e recomendações de prática no Taijiquan, assim como o percurso dos meridianos no corpo. Deixamos de reproduzir aqui a maioria das figuras e descrições, pois o material é extenso, porém, de fácil acesso em sites de portais específicos pelo computador. No Anexo, são apresentadas algumas ilustrações de pontos de acunpuntura e os Meridianos principais.

(D) 站桩 Zhàn Zhuāng

Zhàn Zhuāng se originou das técnicas de Cultivo da Vida na Antiguidade.

Quanto ao objetivo do praticante, Zhàn Zhuāng pode ser classificado como para Saúde/Cultivo da Vida ou para Arte Marcial. E de múltiplas variedades e formas, resume-se nas categorias de Estático ou Dinâmico.

A sequência de treinamento é a partir de Zhuāng em Relaxamento para Zhuāng tensionado (tipo Alongamento) e depois para Zhuāng dinâmico (o próprio Taijiquan seria um Zhuāng dinâmico).

A Arte Marcial do Neiqia quan tem um foco comum, poder emitir Jin, que por sua vez é conseguido através de treinamento de Zhàn Zhuāng. Na atualidade, poucos praticantes treinam Zhàn Zhuāng, por desconhecer a sua importância no processo de evolução para Neigong.

Diziam que no estilo Hsing I, ainda no início do século passado, o aspirante precisava passar três anos árduos de Zhàn Zhuāng antes de receber as primeiras aulas do mestre para o Kati.

No **Taijiquan** procura-se Quietude no Movimento, no **Zhàn Zhuāng** procura-se Movimento na Quietude.

- 林墨根 Lin Mò Gēn (1920-2010) dizia: sem se treinar Zhuāng Gong, não se conseguiria entender o significado de insubstancial e substancial.

(E) Treinamento de Exercícios Complementares

A grande maioria dos mestres de Kung Fu começava aprendendo, quando ainda crianças ou jovens, os estilos externos, e depois incorria em outros estilos internos, além do Taijiquan, que normalmente é aprendido na idade adulta.

Não há conflito de praticar simultaneamente estilos internos e externos ao mesmo tempo, desde que o praticante não misture os conceitos e fundamentos de cada um.

Outros exercícios como: Baduanjin (os Oito Brocados), As seis palavras Chaves, Exercício de Cinco Animais, Yijin Jin do Shaolin etc., muito populares na China, são complementares e contribuem para consolidar os conceitos de Taijiquan Interno.

Não há também nenhuma contradição em praticar esportes como jogar bola, corrida, natação, etc., que mantém o corpo em atividade.

(F) 推手 Tui Shou

Tui Shou encontra-se descrito com mais detalhes na Primeira Parte do Livro.

A título de complementação:

- No treinamento de sequência de Taijiquan, exercitar-se como se houvesse a presença de um oponente. No treinamento de Tui Shou, praticar como se não houvesse a presença do oponente.

- Treinar a sequência de Taijiquan é "separar/distinguir" o seu próprio Yin e Yang; treinar o Tui Shou é "separar/distinguir" o Yin e Yang dos dois, o seu e o do oponente.

- Se o seu corpo estiver tenso, cria-se a oportunidade para o oponente derrubá-lo com facilidade. Mantenha sempre a mente e o corpo relaxados.

- 林墨根 Lín Mò Gēn dizia: No Tui Shou, a mão segue (o movimento) mas o corpo não, a mão apenas avança insubstancial e retorna substancial; no entanto, na hora de Fa Jin, o corpo segue (o Movimento) mas a mão não, a mão é apenas um acessório.

- 郑曼青 Zhèng Màn Qīng (1902-1975) dizia: sem praticar Tui Shou, você não vai obter progresso (no Taijiquan).

- O ataque e defesa no Taijiquan, no fundo, é achar uma saída para a força do oponente, uma força sem saída resulta em resistência, um dos maiores defeitos a evitar no Taijiquan. O fundamento está no "seguir, acompanhar a onda".

- O Tui Shou do Taijiquan é profundo, como podemos conseguir treinar bem? A chave é começar com Quietude e Vazio 虛 靜, pesquisar com empenho, só assim você teria a possibilidade de alcançar o Neigong. Muita gente ao fazer Tui Shou pensa em derrubar o oponente, e ao mesmo tempo pensa em como não ser derrubado, dessa forma, ela já parte com a intenção de ação. Essa intenção de ação (contra o princípio de **Wú Wéi** - 无为 de Não Ação do 老子 Lǎo Zi) é colocar uma pedra no próprio caminho, é um grande defeito a ser evitado no Taijiquan e no Tui Shou. Pesquisar com empenho - Quietude e Vazio – é o caminho para alcançar o Gong.

- 李雅轩 Lǐ Yǎ Xuān escreveu: Treinar Tui Shou não é "comparar" o seu Tui Shou com o do parceiro, é comparar o oportunismo de agilidade, é comparar a mudança, é comparar o estado de Leveza, é comparar a sabedoria, é comparar o vazio do insubstancial e presença de espírito. Vence quem for melhor nesses aspectos. Não se trata de comparar a força bruta, a força de resistência, lembre-se disso sempre.

5. O QUE É NEIJIN 内劲 E JIN 劲

5.1. Conceitos Preliminares

Para obter o que se denomina de Neijin 内劲 no Taijiquan, são pré-requisitos de o praticante possuir Neiqi e Neigong, além da condição sempre primordial de ele saber como Relaxar efetivamente, dominar as técnicas de "Ascender/Afundar", de o "Abrir e Fechar", observância de "o Qi deve estar cheio e estimulado, o Shen (espírito) deve ser retido internamente", ter a percepção de elasticidade do corpo, isto é, do efeito mola nos movimentos.

Na etapa inicial desse treinamento, é requerida a ocorrência da combinação da intenção Yi com o Qi interno (Neiqi), além de outros fatores, mais a ação de ligamentos, tendões, músculos e ossos etc. que, em conjunto, produzem uma cadeia de transformações no seu corpo. Tais transformações minúsculas não são facilmente perceptíveis, por isso muita gente confunde o Neijin com a simples sensação de emissão de força bruta.

Observa-se que com o tempo de treino, a ocorrência das combinações de Yi com Qi, e a ação conjunta dos músculos e partes do corpo tornam-se automáticas e naturais.

Portanto, Neijin não deixa de ser uma forma de capacitação da força muscular, porém, sob a coordenação interna de Qi e Yi se transforma em uma **habilidade distinta de "força" - Jin**. É comum chamar essa força de "Força do Dan tian", e no estilo Chen há exercícios específicos de rotação do Dan tian para treinar o Neijin do Taijiquan. Outras escolas, como o estilo Yang, usam o conceito de círculos de energia (são três níveis de círculos principais), exercícios com Vara comprida e Bola de Taiji (太极球) para o treinamento de Neijin.

O Yi através do sistema neurológico e do Qi interno consegue de certa forma transformar a coordenação "habitual" da ação muscular em uma nova capacitação de forma de força, que é designado por Neijin.

Uma vez que o praticante dominar o Neijin, isto é, que se capacite da emissão de Jin a qualquer instante desejado, significa que seus músculos já absorveram automaticamente a técnica de transformação da aplicação da **habilidade distinta de "força" - Jin**, não haveria então mais a necessidade de se focar, como na exigência inicial, na indução do Qi interno, e na concentração de Yi.

Antes de tudo, Neigong 内功 é o fundamento, base para Neijin 内劲, sem Neigong, não há como chegar a Neijin. No treinamento para incorporar o Neijin, são necessários considerar:

a. Condicionamento do corpo - as posturas devem ser corretas, isto é, centralizar o corpo, manter o equilíbrio central, desafogar o peito, suspender a nuca, relaxar os ombros, assentar os quadris, acompanhar o movimento com o olhar, etc.

b. Condicionamento dos Movimentos – durante os movimentos, manter o corpo como uma unidade, não dispersar o esforço como também a atenção.

c. Condicionamento de Respiração – coordenação dos movimentos com a respiração, isto apenas no começo, no estágio inicial. Se a concentração no Movimento se retiver na Respiração, perde-se a naturalidade e agilidade.

No estágio mais adiante, é o condicionamento do Qi Interno que importa. Com o acúmulo de Qi no Dan tiàn, antes da emissão de Jin aparente ou oculto.

d. Condicionamento de 意, 气, 神, Yi Intenção, Qi Energia Vital, e Shén Espírito.

De Yi para Qi, de Qi para Shén (Espírito ou Faculdades Mentais).

O "movimento" de Qi conduz os movimentos do corpo, resultando na sua sequência e forma. Os movimentos devem apresentar disposição de espírito.

Neijin é uma forma de energia característica de Neijiquan, estilos internos, é invisível, não aparente. Nos estilos externos, o Jin desenvolvido é chamado de Wàijin, é visível e aparente, mais próxima de Li, força bruta.

Há correntes que recomendam primeiro aprender o Wàigong, como Shaolin, adquirir e dominar o Wàijin de estilos externos, antes de adentrar para o Neijin de estilos internos, pois encurtaria o caminho para compreender melhor as noções e técnicas de Jin Interno.

Relaxamento, Afundamento são condições primordiais, sem as quais, é inútil falar de Neiqi e Neijin.

Neijin = Agilidade + Elasticidade + Condicionamento do corpo, somados à coordenação interna neurológica e energética, resultando em uma energia ou força cuja sensação os antigos mestres não sabiam como descrever, e resolveram então denominá-la Neijin. (Essa dificuldade de descrição e compreensão ainda permanece até hoje).

5.2. Definição de LI 力 e Jin 劲

Ao aprender Taijiquang, o praticante é recomendado pelo mestre a abandonar o uso de força **bruta habitual** nos movimentos, ele ainda não tem noção de JIN. Com o tempo de prática, o aluno começa a se conscientizar de uma "força" diferente da força bruta. No início é fugaz, aparece e desaparece, mas vai ficando cada vez mais nítida, conforme o tempo de treinamento. Depois da aprendizagem dos conceitos de Kung Fu e ter adquirido certa habilidade na prática, é imprescindível saber a diferença entre JIN e LI.

O que é JIN

Jin é uma espécie de força, característico, e quase que exclusivamente manifestado em Kung Fu de estilos internos, no Neijiaquan.

O que é LI

Todos nós sabemos instintivamente o que é a força física (Li).

E provavelmente não saberíamos descrevê-la com facilidade por meio de palavras.

Qual a diferença entre Li e Jin ?

Exemplo de Li: empurrar o carro, a ação é prolongada e contínua. Levantar o peso. É retilínea e inflexível.

Exemplo de Jin: a ação é instantânea, a duração é de frações de segundo.

É elástica. É curva e flexível, pode mudar de direção e trajetória instantaneamente.

Na emissão de Jin, há a participação do corpo inteiro, dos pés às mãos.

O local de aplicação do Jin deve ser pontual, evitar aplicação superficial (plana).

JIN 劲	Força - L I 力
Característica: Suave	Característica: Tensa
Requisito: corpo relaxado (músculos, articulações)	Requisito: músculo localizado retesado
Flexível Circular ou Multidirecional	Inflexível Unidirecional
Desgaste físico pequeno	Desgaste físico grande
Elástico apresenta efeito mola	Sem efeito mola
Intensidade instantânea, não consegue ser mantida contínua	Intensidade pode ser constante, e aplicação pode ser mantida contínua
Invisível, não aparente	Visível, apresenta forma externa
"Transmissão de energia": participação do corpo como um todo, a força se inicia dos pés...	Participação de músculos localizados, não do corpo como um todo.
Potência: tem relação com a técnica e prática. tanto maior quanto maior a participação do corpo como um todo.	Potência: tem relação com a constituição muscular porém, dos músculos localizados. Não ocorre "Transmissão de energia"
Origem da potência: Fonte Borbulhante, Dan tìan, Portal da Vida, etc.	Origem da Potência: Corpo, braços, etc.

5.3. Tipos de Jin

Há centenas de designações e tipos, quanto à natureza e à aplicação, de Jin´s no Taijiquan. Para começar, há os Jin´s dos oito portais do Taijiquan. há o Jin Longo, normalmente um dos primeiros a ser desperto, chamado de 彈抖劲, um tipo de Jin elástico e vibrante, os Jin´s curtos: Jin de polegada - 寸劲 e Jin milimétrico - 分劲 (quanto mais curta a distância mais potente e mais difícil de dominar), o Jin Interno e Externo, o Jin aparente 明劲 e o Jin oculto (não aparente, invisível) 暗劲.

Há o Jin de "algodão" 棉劲, Jin de neutralização 化劲, de armazenar 蓄劲, Fa Jin 发劲– Jin de emissão, de ouvir o Jin 听劲 no Tui Shou, de entender o Jin 懂劲 na execução da sequência de Taijiquan.

No entanto, foge do escopo deste capítulo e também da nossa pretensão de descrever detalhadamente cada tipo de Jin, mediante a dificuldade de cobrir toda a amplitude de Jin´s conhecidos (muitos deles ainda ouve-se falar, mas estão extintos hoje em dia), e a nossa falta de experiência na prática. Apresentamos a seguir de forma resumida os Jin´s mais relevantes e mais frequentemente exercidos.

5.3.1. Os Oito Portais de Taijiquan e seus respectivos Jin´s

Os oito Portais de Taijiquan e seus respectivos Jin´s, quais sejam:

Bīng 掤劲, Aparar

Zhǒu 肘劲, Cotovelo

Lǚ 捋劲, Aplainar/Deslizar

Liè 挒劲, Dividir

Jī 挤劲, Pressionar

Cǎi 采劲, Arrancar

Àn 按劲, Empurrar

Kào 靠劲, Golpear com ombro

Os oito portais são designações de técnicas de Taijiquan. Converter essas técnicas de noções no campo teórico para se tornarem habilidades efetivas na aplicação prática pode demandar um longo tempo, e muitos aspirantes podem nunca chegar a atravessar o umbral entre a teoria e prática.

A cada habilidade adquirida de aplicação das técnicas citadas acrescenta-se o sufixo Jin 劲; assim, 掤劲 significa a habilidade na aplicação de Bīng 掤.

Nota: Importante registrar que as tentativas de traduzir os nomes dos Oito Portais de Chinês para Português deixam muito a desejar, (o mesmo acontece quando de Chinês para Inglês, ou para quaisquer outras línguas) o **Bīng** traduzido como Aparar, é totalmente inadequado e impreciso, assim acontece com Aplainar, Empurrar, Dividir, etc... Por esta razão, recomenda-se sempre referir às técnicas com pronúncias em chinês, como **Bīng, Lǚ, Jī**, etc., e também seguir as descrições de aplicação abaixo como referências mais expressivas do que tentar interpretar o sentido da palavra traduzida, isoladamente, que não diz nada de pertinente.

掤劲 - Bīng
É considerada a "mãe" de todos os oito Jin's. O praticante começa entendendo a técnica de Bīng Jin, para depois aprender as outras sete formas de jin básico.

É extremamente difícil de captar a técnica e significado de Bīng Jin.

A visualização do movimento de Bīng é a mão ou antebraço estendendo para frente e para cima.

A palma da mão gira de dentro para fora, e ao ser acompanhado de um movimento helicoidal, adicional, aumentaria muito mais a sua eficácia.

A aplicação do Bīng é de preferência nas juntas ou articulações do oponente. Quando se exerce Bīng no oponente, usa-se não apenas os braços, mas também a cintura e pernas, mais a intenção Yi.

捋劲 – Lǚ
A borda externa da palma da mão conectada no pulso do oponente, a outra mão colada no seu braço, desviar de frente para trás do corpo, deslocando assim o centro do peso do adversário.

A aplicação de Lǚ não está na força dos braços, está no jogo da cintura e das pernas.

挤劲 – Jī
Utiliza-se o antebraço e pulso. Normalmente exercido com as duas mãos cruzadas, com as costas da mão para o oponente. O Jī não deve ser muito

alto ou muito baixo, normalmente no nível dos pulsos, o corpo deve estar centrado, sem se inclinar demais para frente; relaxar os braços e ombros, desafogar o peito, recolher o cóccix.

按劲 – Àn
Pode se usar uma das mãos ou ambas para pressionar o oponente, para frente e para baixo. Ao executar àn, movimentam-se as mãos e os pés, Nos mais habilidosos, ao suspender o pé, o mesmo é insubstancial, e ao apoiar o passo na descida do pé, o mesmo torna-se substancial, o insubstancial é para atrair e o substancial para emitir o Jin.

肘劲 – Zhǒu
Cotovelo, para aplicação lateral em curta distância, muitas vezes visando à região do coração do oponente, por isso é muito perigoso. Os ombros devem estar relaxados, olhar no oponente. Se não aplicado corretamente, acaba criando condições para o contragolpe.

挒劲 – Liè
Dividir, normalmente aplicado após Lǔ e Cǎi. Com uma mão segura o braço do oponente, e com a costa da outra mão exercer o dividir na região do pescoço.

Liè é exercido de dentro para fora, com movimento parabólico/helicoidal.

采劲 – Cǎi
O Jin de Arrancar não pode ser exercido para ambos os lados simultaneamente. O Jin é dirigido para baixo e para trás. Segurar o pulso ou região de pulso do oponente, e arrancar/puxar para baixo.

A postura "Agulha no fundo do Mar" corresponde à aplicação de Jin de Arrancar.

靠劲 – Kào, Golpear com Ombro
Significa usar o ombro para atingir o peito do adversário, de efeito mais eficaz que o uso de cotovelo. O Jin de ombro é lateral e utilizado quando você se dista pouco do oponente, e o seu cotovelo estiver bloqueado. No uso do ombro, seu corpo deve ser centralizado, o ombro em harmonia com o quadril, não se deve aplicar força bruta contra o corpo do oponente, no momento de contato dos corpos, usar a força da sua cintura e das pernas, mais a intenção Yi.

Os oito tipos de Jin podem ser aplicados de forma misturada, por exemplo, (bīng + lǚ + jī), (cǎi + liè + lǚ), ou um Jin imediatamente seguido de outro tipo de Jin, conforme a situação.

Apresentamos na tabela a seguir outra descrição de Jin´s (do Estilo Chen):

Resumo da Descrição dos Oito Jin´s, escritos por um Respeitável Antigo Mestre no Estilo Chen - 顾留馨
Do Livro   太极拳全书 人民体育出版社编 Beijin, China ISBN 978-7-5009-1887-6

掤劲 bīng	Devido ao alongamento do corpo e dos membros, gera-se um efeito como o esticar a corda de um arco, formando um Jin elástico, chamado de Bīng Jin. Toda intenção Yi focalizada em qualquer parte do corpo, estendendo para frente e movimentando-se de forma helicoidal (evolução helicoidal direta), corresponde à atuação de Bīng Jin.
	No movimento integrado (do corpo inteiro), a palma da mão exercer o "enrolar a seda" de dentro para fora, denomina-se Bīng Jin
捋劲 lǚ	Lǚ Jin Também ocorre sob a condição de corpo e membros alongados, quando o corpo e os membros girarem para dentro e para trás, à direita ou à esquerda, movimentando-se de forma helicoidal (evolução helicoidal reversa). Toda intenção Yi focalizada em qualquer parte do corpo, girando para trás, e à direita ou à esquerda, movimentando-se de forma helicoidal (evolução helicoidal reversa), corresponde à atuação de Lǚ Jin. Lǚ Jin é o reverso de Bīng Jin, ao executar Lǚ, assentar o peso do corpo na perna traseira, o cotovelo não deve ser colado às costelas, e a ponta do cotovelo não ir além das costas.
	No movimento integrado (do corpo inteiro), a palma da mão exercer o "enrolar a seda" de fora para dentro, denomina-se Lǚ Jin

挤劲 jī	Quando se cruza as duas mãos, e exercer o Bīng Jin, é chamado de Jī Jin.
	A mão de frente em contato com o oponente, e a mão de trás colada no pulso da outra mão. A perna de frente é a sólida, isto é, substancial.
	As duas mãos, simultaneamente, exercendo Bīng Jin, cruzado e para fora, denomina-se Jī Jin.
按劲 àn	Utiliza a palma da mão para exercer Àn. Pode ser com uma mão ou ambas. Quando aplicado como Jin Longo no Tui Shou, no contato com o oponente, pode se alterar o substancial e não substancial, com o giro nas bordas das palma, fazendo com que o oponente perca o seu equilíbrio.
	A palma da mão para baixo, aderida a um ponto do círculo inferior e permanecemdo colada ao ponto com Bīng Jin para baixo, denomina-se Àn Jin.
肘劲 zhǒu	Zhǒu Jin usa a ponta do cotovelo ou região ao redor para atingir o oponente. É um Jin aplicado em curta distância.
	O pulso da mão, além do limite de atuação eficaz, utilizando o Bīng Jin e Bīng o Cotovelo para fora, denomina-se Zhǒu Jin.
挒劲 liè	A aplicação principal de Liè Jin está no jin de sacudida "Shaking", e não no Fa Jin. Liè, como Àn são aplicados em distância mais longa. Quando a mão atingir o foco de aplicação, e perceber que o oponente tenha sua postura alterada, e não é mais favorável exercer Fa, muda-se então para o Liè. O Liè tem o objetivo de causar o oponente de se girar para esquerda ou direita e cair para trás.
	Fechar a mão em gancho para armazenar o Bīng Jin, e em curta distância sacudir repentinamente a mão, resultando em Liè Jin.

采勁 cǎi	Cǎi é o Abrir em par (o par das duas mãos), ao contrário de Jī que é o Fechar em par (o par das duas mãos). Sua forma de aplicação é como segurasse o galho com uma das mãos, e com a outra arrancasse a fruta.
	Ambas as mãos, cruzadas, exercendo Bīng Jin para esquerda e direita, para frente e para trás, denomina-se Cǎi Jin.
靠勁 kào	Quando se usa qualquer parte do corpo para aplicar um Jin elástico vibratório, de sacudida (shaking) chama-se Kào Jin. É um Jin aplicado em curta distância. No Kào Jin pode se usar o ombro frontal, lateral ou ombro pela costa; o peso do seu corpo não deve se pender para um lado, deve ser centralizado, porém ataque onde estiver localizado o peso do oponente. O ombro não deve passar da ponta do joelho. A aplicação de Kào Jin não é usual, pois se não exercido corretamente, reverte-se o perigo para si.
	O cotovelo, além do limite de atuação eficaz, utilizando o Bīng Jin e Bīng para fora, denomina-se Kào Jin.

Ainda sobre o 掤勁 – **Bīng Jin,** há de se reforçar aqui, antes de fechar a descrição dos Oito Jin's básicos, que na prática de Taijiquan exige-se o Relaxamento completo, da mente e do corpo, e ao mesmo tempo o alongamento cônscio do corpo e dos membros, o que ajuda e reforça a obtenção de elasticidade do corpo inteiro. Tendo Elasticidade, surge o 掤勁 – **Bīng Jin.** Em outras palavras, Jin nasce da Elasticidade, e a Elasticidade está correlacionada com o Relaxamento e Alongamento dos membros e do corpo. Essa seria a explicação de chamar Bīng Jin a mãe de todos os Jin's, pois esse é o primeiro Jin a ser despertado pelo praticante, e todos os demais Jin's subsequentes apresentam o mesmo fenômeno característico de ser elástico, como efeito mola.

掤勁 – **Bīng Jin** não é uma "força" inata, é um Jin que precisa ser trabalhado e adquirido através de treino e dedicação, com o pré-requisito de ter eliminado do corpo, todo resquício de força bruta habitual.

5.3.2. 螺旋缠丝劲 - JIN DE EVOLUÇÃO HELICOIDAL DE FIO DE SEDA

Além das oito técnicas (Jin´s), descritas no item anterior, que constituem, dando formação à sequência de Taijiquan, é **imprescindível observar durante toda a execução** do exercício solo, a adoção de **Jin de evolução helicoidal de fio de seda** nos movimentos (Ver também a descrição no texto do "O que é Neigong").

O Jin de evolução helicoidal seria o mais primordial de todos os Jin´s, depois de 掤劲 – **Bīng Jin.**

Chén Xīn (1849 – 1929) mencionou que a manipulação de Jin, ou o fluxo de energia interna, é como o movimento de um fio de seda quando puxado de um carretel. O Jin de evolução helicoidal opera formando uma linha espiral no espaço, como o fio de um parafuso.

Basicamente temos duas técnicas: o "enrolar" direto ou reverso 顺缠 / 逆缠. Há ainda o enrolar com uma mão, ou ambas as mãos, no mesmo sentido, ou em sentidos opostos. O "enrolar o fio de seda" não se restringe apenas às mãos, podem ser usados pelos braços, pernas, pés, etc.

O Jin de "enrolar o fio de seda" quando exercido simultaneamente com outros tipos de Jin, aumenta a potência e eficácia da aplicação.

5.3.3. JIN´S NA PRÁTICA DE TAIJIQUAN - TUI SHOU

沾粘劲 – O **"Jin de conectar e colar"**, no Taijiquan é o Jin mais necessário e básico do Neijin, aprende-se no Tui Shou. Inicialmente, as duas mãos não tem sensibilidade, são como dois tocos de madeira, depois de algum tempo, da mão para o braço, para o peito, para as costas, até a pele do corpo inteiro, começa a brotar a sensação, cada vez mais aguda no desenvolver dessa sensibilidade. Com a sensação de conectar e colar, você poderá segurar/controlar o oponente, e dominar antecipando suas ações. Praticantes altamente qualificados são capazes de detectar a habilidade do oponente apenas com o primeiro contato pelo tato.

听劲 - **ouvir o Jin,** o ouvir significa a sensibilidade da pele de perceber, de ouvir pelo tato, antes de treinar o "ouvir o Jin" é preciso treinar o "Jin de conectar e colar", sem o qual não seria possível "ouvir". A técnica de "Ouvir Jin" é obtida no treinamento de Tui Shou.

懂劲 – **entender o Jin**, há pessoas que pensam que o importante no Tui Shou está no "entender o Jin", entretanto, não sabem que se não conseguir "ouvir" não conseguiriam "entender". No "ouvir o Jin" do Taijiquan é preciso livrar-se antes das forças brutas e energias dispersas do corpo, relaxar a cintura e as pernas, acalmar a mente, recolher a consciência e concentrar-se para poder "ouvir". Se não "ouvir" não consegue "entender"; se não "entender" não consegue "cair fora (escapar)"; se não "cair fora" não consegue "neutralizar"; se não "neutralizar" não consegue o Fa – emitir o Jin. Daí a importância de "ouvir" que o praticante deve redobrar sua atenção.

Para "entender Jin" aprende-se antes o "ouvir", apesar de ser uma regra óbvia, mas se não "ouvir" direito, também não conseguiria "entender" por completo. Por isso, é preciso de muita dedicação e orientação do mestre, e com o tempo, seria possível compreender a natureza de "entender o Jin".

"Ouvir o Jin" é adquirido na prática de Tui Shou, e "Entender o Jin" é mais fácil de adquirir na prática das posturas na sequencia solo.

化劲 - **Jin de Neutralização**, ao estabelecer o contato físico com o oponente, não se deve deixar que ele se descole e não se deve também oferecer nenhuma resistência (força) no ponto/região de contato. A neutralização não é exercida apenas pela mão ou braço, mas usa-se mais a cintura e pernas. Após neutralização pode se aplicar em seguida Na 拿 Jin ou Fa 发 Jin. A neutralização não deve ser exercida ao extremo, neutralizar antes da hora não teria o que neutralizar, neutralizar depois não teria nenhuma eficácia. Quanto ao tamanho do círculo de neutralização, quanto mais habilidoso o praticante, menor é o seu diâmetro.

引劲 - **Jin de Indução**, significa que quando o oponente não se move, induzi-lo ao movimento, ou quando o oponente está em movimento, induzi-lo a seguir o seu traçado.

Pode se usar movimento falso para induzir a reação do oponente, de forma que o Qi do Dan tìán (do oponente) suba, perdendo-se o balanço central do corpo, e nesse momento de incerteza e susto, você poderá exercer o Na Jin e Fa Jin. Por isso, antes de Fa, tem o Na; antes do Na, tem o Induzir; antes de Induzir tem o Neutralizar, essa é a sequência lógica.

O Jin de indução não é tão fácil de aprender, pois não se utiliza apenas as mãos, usa-se o jogo do corpo, dos passos, e da cintura.

拿劲 – **Na Jin**, Na significa segurar, agarrar, imobilizar. Deve se agarrar na articulação, no pulso, cotovelo, ombro. Na é exercido dentro da zona de alcance do joelho; se ficar mais distante do oponente, deve-se dar um passo adiante.

5.3.4. Fa Jin 发劲

Fa Jin 发劲 é a emissão de Jin, exteriorização do seu Neijin. Quanto mais graduado o seu estado de Neijin, maior será a potência do seu Jin.

Para praticante de Taijiquan com ênfase somente na Saúde, não necessariamente precisa falar sobre Jin, embora seja desejável e ajudaria a entender o Taijiquan como um todo.

No Jin, temos o Jin aparente Yang Jin, não aparente ou Yin Jin, onde se enquadra o Jin de "Algodão" 棉劲.

A emissão de Jin, Fa Jin = 发劲 envolve três passos, que ocorrem "simultaneamente", isto é, um imediatamente após o outro: Defesa 化劲, Acumulação 蓄劲 e Ataque 发劲.

Em outras palavras, **Defesa** = Jin de Neutralização 化劲, é a reação espontânea para se defender do ataque, no Taijiquan você nunca toma a iniciativa de ataque, portanto, sua ação é sempre reativa, diante de alguma ação/provocação externa.

Acumulação = armazenar/acumular a energia interna própria 蓄劲 e/ou aproveitar/absorver a Energia do oponente para devolvê-la com o golpe, ao mesmo tempo adequando-se para a sua melhor postura corporal no contra ataque (sua postura no espaço e em relação ao oponente).

Importante observar que antes de movimento de Fa Jin tem sempre a etapa de acumular o Jin.

Ataque = Emissão de Jin 发劲, nos treinamentos deve se antes visar ao desequilíbrio do oponente, ou a sua perda de estabilidade, e dentro do possível evitar que seu golpe venha a causar danos corporais internos severos ao oponente.

É através de Tui Shou 推手 que aprendemos o "Ouvir o Jin" 听劲, e "Neutralizar o Jin" 化劲. Quando está sendo introduzido nos treinos de Tui Shou, o iniciante apenas se movimenta na reação, sem tomar iniciativas de ataque, apenas ouve e reage (sem imprimir força física). Cabe ao mestre tomar a ação de provocar a reação do aluno, a fim de que ele possa começar a aprender a "ouvir" e "neutralizar".

Dentro da categoria de Fa Jin - 发劲 no Taijiquan, conforme mencionado, há o Jin longo, Jin´s curtos, Jin de Afundar, Jin de Ruptura, etc. Vamos nos limitar comentando aqui apenas o Jin Longo:

O Jin Longo - 长劲 é suave, lento, e é um Jin de extensão, pode ser usado com braços, cotovelos, ombros, cintura, quadris, joelhos, pernas, pés ou qualquer parte do corpo. No Tui Shou, após Indução - 引 ou Na - 拿, estender o seu Jin para atingir o corpo do oponente.

Na hora de emissão do Jin, o ombro deve estar afundado e cotovelo relaxado, cóccix centralizado, usar o Jin da cintura e das pernas, combinado com Yi e Qi, para exercer o Jin. O Jin longo tem um efeito elástico, como a mola, é um dos Jin´s básicos que o praticante de Taijiquan precisa saber.

No início de aprendizagem de Fa Jin, é preciso conhecer antes a trajetória de Jin:

No corpo inteiro, onde é raiz, onde é galho, onde é folha?

O pé é a raiz, o corpo é galho, a cabeça é a folha.

Na parte superior do corpo, onde é raiz, onde é galho, onde é folha?

O ombro é raiz, o cotovelo é galho, a mão é a folha.

Na parte inferior do corpo, onde é raiz, onde é galho, onde é folha?

A perna é raiz, o joelho é galho, o pé é a folha.

Portanto, ao imobilizar ou exercer Fa Jin no oponente, é preciso antes focar na sua raiz, isto é, para derrubar o oponente, derruba-se antes a sua raiz. Após a compreensão disto, é que se pode exercer o Fa Jin.

Na hora de Fa Jin, é preciso atentar para três pontos: ponto um a Oportunidade, ponto dois a Direção, ponto três o Tempo. Não podendo faltar nenhum dos três. A Oportunidade se encontra quando você está na mão, e o oponente na contramão, cujo equilíbrio pende para um dos lados, a Direção do Jin deve ser na direção das costas do oponente, e seu Fa Jin não deve ser antes nem depois, para que o oponente seja tomado de surpresa, sem tempo de reação.

Além dos três pontos, é preciso observar a sua distância relativa com o oponente e sua postura. Se a postura do oponente for leve em cima e pesado embaixo, ataque embaixo, se leve e pesado estão equilibrados em cima e embaixo, ataque o meio, e se pesado em cima e leve embaixo, ataque em cima.

Na hora de Fa Jin, o corpo se comporta como uma unidade. O emitente quando sente que não exerceu Jin plenamente, o receptor pode, porém, acusar o peso e potência do seu Jin. Por outro lado, o emitente quando sente que seu Jin foi muito potente, o receptor em compensação pode não sentir que o Jin foi pleno. A razão disso é, quando o emitente achar que seu Jin foi potente, na verdade o mesmo não foi totalmente liberado, e quando se sente sem Jin, seu Jin foi, na verdade, como uma flecha, é como ter achado "o reto na curva", sem retenção e bloqueio das articulações do corpo, principalmente em: ombros, cotovelos, pulsos, quadris, joelhos, calcanhares, peito, abdome e Dan tián, devido a incorreções de posturas e movimentos. O Neijin é como um colar de nove pérolas (as nove articulações).

Citações nos Clássicos sobre Jin e Fa Jin

"Tratado do Taijiquan" do Chang San Feng

A raiz está nos pés, a energia é emitida pelas pernas, controlada pela cintura e expressa pelos dedos das mãos. Dos pés até as pernas, e das pernas até a cintura, tudo deve estar integrado, através de um mesmo Qi. Movendo-se a frente e para trás, pode se aproveitar a oportunidade de se conquistar uma posição mais vantajosa.

"Os Clássicos de Taijiquan" do Wang Zongyue

Após você ter dominado as técnicas, você poderá gradualmente compreender o que significa "Entendimento do Jin". A partir do "Entendimento do Jin" você poderá gradualmente se aproximar da iluminação. Entretanto, sem uma grande dedicação ao estudo durante muito tempo, você não poderá chegar a este nível de entendimento.

Após o entendimento do Jin, quanto mais se pratica, maior é o refinamento. Aprenda silenciosamente e depois pondere; gradualmente você se aproximará do controle conforme sua intenção.

"Introspecções na Prática das Treze Posturas" do Wu Yu-hsing

Ao emitir Jin, permaneça calmo e relaxado, concentrado em uma só direção. Quando de pé, o corpo deve estar centrado, calmo e confortável, de forma que você estará apto a se movimentar nas oito direções.

Acumule Jin como se puxasse um arco, emita Jin como se atirasse uma flecha. Encontre o reto na curva; acumule e então emita.

A força é emitida da espinha dorsal; os passos mudam acompanhando o corpo.

Cultivar o Qi diretamente, de forma natural, não provoca mal algum; o Jin é armazenado nas curvas e, assim, haverá reservas.

Algumas Experiências que vale destacar

1. O famoso mestre de Taijiquan 李雅轩 (Lǐ Yǎ Xuān), seguiu 杨澄甫 (Yáng Chéng Fǔ) por mais de 18 anos, numa carta sua dirigida a um aluno, ele escreveu: "A oportunidade de Fa Jin (emitir o Jin) deve surgir naturalmente, nos treinamentos em mão livre, é aquela oportunidade que te aparece espontaneamente, entregue às suas mãos de presente, não é uma oportunidade fabricada, pois outrossim você não conseguiria atingir o outro, e ainda que pudesse, por você possuir uma força maior e conseguisse derrubá-lo, vai parecer como uma coisa forçada e deselegante." (Carta datada de 10/outubro/1963)

Em outras cartas, datadas de 1964 e 1968, ele escreveu "O antigo Tratado diz: "Fa Jin precisa estar Relaxado e Afundado" significa que no momento de Fa Jin, é preciso estar relaxado, afundado, é preciso relaxar **completamente, por absoluto**, sem remanescentes de força bruta amarrada aos ossos e à musculatura, (...) de outra forma, não conseguiria emitir o jin **suave, flexível, elástico e ágil**."

"Dizem que no Taijiquan há mais de dezenas de tipos de Jin, eu não acharia correto. Na minha opinião, só há uma questão: entender ou não entender o Jin. Se não entender o Jin, ainda que saiba 100 tipos diferentes de Fa Jin, equivale a zero. Se entender Jin, ainda que sejam 100 ou mil, a teoria é apenas uma. Há milhares de transformações, aplica (os golpes) como queira, não se restringindo a dezenas tipos de Jin."

李雅轩 (Lǐ Yǎ Xuān) deixou ainda escrito:

"A primeira condição para Fa Jin é Relaxamento e Suavidade, a segunda condição é Relaxamento e Suavidade, e a terceira condição continua sendo Relaxamento e Suavidade. Sem Relaxamento não há Suavidade, sem Suavidade não há Peso, sem Relaxamento, sem Suavidade e sem Peso não há Elasticidade, sem Elasticidade não há Agilidade, sem Agilidade o Jin é revelado ao oponente antes da emissão, e o Fa Jin torna-se ineficaz."

2. O Velho Chang (Anônimo, é assim que gostava de ser chamado, treinava e ensinava em parques públicos, na China) disse: o movimento com postura correta do corpo e dos quatro membros, a aplicação correta das partes do corpo na emissão de Jin, sob os requisitos de Relaxamento e Afundamento, é o que se denomina de Neigong, também denominado de Neijin.

No estilo Yang, 掤劲 – Bīng Jin é a base de Jin´s ocultos, não aparentes, e 靠劲- Kào Jin a base de referência para os Jin´s aparentes. No estilo Yang, exceto na situação ao executar um ataque direto, normalmente não emite Jin aparente, basicamente o Jin é oculto, escondido, nos movimentos relaxados e afundados, e ao não emitir Jin aparente, passa a impressão de que as mãos são moles e sem força, porém são na verdade muito pesadas no contato. Efetivamente, na visão do Taijiquan–estilo Yang, relaxamento/afundamento/neutralização também são considerados como Fa Jin, a diferença é esse Jin, independentemente de ser em movimento rápido ou lento, mantém a condição de suave e equilibrado, como o puxar de um **fio de seda**.

Com referência ao treinamento de Fa Jin, qualquer postura e movimento permite exercer Fa Jin, por isso o Velho Chang requer dos seus alunos, treinar posturas isoladas, complementado com o Tui Shou e a sequência solo de Taijiquan.

3. Durante a execução de Taijiquan, deve-se ou não emitir o Jin – Fa Jin - 发劲?

Quando se é iniciante, que não desenvolveu ainda o Jin, a consequência lógica é, mesmo que queira, não conseguiria executar o Fa Jin. Quando o praticante atingir o estágio de conseguir armazenar/acumular o Jin, pode-se a partir daí treinar o Fa Jin. Um dos bloqueios principais para chegar ao Jin é a insuficiência do estado de Relaxamento e Afundamento, portanto, não conseguindo acumular Jin.

Depois de chegar a emitir Fa Jin na execução da sequência de Taijiquan, recomenda-se voltar atrás para a não emissão de Jin, e passar a treinar o Jin de "algodão" 棉劲". Assim, com as idas e vindas, treinando com Fa Jin, sem Fa Jin, praticar o Jin de "algodão" 棉劲, o praticante não ficaria restrito a apenas um único campo (forma) de ação/reação, podendo-se ser mais forte que um oponente forte, ou optar-se por ser moderado ao enfrentar um oponente mais fraco.

6. ANEXO: ILUSTRAÇÕES DE MERIDIANOS E PONTOS DE ACUNPUNTURA

As Ilustrações de Meridianos e Pontos de Acunpuntura anexadas a seguir foram extraídas e copiadas de diversos sites como WilkPedia e Baidu. Tècnicamente, não há mais nenhuma propriedade intelectual quanto à nomenclatura e localização dos meridianos e pontos de acunpuntura, tratando-se de um conhecimento milenar. Entretanto, quanto à fonte e autoria das ilustrações e desenhos propriamente ditos, as apresentações consultadas nos sites são bastante omissas e não nos foi possível identificá-las para que os créditos possam ser devidamente atribuídos.

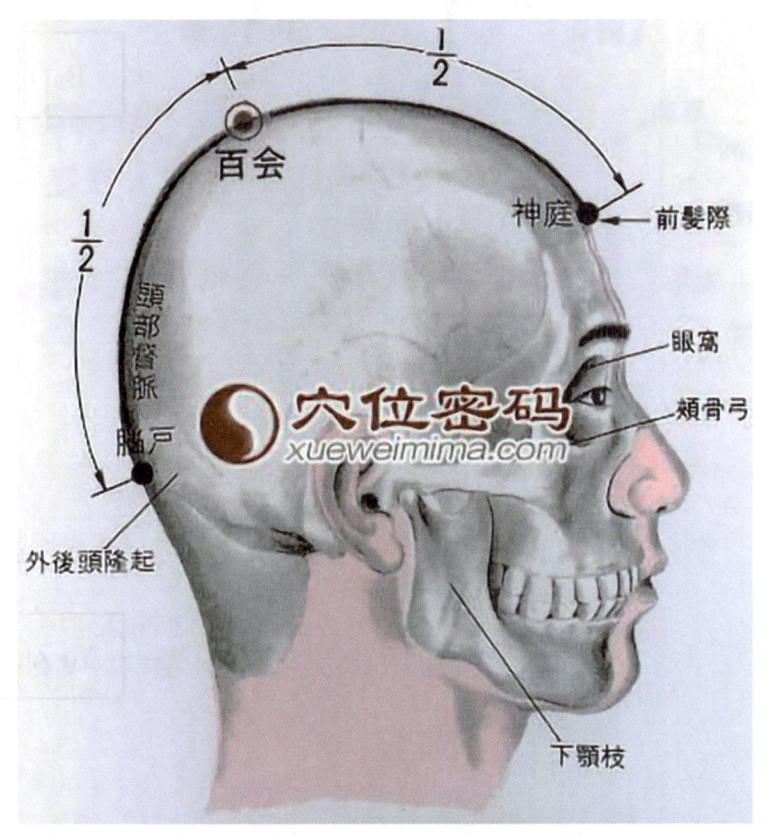

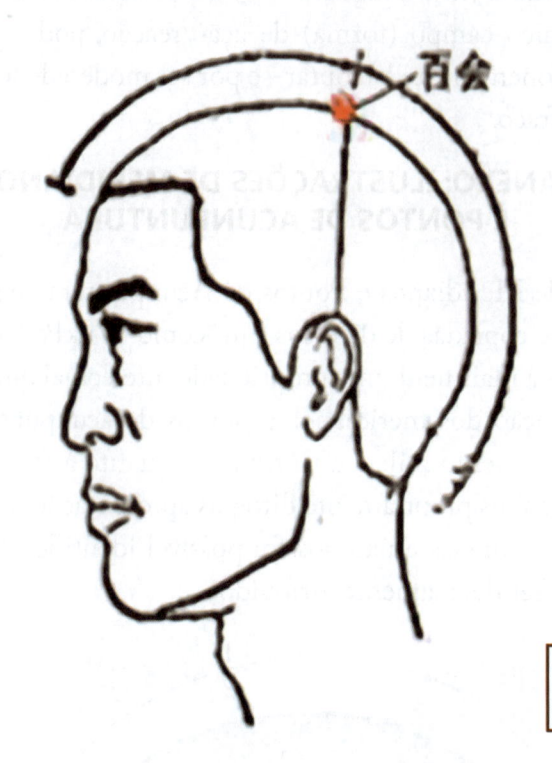

Bai hui

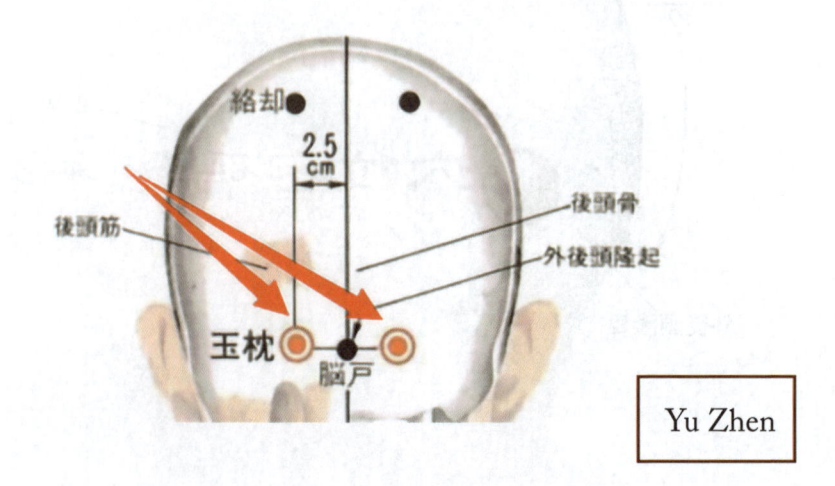

Yu Zhen

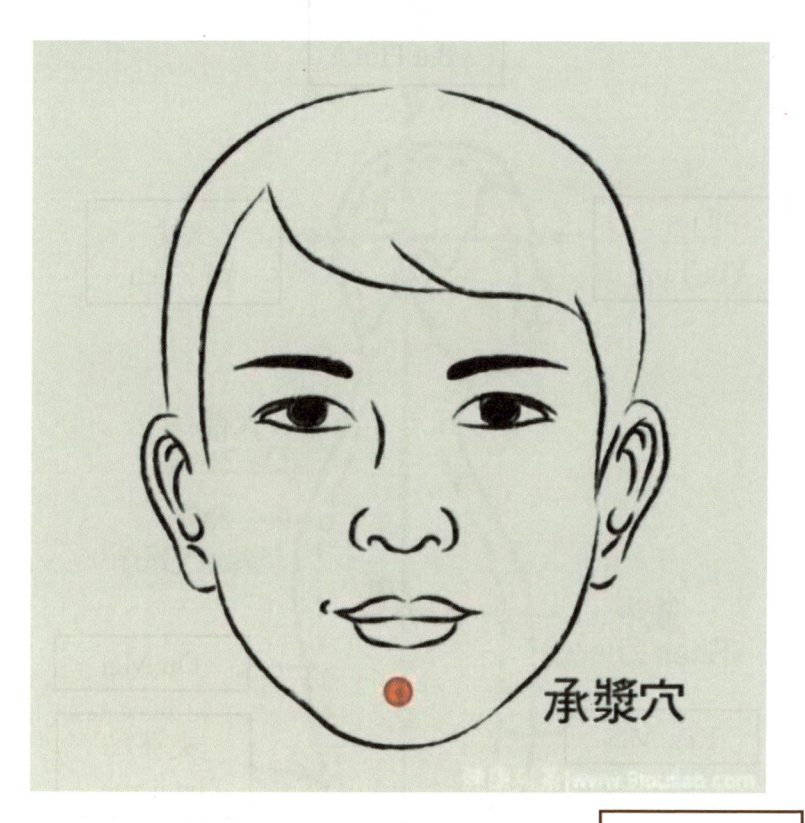

Onde termina o **Rèn Mài**

Cheng Jiang

百会
Bai Hui

印堂
Yin Tang

玉枕
Yu Zhen

大椎
(Da Zhui)

身柱
(Shen Zhu)

膻中
(Shan Zhong)

Dū Mài

Rèn Mài

夹脊穴
Jia ji xue

Umbigo

Ming Mèn

尾闾
wei lu xue Cóccix

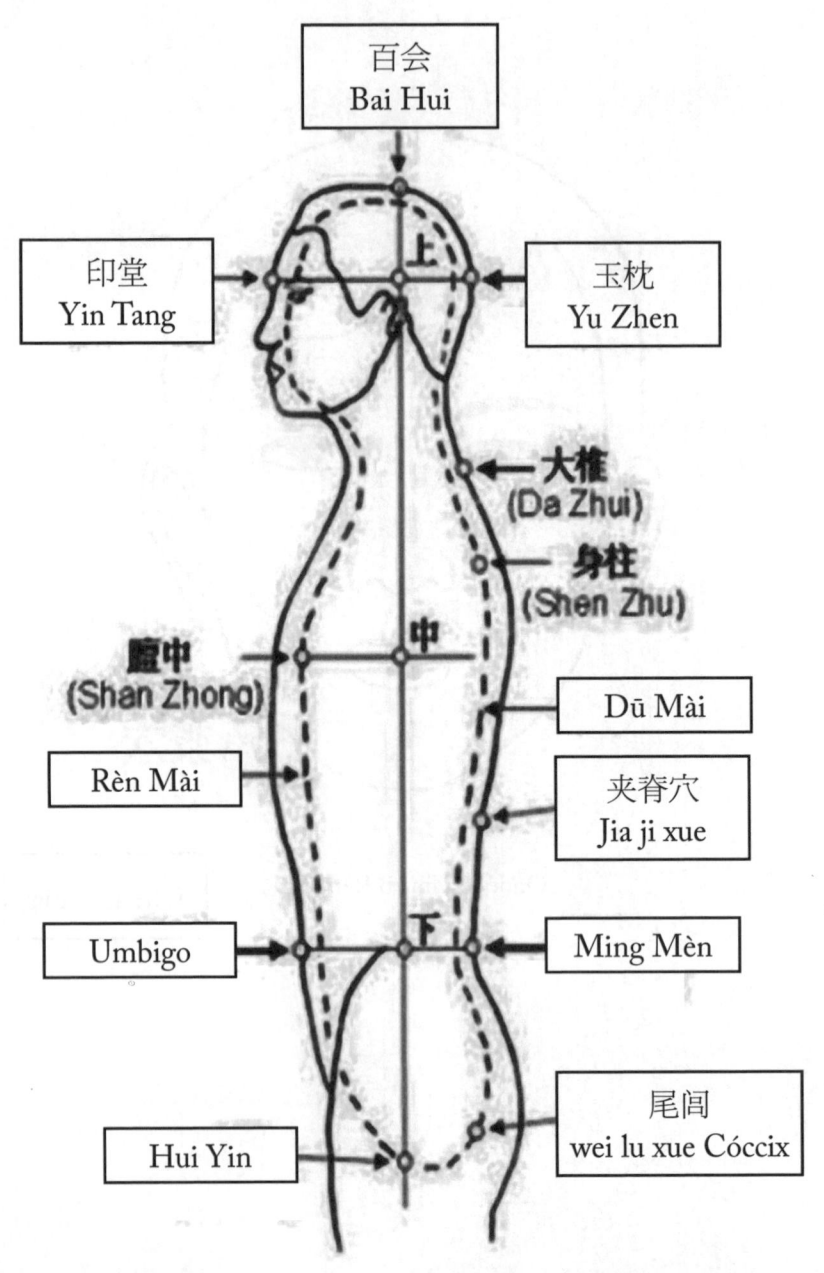

Hui Yin

玉枕 Yu Zhen, 夹脊穴. Jia ji xue e Cóccix 尾闾 Wei lu xue, são três pontos chamados de 后三关 (Três Pontos de Bloqueio nas costas). Nas posturas do Taijiquan recomenda-se manter a prumo esses três pontos.

Há também uma recomendação (por exemplo na postura de preparação do Taijiquan), o alinhamento vertical do 百会 Bai Hui, 会阴 Hui Yin e 涌泉 Yong quan.

Three Dantian & Sanjiao

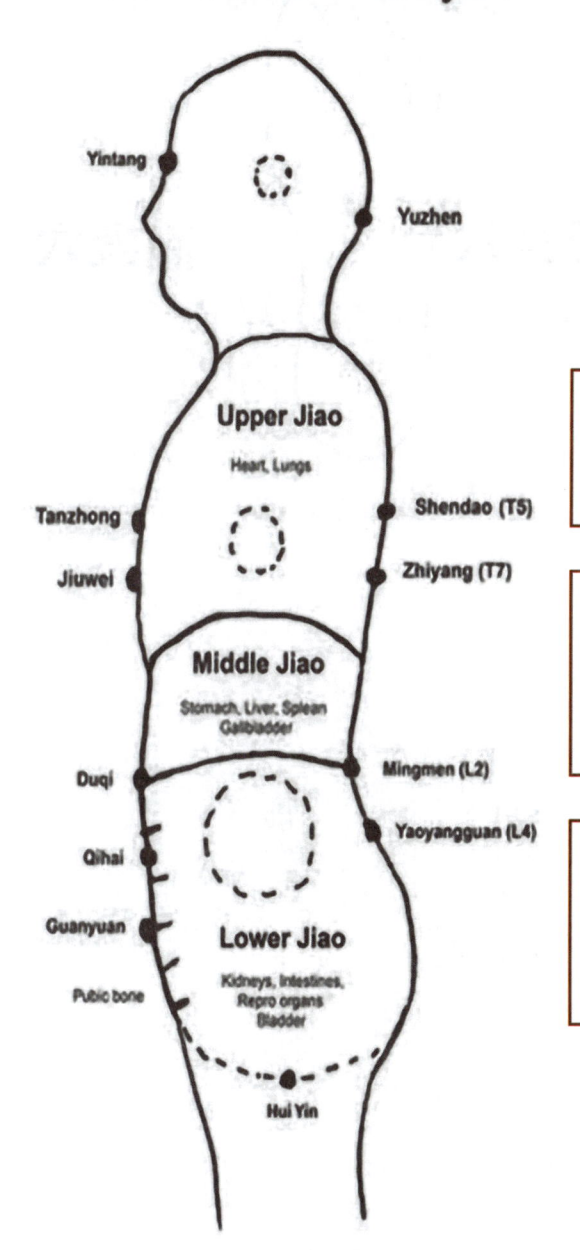

Yintang
Yuzhen

Upper Jiao
Heart, Lungs

Tanzhong
Jiuwei
Shendao (T5)
Zhiyang (T7)

Middle Jiao
Stomach, Liver, Spleen, Gallbladder

Duqi
Qihai
Guanyuan
Pubic bone
Mingmen (L2)
Yaoyangguan (L4)

Lower Jiao
Kidneys, Intestines, Repro organs, Bladder

Hui Yin

	Upper Jiao – Queimador Superior Coração e Pulmões
	Middle Jiao – Queimador do meio Estômago, Fígado, Baço, Vesícula Biliar
	Lower Jiao – Queimador Inferior Rins, Intestinos, Órgãos de Reprodução, Bexiga

Os Dan Tián´s são pontos virtuais internos e não se localizam nos trajetos de Vasos de Concepção e de Governador

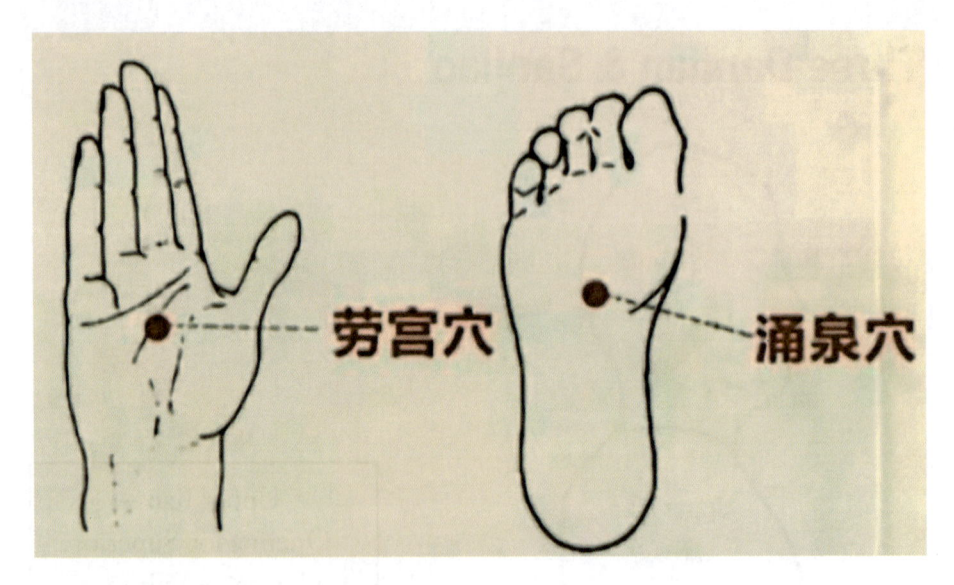

Lao Gong

Yong Quan = Fonte Borbulhante

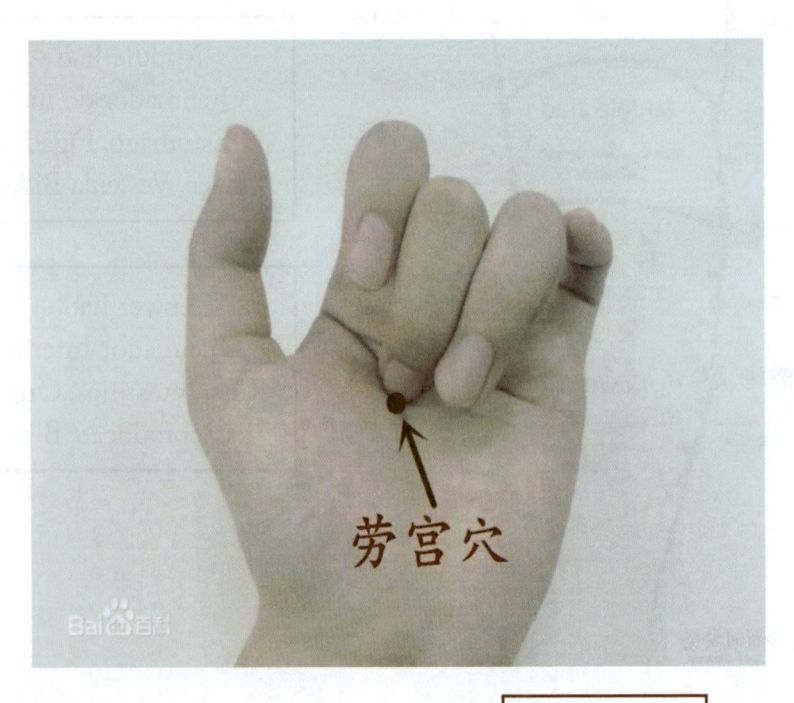

Localização de Lao Gong

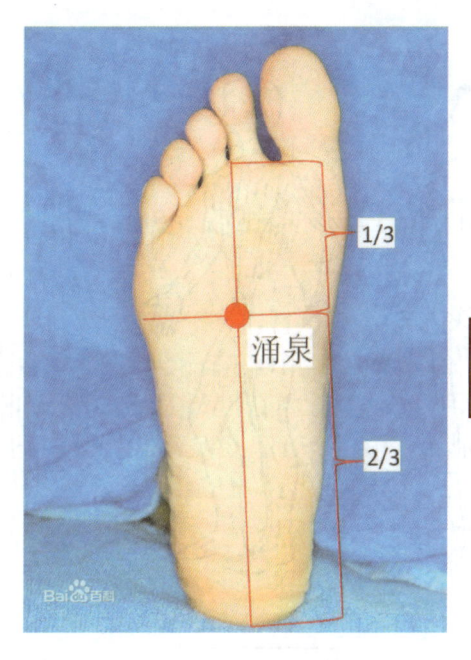

Tai Chi Chuan

Localização de Yong Quan

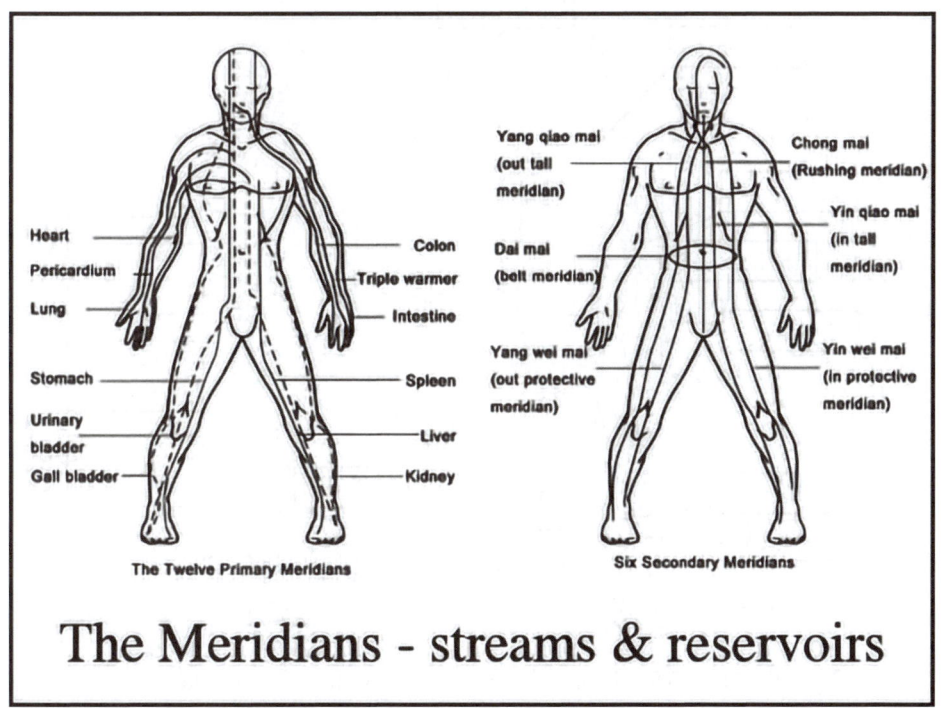

The Meridians - streams & reservoirs

Os Doze Meridianos e Os Seis Meridianos extraordinários

315

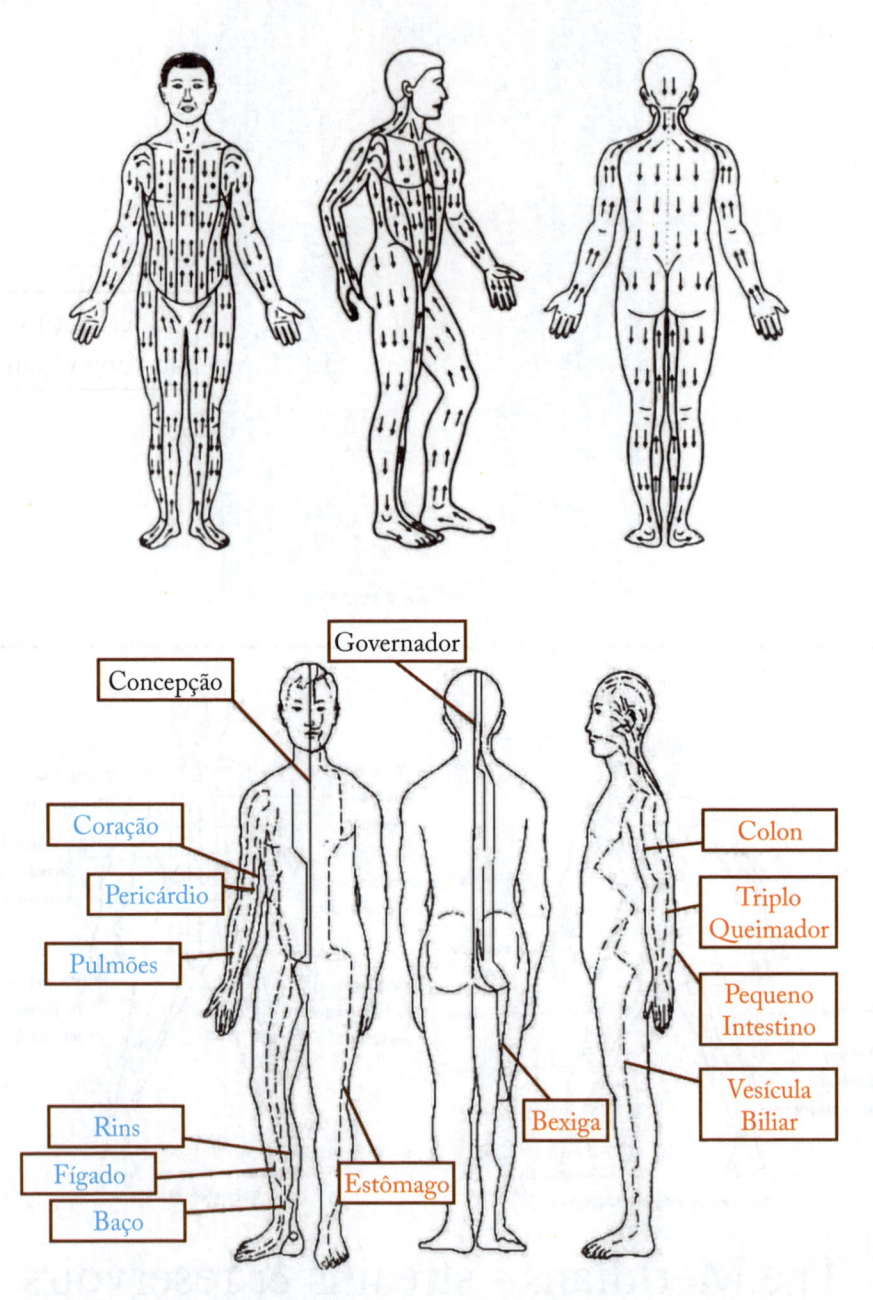

Os Doze Meridianos e Vasos de Concepção e Governador

Tai Chi Chuan

Vesícula Biliar

Estômago

Fígado

Baço

Bexiga Urinária

Rins

Vermelho - Yang

Azul - Yin

Os Doze Meridianos:
3 yang no membro superior
3 yin no membro superior
3 yang no membro inferior
3 yin no membro inferior

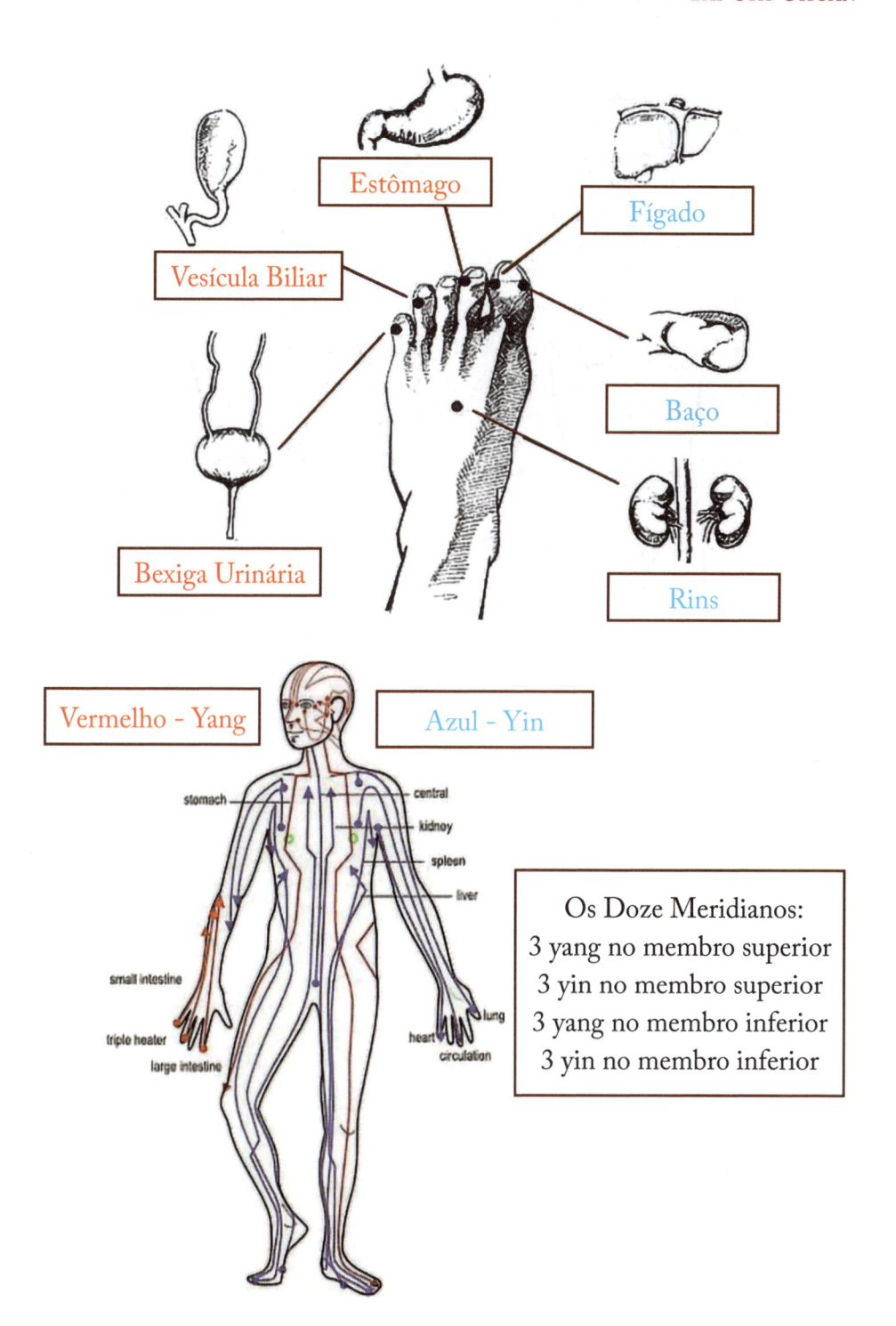

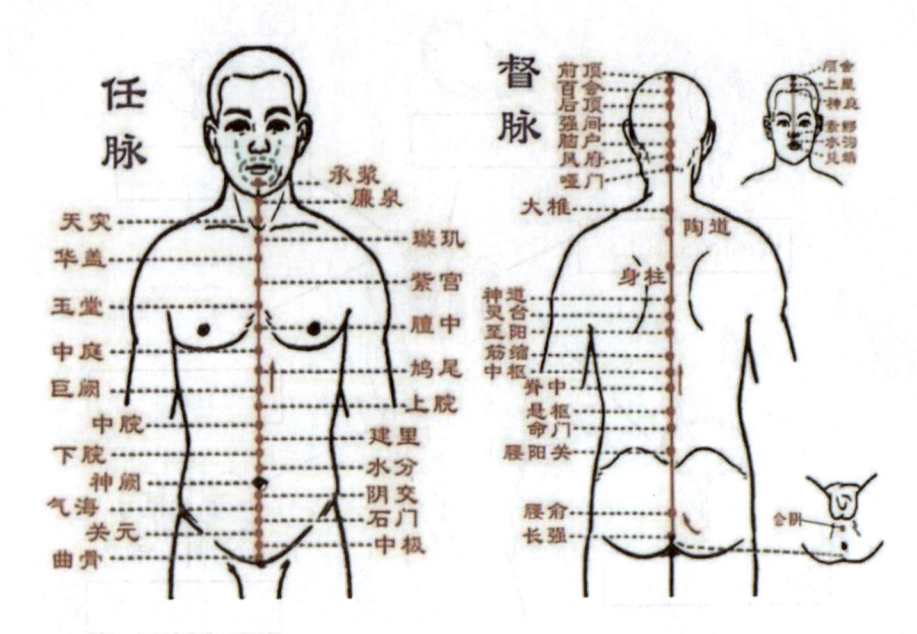

Rèn Mài – Vaso de Concepção

Dū Mài – vaso de Governador

Tai Chi Chuan

承浆穴
Cheng Jiang xue

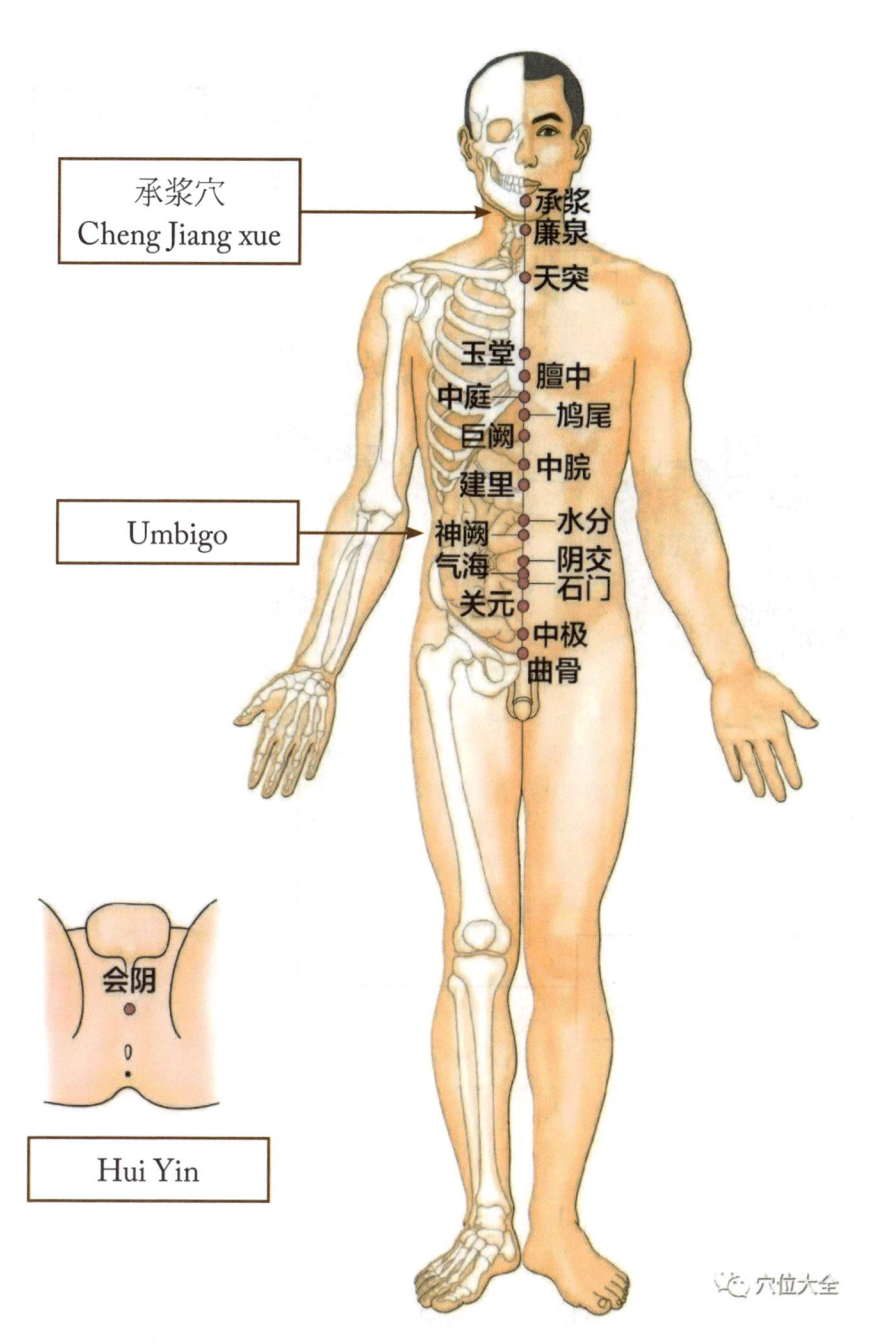

承浆
廉泉
天突
玉堂　膻中
中庭　鸠尾
巨阙　中脘
建里
神阙　水分
气海　阴交
关元　石门
　　　中极
　　　曲骨

Umbigo

会阴

Hui Yin

Rèn Mài – Vaso de Concepção
Trajetória ascendente: começa no 会阴 Hui Yin e termina no 承浆穴 Cheng Jiang xue
Rèn Mài é Yin

龈交穴
yin jiao xue

Bai Hui

Ming Mèn

長强穴
Zhang Qiang xue

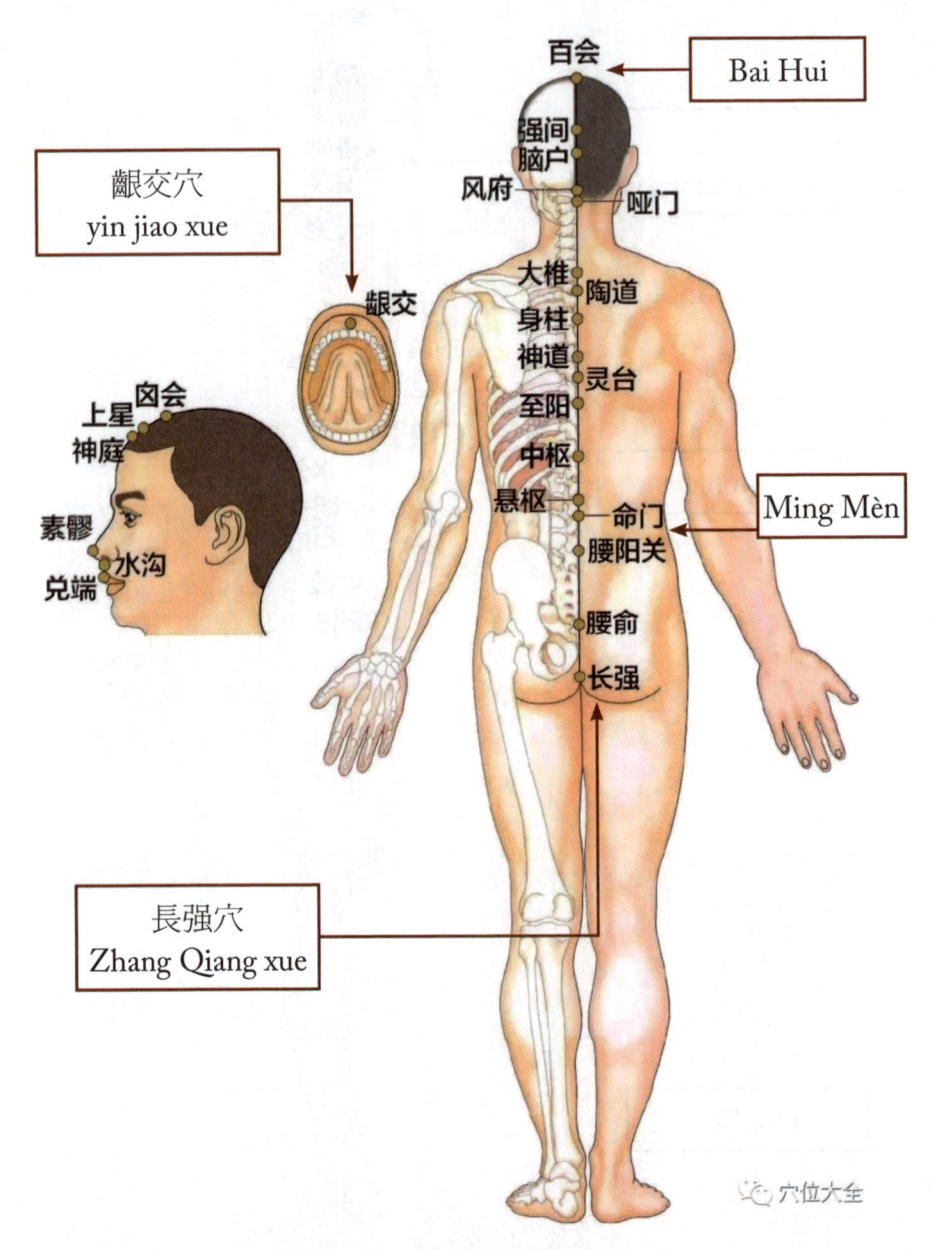

Dū Mài – vaso de Governador
Trajetória ascendente: começa no 長强穴 Zhang Qiang xue e termina no 龈交穴 yin jiao xue
Dū Mài é Yang
長强穴 Zhang Qiang xue situa-se no meio, entre ânus e cóccix

REFERÊNCIA BIBLIOGRÁFICA

氣的原理。　若水 著。

ISBN 978-986-120-830-5

21/06/2011 初版

臺北市 商周出版

健身气功 易筋经，五禽戏，六字诀，八段锦

国家体育总局健身气功管理中心 编

人民体育出版社 版社 2005

ISBN 7-5009-2875-0

经络图解

蔺云桂编著 3版

福建科学技术出版社，2006

ISBN 978-7-5335-2891-1

太极拳全书

人民体育出版社编

Beijin, China

ISBN 978-7-5009-1887-6

Grão Mestre Chan Kowk Wai

杨式 太极拳述真

汪永泉讲授 魏树人 齐一 整理

人民体育出版社 1995

ISBN 7-5009-1242-0

李雅轩 - 杨氏太极拳法精解

陈龙骧。李敏弟 陈骊珠 编著

成都 ；四川科学技术出版社，2015.3

ISBN 978-7-5364-8039-1

郭連　太极譜

郭連　编著

廣信書局印行

Movements of Magic: The Spirit of Tái-Chi-Chúan

Bob Klein

Newcastle Publishing Co., Inc.

North Hollywood, California,

ISBN 0-87877-072-0

Os Grandes Mestres do passado, que nos legaram seus conhecimentos na Arte de Taijiquan, através de seus discípulos, ensinamentos, e registros em livros e palestras:

李亦畬 Lǐ Yì Shē 1833-1892

陈鑫 Chén Xīn 1849-1929

孙禄堂 Sūn Lù Táng 1860-1933

杨澄甫 Yáng Chéng Fǔ 1883-1936

吴图南 Wú Tú Nán 1885-1983

李雅轩 Lǐ Yǎ Xuān 1894-1976

郑曼青 Zhèng Màn Quīng 1901-1975

傅仲文 Fù Zhòng Wén 1903-1994

汪永泉 Wang Yong Quán 1904-1987

王培生 Wáng Péi Shēng 1919 – 2004

林墨根 Lin Mò Gēn 1920-2010

este livro foi composto em Adobe Caslon Pro, 12pt
títulos em Gadugi Bold 18pt
e impresso em off set 75g